T0224480

Robert J. Meyers
Jane Ellen Smith

Handboek voor de behandeling van alcoholverslaving

Robert J. Meyers
Jane Ellen Smith

Handboek voor de behandeling van alcoholverslaving

de community reinforcement approach

Tweede druk, 2014

Nederlandse bewerking door:
Peter Greeven
Laura DeFuentes-Merillas
Hendrik Roozen

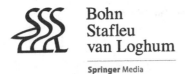

Bohn
Stafleu
van Loghum

Springer Media

Houten 2014

ISBN 978-90-313-9751-8

NUR 772
Ontwerp omslag: Houdbaar, Deventer
Ontwerp binnenwerk: Studio Bassa, Culemborg
Automatische opmaak: Crest Premedia Solutions (P) Ltd., Pune, India

© The Guilford Press, 1995
A Division of Guilford Publications, Inc.
'Handboek voor de behandeling van alcoholverslaving' is oorspronkelijk in het Engels gepubliceerd in 1995
onder de titel 'Clinical Guide to Alcohol Treatment'.
Bewerking in het Nederlands: Peter Greeven, Laura DeFuentes-Merillas en Hendrik Roozen

Bohn Stafleu van Loghum
Het Spoor 2
Postbus 246
3990 GA Houten

www.bsl.nl

Foreword

The Community Reinforcement Approach (CRA) has been cited in numerous literature reviews as one of the most efficacious treatments for substance abuse. CRA has been evaluated in dozens of clinical trials starting in 1973. CRA continues to be examined around the world and current studies continue to evaluate the effectiveness of CRA. For over 40 years CRA has proven to help alleviate the suffering of alcohol and drug dependence. CRA is one of the few treatments that has shown to be an effective tool serving these diverse individuals. In William R. Miller's 2011 book Treating Addiction: A Guide for Professionals, he states that CRA is the only evidenced based treatment that has never had a negative clinical trial, he also goes on to say that CRA is the longest standing evidence based treatment in the addiction field.

CRA has been used with inpatient programs, day treatment programs, outpatient programs, aftercare programs, homeless programs and programs that assist runaway teenage clients. In all cases CRA has proven to be an effective treatment to reduce use of alcohol and other drugs, and to increase the use of positive aspects of society, like schools, jobs, positive family involvement, and use of positive social and recreational activities.

Currently CRA is being used in the United States, Australia, Canada, Finland, Germany, Ireland, New Zealand, Poland, Sweden, the United Kingdom, and the Netherlands. CRA treatment in the Netherlands has been spearheaded by Hendrik Roozen who has conducted clinical trials, and has published a systematic review of the effectiveness of CRA in alcohol, cocaine and opioid addiction (Roozen et al., 2004).

To Roozen's credit he had introduced and trained the alcohol and substance misuse program staff members of Novadic-Kentron and IrisZorg in the last five years. In this process he was strongly supported by leading persons such as Peter Greeven and Laura DeFuentes-Merillas. The commitment to embrace CRA as part of a comprehensive treatment system by these forward thinking treatment centers is encouraging. The efforts of these programs are a testament to their progressive thinking and their dedication to the people they serve.

The second edition of this Dutch book translation *Clinical Guide to Alcohol Treatment* will make this empirically based treatment accessible to Dutch psychiatrists, physicians, psychologists, therapists, social workers and case workers and complete this important step to have CRA become an integral part of substance abuse treatment in the Netherlands.

I commend this excellent translation of our CRA book and believe it will make a substantial contribution to support substance abuse treatment in the Netherlands. This book should be an essential book to add to all therapist's and addiction worker's libraries.

I want to give a special thanks to my good friend and colleague Hendrik Roozen whose dedication and determination to good science and hard work have brought CRA research, CRA training, and renewed interest in evidence based treatments to the Netherlands. He has also been part of a select team of experts bringing CRA to other countries in Europe.

Robert J. Meyers, Ph.D.
Associate Research Professor Emeritus in Psychology,
and Director of Robert J. Meyers, Ph.D & Associates.
The University of New Mexico
USA

Inhoud

Over de auteurs

Prof. dr. Robert J. Meyers is verbonden als emeritus hoogleraar aan de Universiteit van New Mexico. Meyers is in 2002 onderscheiden met de *Dan Anderson Research Award* van de Hazelden Foundation, in 2003 met de *Young Investigator Award* van de Research Society on Alcoholism en in 2005 met de *Alumni Achievement Award* van de School of Social Work van de Universiteit van Southern Illinois. Meyers is al meer dan 35 jaar werkzaam op het terrein van middelengebruik en heeft diverse boeken en tientallen artikelen gepubliceerd. Hij is bekend vanwege zijn charismatische trainingen en workshops over diverse onderwerpen. Hij is een van de grondleggers van de Community Reinforcement Approach (CRA) voor ambulante behandeling, en de grondlegger van de Community Reinforcement and Family Training (CRAFT). Hij heeft meer dan zeventig wetenschappelijke artikelen en papers gepubliceerd en hij is coauteur van vijf boeken over behandeling van verslaving, inclusief *Clinical Guide to Alcohol Treatment: The Community Reinforcement Approach*, *Get Your Loved One Sober: Alternatives to Nagging, Pleading and Threatening* en *Motivating Substance Abusers to Enter Treatment: Working with Family Members*.

Prof. dr. Jane Ellen Smith is hoofd van de afdeling psychologie aan de Universiteit van New Mexico. Smith is klinisch psycholoog en gespecialiseerd in zowel middelengebruik als eetstoornissen. Zij ontving twee beurzen van het National Institute on Alcohol Abuse and Alcoholism om de CRA-methode te testen onder daklozen. Behalve dat zij de afgelopen 27 jaar gedoceerd heeft aan de afdeling psychologie, is zij de afgelopen 20 jaar veelvuldig betrokken geweest bij het trainen van hulpverleners in de verslavingszorg over de hele wereld. Ook is zij op dit moment consultant voor hulpverleners die getraind worden in de Adolescenten Community Reinforcement Approach (ACRA).

Over de Nederlandse editors

Dr. Peter Greeven (klinisch psycholoog) is hoofd Research & Development van Novadic-Kentron. Daarnaast verricht hij parttime werkzaamheden als pro justitia rapporteur voor het Nederlands Instituut voor Forensische Psychiatrie en psychologie (NIFP), en is hij voorzitter van de sectie Verslavingspsychologie van het Nederlands Instituut van Psychologen (NIP). Hij heeft onder andere gepubliceerd over forensische psychiatrie, terbeschikkingstelling, *evidence based practice*, gedragstherapie, risicotaxatie en persoonlijkheidsstoornissen.

Dr. Laura DeFuentes-Merillas is cognitief gedragstherapeut VGCt®, psychotherapeut i.o. en senior wetenschappelijk onderzoeker bij Novadic-Kentron. Als scientist-practitioner is ze betrokken bij verschillende onderzoeksprojecten naar de diagnostiek en behandeling van problematisch gebruik van internettoepassingen en gameverslavingen, en is zij trainer en adviseur bij de implementatie van Contingency Management en

CRA+Vouchers behandelingen. Naast haar wetenschappelijke activiteiten is ze gastdocent bij GZ en KP postdoctorale opleidingen en behandelt zij cliënten bij Psychologen Praktijk Vught.

Prof. dr. Hendrik Roozen is als bijzonder hoogleraar Verslaving verbonden aan Tranzo, wetenschappelijk centrum voor zorg en welzijn van Tilburg University. Hij is daarnaast werkzaam voor het adviesbureau Roozen & Meyers Consultancy. Vanuit dit bureau organiseert hij CRA-trainingen, verzorgt hij werkbegeleidingen en supervisietrajecten voor hulpverleners, en verricht hij consultaties bij tal van gezondheidszorg-, forensische en verslavingszorginstellingen. Ook is hij bestuurslid van de sectie Verslavingspsychologie van het NIP en als staflid (gecertificeerd trainer en supervisor) opgenomen bij Robert J. Meyers, Ph.D & Associates (VS).

Geschiedenis van de Community Reinforcement Approach

Dit hoofdstuk wijkt af van de oorspronkelijke versie van Meyers & Smith (1995). Naast de originele tekst is er een samenvatting gemaakt van ontwikkelingen en bevindingen die gepubliceerd zijn na 1995. Verder is er een deel toegevoegd waarin de *state of the art* van CRA in de Nederlandse situatie wordt beschreven.

1.1   Inleiding

Verslaving vormt samen met angst en depressie de top drie van meest voorkomende psychiatrische stoornissen in Nederland. Alcohol- en drugsmisbruik kunnen leiden tot gezondheidsproblemen, sociale en financiële problemen, overlast en criminaliteit. Slechts een klein deel van de verslaafde populatie meldt zich voor hulp bij de verslavingszorg. Dan blijkt vaak dat stoppen of minderen niet eenvoudig is en dat terugval in verslavingsgedrag eerder regel is dan uitzondering. In toenemende mate wordt verslaving beschouwd als een langdurende, chronische ziekte, waarbij de belonende werking van alcohol en drugs op de hersenen een centrale rol speelt. Juist deze beloningsaspecten staan centraal in de Community Reinforcement Approach (CRA). Deze aanpak is in Nederland een relatief nieuwe benadering, die zich richt op het ontwikkelen van een alternatieve leefstijl die meer belonend is dan middelengebruik.

CRA is een cognitief-gedragsmatige behandeling die zich richt op gedragsverandering bij mensen die afhankelijk zijn van middelen. De behandeling is gebaseerd op de aanname dat bekrachtigers uit de sociale omgeving van grote invloed zijn en bepalen of het gebruik van alcohol en/of drugs wordt voortgezet. CRA richt zich dan ook primair op bekrachtigers in de fysieke omgeving, zoals het gezin, de woonomgeving, vrienden, vrijetijdsbesteding, werk en dergelijke. CRA erkent het belang van omgevingsfactoren bij het aan- of ontmoedigen van middelengebruik en probeert deze factoren zo te beïnvloeden, dat een leefstijl zonder drugs en/of alcohol als waardevoller wordt beleefd. Daarnaast maakt CRA op een creatieve wijze gebruik van farmacotherapie om de bekrachtigende werking van psychotrope stoffen te reduceren.

Er wordt een scala aan interventies gebruikt. CRA omvat diagnostiek en functieanalyse; farmacotherapie; verbeteren van therapietrouw; monitoring van gedrag en middelengebruik (bijvoorbeeld urine en bloed-alcoholconcentratie); relatietherapie; sociaal-netwerkbegeleiding; oriëntatie op werk; opleiding en vrijetijdsbesteding; probleemoplossende vaardigheden; sociale-vaardigheidstrainingen en terugvalpreventie. CRA is echter veel meer dan het aanbieden van een verzameling van therapeutische interventies. Het is een geïntegreerde aanpak om verslaafden te helpen bij het veranderen van schadelijk gedrag.

De effectiviteit van CRA is inmiddels in verschillende overzichtsstudies aangetoond (Holder et al., 1991; Miller et al., 1995, 2003; Roozen et al., 2004; Meyers, Roozen & Smith, 2011) en geldt als een van de meest werkzame methodieken bij de behandeling van verslaving. Daarnaast blijkt dat CRA kosteneffectief is in verhouding tot andere methodieken (Finney & Monahan, 1996).

In dit hoofdstuk wordt een overzicht geboden van het originele onderzoek dat is verricht in de Verenigde Staten en dat de aanleiding vormde tot de ontwikkeling van CRA. Daarnaast is recenter onderzoek toegevoegd waaruit blijkt dat CRA werkt voor diverse doelgroepen, waaronder alcoholverslaafden, cocaïneverslaafden, heroïneverslaafden en dak- en thuislozen.

1.2   De eerste CRA-onderzoeken

In de jaren zeventig en tachtig van de vorige eeuw toonden Nathan Azrin en zijn collega's in drie onderzoeken aan dat CRA effectiever was dan de toen geldende reguliere behandelmethoden. In het eerste originele onderzoek (Hunt & Azrin, 1973) werden alcoholafhankelijke cliënten met een overeenkomstige achtergrond (in termen van leeftijd, opleiding, aantal jaren alcoholgebruik, stabiliteit in familie en arbeidscarrière) geselecteerd en onderzoeksmatig met elkaar vergeleken. Door middel van randomisatie werd bepaald wie in de experimentele conditie (CRA-behandeling) en wie in de controlegroep terecht zou komen.

Het programma van de controlegroep omvatte het traditionele AA-programma, gebaseerd op het Jellinek-ziektemodel (Jellinek, 1960) en was opgebouwd uit twaalf stappen. De behandeling bestond uit 25 sessies waarin de volgende onderwerpen aan bod kwamen: algemene AA-procedures; problemen van alcoholisten; typisch gedrag van alcoholisten; medische complicaties van alcoholisme en alcoholgerelateerde seksuele problemen.

De deelnemers in de CRA-groep ontvingen dezelfde reguliere behandeling, maar die werd aangevuld met een CRA-behandeling. De CRA-behandeling bestond onder meer uit loopbaanbegeleiding, vergroten van sociale en recreatieve activiteiten, hulp bij het toegankelijker maken van alternatieve bekrachtigers, deelname aan een alcoholvrije *social club* en terugvalpreventie in de vorm van huisbezoeken door CRA-hulpverleners (► begrippenlijst). Getrouwde cliënten ontvingen tevens relatietherapie.

Bij de nameting na zes maanden bleek dat de cliënten in de CRA-groep minder dagen hadden gedronken dan de cliënten uit de controlegroep. Er werden opvallende resultaten bereikt op het gebied van werk. De cliënten in het CRA-programma hadden meer nachten doorgebracht met hun familie en verbleven minder dagen in een kliniek dan cliënten uit de controlegroep. Ook waren er positieve resultaten op relationeel gebied (◘ figuur 1.1).

Hoewel de resultaten voorzichtig geïnterpreteerd moeten worden vanwege het beperkte aantal deelnemers, werd dit experiment om verschillende redenen als zeer belangrijk gezien. Ten eerste was het een van de weinige onderzoeken die gebruikmaakten van een controlegroep. Bij de CRA-deelnemers traden niet alleen verbeteringen op met betrekking tot hun alcoholgebruik, maar ook op veel andere leefgebieden. Ten slotte bood CRA qua etiologie een interessant nieuw concept, gebaseerd op de theorie van operante bekrachtiging.

Een tweede onderzoek naar het effect van CRA leverde vergelijkbare resultaten op (Azrin, 1976). Dit onderzoek was een uitbreiding van het originele onderzoek, waaraan vier nieuwe procedures werden toegevoegd. Deze procedures bestonden uit: (1) het voorschrijven van disulfiram, (2) een onderdeel gericht op het innemen van disulfiram, (3) een signaleringssysteem voor het optreden van problemen en (4) een buddysysteem als bron van sociale steun. Andere wijzigingen aan het originele CRA-onderzoek bestonden uit het opzetten van een groepsbehandeling en het inzetten van verschillende hulpverleners. De controlegroep ontving de reguliere behandeling. Deze bestond uit educatie over de gevaren van alcohol, individuele en groepsbehandeling, advies om disulfiram in te nemen en aanmoediging om AA-bijeenkomsten bij te wonen.

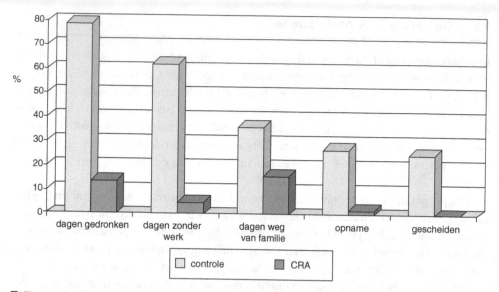

Figuur 1.1   Overzicht van het behandelresultaat (%) van het CRA-onderzoek van Hunt & Azrin (1973). (Verticale as is percentage, horizontale as zijn de resultaatsgebieden.)

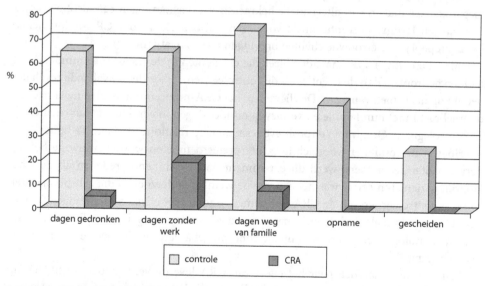

▣ **Figuur 1.2**   Overzicht van het behandelresultaat (%) van het CRA-onderzoek van Azrin (1976). (Verticale as is percentage, horizontale as zijn de resultaatsgebieden.)

Het onderzoek werd opnieuw uitgevoerd met opgenomen cliënten en er werd gebruikgemaakt van een controlegroep. De deelnemers werden onderzoeksmatig aan elkaar gekoppeld op basis van vijf variabelen: werktevredenheid, werkstabiliteit, familiestabiliteit, sociaal leven en aantal jaren alcoholgebruik. Door middel van randomisatie werd bepaald wie in welke conditie terecht zou komen.

De CRA-groep scoorde opnieuw betere resultaten dan de controlegroep tijdens de zes maanden follow-up (▣ figuur 1.2). De CRA-groep dronk gemiddeld veel minder dagen alcohol dan de controlegroep. Het percentage niet-gewerkte dagen was lager voor de

CRA-groep en de cliënten uit de CRA-groep waren bijna tienmaal vaker 's nachts thuis bij hun gezin dan de cliënten uit de controlegroep. Na zes maanden bleek dat er geen cliënten uit de CRA-groep opgenomen waren voor alcoholproblemen, in tegenstelling tot bijna de helft van de cliënten uit de controlegroep (Azrin, 1976). Statistisch gezien waren al deze vergelijkingen significant. Resultaten over een follow-up van twee jaar waren al even indrukwekkend: het abstinentiepercentage voor deelnemers uit de CRA-groep bedroeg 90%.

De resultaten van dit tweede experiment zijn belangrijk. De gemiddelde behandeltijd bedroeg dertig uur, terwijl de gemiddelde behandeltijd in het eerste experiment vijftig uur bedroeg. Verder waren de resultaten van alle betrokken hulpverleners vergelijkbaar, wat suggereert dat de effectiviteit toe te schrijven is aan de CRA-procedures en niet zozeer aan de individuele behandelstijl. Het experiment was daarnaast opmerkelijk vanwege de introductie van nieuwe procedures, waaronder het disulfiramprogramma en het vroegtijdige waarschuwingssysteem. Het enige kritiekpunt van dit experiment vormde opnieuw het geringe aantal deelnemers. In latere experimenten is hiermee rekening gehouden.

1.2.1 Toepassing van CRA bij ambulante cliënten

Het derde CRA-onderzoek was het eerste met ambulante cliënten (Azrin et al., 1982). Het belangrijkste doel was om de effectiviteit van het disulfiramprogramma uit het voorgaande onderzoek te vergelijken met de traditionele disulfiramprocedure. Een tweede doel was om een relatief korte CRA-versie te onderzoeken door de behandeltijd te reduceren tot ongeveer vijf uur.

Deelnemers werden opnieuw door middel van randomisatie ingedeeld in een van de drie behandelgroepen:
1. de traditionele behandelgroep;
2. de disulfiramprogrammagroep;
3. de CRA-plus-disulfiramprogrammagroep.

De traditionele behandelgroep (n=14) volgde het twaalfstappenprogramma en kreeg disulfiram voorgeschreven. Hulpverleners werkten met het Jellinekdiagram (Jellinek, 1960), lieten de film *Chalk Talk* (Martin, 1972) zien en bespraken de AA-filosofie. Hulpverleners maakten aanvullend gebruik van een gedragstherapeutische procedure om er zeker van te zijn dat de deelnemers daadwerkelijk AA-bijeenkomsten zouden bezoeken.

De tweede groep, de groep die deelnam aan het disulfiramprogramma (n=15), onderging dezelfde behandeling als de eerste groep, maar nam daarnaast samen met hun *belangrijke ander* deel aan een disulfiramprogramma. Dit programma bestond niet alleen uit het monitoren en positief bekrachtigen van disulfiraminname, maar ook uit rollenspelen om het weigeren van alcohol te oefenen. De *belangrijke ander* volgde een training communicatieve vaardigheden om adequaat te kunnen reageren in dergelijke situaties. Omdat deze groep een combinatie van de traditionele behandelmethode en de CRA-methode onderging, was de verwachting dat de resultaten in het midden zouden liggen.

De derde groep, de groep die in aanmerking kwam voor de CRA-behandeling inclusief het disulfiramprogramma (n=14), nam deel aan de CRA-procedures die al in eerdere experimenten geïntroduceerd werden. Hiertoe behoorden: in een vooraf bepaalde periode abstinentie na te streven en te monitoren (*sobriety sampling*), disulfiram uitreiken tijdens de eerste sessie, training om drank te weigeren en ontspanningstraining. De deelnemers aan deze groep volgden gemiddeld vijf behandelsessies. Daarnaast hadden zij telefonisch contact en bezochten zij loopbaanbegeleiders.

Zoals voorspeld waren de resultaten voor de groepen met het disulfiramprogramma beter dan voor de groep die het disulfiramprogramma niet kreeg aangeboden. De twee disulfiramgroepen behaalden de hoogste abstinentiepercentages. Hoewel de cliënten uit alle drie de groepen bijna volledig abstinent bleven gedurende de eerste behandelmaand, traden er verschillen op tijdens de zes maanden durende follow-up.

De groep die alleen het disulfiramprogramma volgde, liet tijdens de follow-up een afname zien in zowel de inname van disulfiram als het abstinentiepercentage. Gemiddeld was deze groep gedurende 74% van de follow-upperiode abstinent. De groep die de CRA-behandeling inclusief het disulfiramprogramma volgde, dronk gemiddeld slechts één dag per maand gedurende de zes maanden durende follow-up. Dit komt overeen met een abstinentiepercentage van 97%. Als er nog specifieker naar de gegevens wordt gekeken, blijkt dat koppels binnen de groep die alleen het disulfiramprogramma volgden, betere resultaten lieten zien dan de singles binnen deze groep. De koppels uit deze groep evenaarden zelfs op veel punten de resultaten van de groep die de CRA-behandeling inclusief het disulfiramprogramma volgde. Bij de groep die de traditionele behandelmethode volgde, stopte het disulfiramgebruik volledig na de derde maand, en daarmee kelderde het abstinentiepercentage. In de laatste maand van de follow-up was de traditionele groep slechts 45% van de dagen abstinent. En hoewel er geen significante verschillen te vinden waren tussen de werkloosheidspercentages in de zes maanden durende follow-up, werden er wel typische verschillen gevonden tussen de groep die de traditionele behandelmethode volgde en de groep die de CRA-methode inclusief het disulfiramprogramma kreeg aangeboden. De eerste groep was 36% van de maand werkloos en de laatste groep 7%.

Dit onderzoek was opvallend omdat het aantoonde dat CRA ook effectief was met een minimum aantal behandeluren, en door de toepassing op een groep van ambulante cliënten. Opmerkelijk was ook de bevinding dat de burgerlijke staat een belangrijke rol leek te spelen bij de effectiviteit van de behandeling. Een potentiële beperking van dit experiment was dat er niet getest is of de resultaten te generaliseren zijn naar een grotere populatie.

1.2.2 Uitbreiding van het originele CRA-experiment onder ambulante cliënten

In de jaren hierna zijn er diverse onderzoeken verricht naar de uitbreiding en generaliseerbaarheid van het originele CRA-experiment onder ambulante cliënten. Een doel van dit onderzoek was om te achterhalen of de toevoeging van disulfiram aan het CRA-programma (CRA plus disulfiram) de behandelresultaten significant zouden verbeteren. Bovendien werd onderzocht in hoeverre cliënten bereid waren om disulfiram in te nemen, ongeacht of zij ingedeeld waren in de CRA-plus-disulfiramgroep. De uitkomsten van dit onderzoek (Miller et al., 1992, 2001) gaven weer dat de groep die disulfiram ontving in combinatie met CRA, significant betere resultaten had dan de controlegroep. Daarnaast werd duidelijk dat de toevoeging van een monitoringssysteem door een *belangrijke ander* in veel gevallen net zo effectief was als het volledige CRA-pakket. Ook werd aangetoond dat de toevoeging van disulfiram aan een volledig CRA-pakket niet essentieel is, hetgeen een belangrijke nieuwe bevinding was ten opzichte van het onderzoek van Azrin et al. (1982).

1.2.3 CRA en daklozen

Een ander onderzoek richtte zich op de toepassing van CRA op een alcoholafhankelijke populatie van daklozen met veel psychiatrische comorbiditeit (Smith et al., 1998). Het belangrijkste doel van dit onderzoek was om het reguliere behandelprogramma van een daklozenopvang te vergelijken met het CRA-programma. Cliënten werden gerandomiseerd toegewezen aan CRA of een reguliere behandeling. De reguliere behandeling bestond uit het basisprogramma van de daklozenopvang: toegang tot AA-bijeenkomsten gedurende vier dagen per week, een hulpverlener met kennis van het twaalfstappenplan, begeleiding om (tijdelijk) werk te vinden, hulp bij budgetbeheer, gratis ontbijten, toegang tot douches, beschikbaar stellen van deugdelijke kleding, telefoon, postservice en opslag. De opvang was open op werkdagen van 8:00 uur 's ochtends tot 2:00 uur 's nachts. De cliënten uit de CRA-experimentele groep konden gebruikmaken van alle diensten die door de daklozenopvang beschikbaar werden gesteld. Daarnaast werden er vijf dagen per week CRA-groepssessies gehouden. Deze omvatten:

- een *job finding club* (om werk te vinden);
- training van probleemoplossende vaardigheden;
- training voor het weigeren van alcohol;
- training van vaardigheden om een onafhankelijk leven te leiden;
- *social club*;
- gemeenschappelijke bijeenkomsten.

Er werden wekelijks twee prijzen uitgereikt voor het aanwezig zijn bij de groepssessies. Indien gewenst konden de cliënt en zijn/haar partner relatietherapie krijgen. Ook namen cliënten deel aan gemiddeld vijf individuele behandelsessies gedurende de drie maanden durende behandeling. Deze sessies behandelden voornamelijk basiskwesties. En ten slotte ontvingen de cliënten, indien geïndiceerd, disulfiram.

Omdat veel cliënten in dit onderzoek niet over een partner beschikten, deelde de onderzoeksverpleegkundige de disulfiram dagelijks uit tijdens een groepsbijeenkomst. Ook fungeerde deze verpleegkundige als toezichthouder (monitor). De deelnemers uit beide subonderzoeken werden gedurende twaalf weken voorzien van onderdak. Regelmatig werden er alcoholblaastests gehouden op de desbetreffende locaties en moesten cliënten urinemonsters inleveren. Enige overtreding van de huisregels, zoals gebruik van alcohol of drugs, geweldsbedreigingen of diefstal, resulteerde in het verlies van onderdak voor bepaalde tijd. Terugkeer naar de opvang was mogelijk indien men toezegde de regels weer te respecteren.

De resultaten van dit onderzoek lieten zien dat de cliënten in beide interventies hun drinkgedrag enorm reduceerden. Echter, de CRA-groep deed het opnieuw beter dan de controlegroep. Dit gold niet alleen voor het alcoholgebruik, maar ook voor het hebben van onderdak en allerlei sociale indicatoren.

1.2.4 Onderzoek naar de werkzaamheid van de social club

Een onafhankelijk onderzoek onderzocht het behandelonderdeel *social club* (Mallams et al., 1982). De *social club* werd in een van de eerste experimenten met CRA vooral ontwikkeld om een alcoholvrije omgeving aan te bieden op risicovolle momenten, zoals vrijdag- en zaterdagavonden (Azrin, 1976). Ambulante alcoholafhankelijke cliënten die reeds deelnamen aan een behandelprogramma, werden *at random* toebedeeld aan een experimentele groep of een controlegroep. De controlegroep, *minimaal bewust* genoemd, (n=16) werd slechts geïnformeerd over het bestaan en het adres van de *social club*. De experimentele groep, *aangemoedigd* genoemd, (n=19) ontving meer stimulans om deel te nemen aan de *social club*. De stimulansen bestonden uit:

- tien contactmomenten waarin de cliënt werd aangemoedigd om naar de *social club* te gaan;
- flyers met de activiteiten van de *social club*;
- vervoer van en naar de *social club*;
- verstrekking van een lidmaatschapskaart;
- assistentie van de hulpverlener indien er obstakels waren om een bezoek te brengen aan de *social club*;
- gerichte aandacht om de cliënt zich op zijn gemak te laten voelen bij de *social club*;
- het aanbieden van activiteiten die de voorkeur van de cliënt hadden.

Volgens verwachting nam de experimentele groep veel vaker deel aan de *social club*. De behandelresultaten van deze groep waren op allerlei aspecten beter dan die van de controlegroep. Ook bleek dat de alcoholconsumptie van de experimentele groep was afgenomen en dat dit resultaat in de follow-up werd bevestigd.

Dit experiment was uniek omdat het als eerste een specifiek onderdeel van CRA onderzocht. Verder raakte het aan een belangrijk motivatieprobleem waarmee ook andere behandelprogramma's met regelmaat te maken kregen, namelijk: hoe moedig je individuen aan om deel te nemen aan potentieel waardevolle en bekrachtigende alcoholvrije activiteiten?

1.2.5 CRA en de belangrijke ander[1]

Een aantal jaren later werd de meerwaarde van het betrekken van de *belangrijke ander* bij de toepassing van CRA onderzocht (Sisson & Azrin, 1986). Alle deelnemers aan dit onderzoek hadden contact opgenomen met een ambulant behandelcentrum met vragen over het drankprobleem van een partner of familielid. In dit experiment werd aan het bezorgde familielid geleerd hoe hij/zij de motivatie voor verandering van het familielid met een drankprobleem zou kunnen vergroten. Er vond wederom *at random* toewijzing plaats aan de experimentele groep dan wel de controlegroep. De controlegroep volgde een traditioneel programma met daarin discussies, films en folders die gericht waren op ziektebeelden die bij alcoholmisbruik horen. Daarnaast werd deelname aan Al-Anon-bijeenkomsten aangemoedigd (Sisson & Mallams, 1981). De experimentele groep hanteerde de volgende CRA-elementen:

- training in bewustzijn van alcoholproblemen;
- motivatietraining;
- discussies over de positieve consequenties van niet-drinken;
- alternatieve, bekrachtigende activiteiten plannen;
- de introductie van buitenactiviteiten voor de niet-drinkende partner;
- een training over hoe men het beste kan reageren als de probleemdrinker alcohol nuttigt;
- leren om de probleemdrinker verantwoordelijkheid te laten accepteren voor de gevolgen van zijn drankmisbruik;
- instructies over hoe te handelen in situaties met een hoog risico;
- vergroten van bewustzijn van cruciale momenten waarop de probleemdrinker kan worden overgehaald om in behandeling te gaan.

De resultaten waren indrukwekkend. Ruim 80% van de probleemdrinkers van wie de *belangrijke ander* deelnam aan de CRA-groep ging uiteindelijk in behandeling. Van de controlegroep ging geen enkele partner in behandeling. Daarnaast bleek deelname van de partner aan de CRA-groep grote invloed te hebben op het drinkgedrag van de probleemdrinker, zonder dat deze op dat moment zelf in behandeling was. Probleemdrinkers van wie de *belangrijke ander* was ingedeeld in de CRA-groep dronken gemiddeld minder dan de helft van wat ze voorheen dronken gedurende de periode dat de niet-drinkende partner deelnam aan de behandeling. Het aantal dagen waarop gedronken werd, verminderde nog eens significant als de probleemdrinker ten slotte ook zelf in behandeling ging. Dit patroon deed zich niet voor bij de probleemdrinkers van wie de *belangrijke ander* deelnam aan het traditionele behandelprogramma. Na drie maanden behandeling dronken zij nog bijna evenveel dagen als voordat hun *belangrijke ander* begon aan de behandeling.

Dit experiment bood een nieuw inzicht in de behandeling van mensen met alcoholafhankelijkheid, namelijk dat het mogelijk is om de probleemdrinker aan te zetten tot behandeling via de partner of een familielid. Daarnaast maakte het inzichtelijk dat het

---

1 Deze studie heeft geleid tot het ontwikkelen van CRAFT: *Community Reinforcement and Family Training.*

essentieel is om de (niet-drinkende) partner of een verwant familielid (*belangrijke ander*) bij de behandeling te betrekken, zodat ook op langere termijn een positief resultaat wordt vastgehouden.

1.2.6 Behandelen van cocaïneafhankelijkheid met CRA en contingency management

In de afgelopen jaren is er veel onderzoek verricht naar de combinatie van CRA en *contingency management*[2] bij de behandeling van cocaïneafhankelijkheid. Een van de eerste experimenten in dit verband werd gehouden met twee mannen die voldeden aan de criteria voor cocaïneafhankelijkheid (Budney et al., 1991). Beide verslaafden waren tevens afhankelijk van marihuana, maar waren niet geïnteresseerd in een behandeling hiervoor. Het belangrijkste doel van het experiment was om te bepalen of CRA in combinatie met *contingency management* abstinentie zou vergroten van zowel het gebruik van cocaïne als marihuana. Een tweede doel was om te achterhalen of het voor de effectiviteit van de behandeling van cocaïneafhankelijkheid noodzakelijk zou zijn om met alle andere drugs te stoppen. Met dit in gedachte werd er gebruikgemaakt van een *multiple baseline design*.

Tijdens de twaalf weken durende fase van cocaïneabstinentie werden er twee keer per week CRA-sessies gehouden. De CRA-procedures bestonden voornamelijk uit: (1) functieanalyse van cocaïnegebruik, (2) sociale en recreatieve therapie, (3) loopbaanbegeleiding, (4) training voor het weigeren van drugs, (5) ontspanningstherapie, (6) *sobriety sampling* en (7) relatietherapie. Het onderdeel beloning bestond uit het toekennen van punten aan de cliënt die schone urinemonsters inleverde. Deze punten konden ingewisseld worden voor materiële bekrachtigers, zoals filmkaartjes en dinerbonnen. Het aantal ontvangen punten gaf de lengte van de periode van cocaïneabstinentie aan.

Tijdens de tweede fase bedroegen de CRA-sessies een half uur per week. Er werden minder urinemonsters verzameld en de hoogte van materiële bekrachtigers werd verminderd. Deze fase duurde tussen 3,5 en 7,5 week. De laatste fase, die van cocaïne- en marihuana-abstinentie, werd aan de deelnemers gepresenteerd als een kans om ook hun marihuanagebruik aan te pakken. In overeenstemming hiermee werd er positieve bekrachtiging gegeven bij het inleveren van urinemonsters die vrij waren van zowel cocaïne als marihuana. Deze fase duurde twaalf weken.

Tijdens de eerste fase van de behandeling was er voor de deelnemers sprake van sterk verhoogde cocaïneabstinentie. Tijdens de tweede fase bleef deze abstinentie gehandhaafd. Er was tijdens deze fase wel sprake van regelmatig marihuanagebruik. Dit nam af toen de laatste behandelfase werd geïntroduceerd. Beide deelnemers testten negatief voor cocaïne en positief voor marihuana tijdens de follow-up na een maand en na vijf maanden.

Dit experiment was belangrijk omdat bleek dat een behandeling gebaseerd op gedragstherapeutische principes zeer effectief kon zijn bij cocaïneafhankelijkheid. Bovendien

---

2   *Contingency management* is een gedragstherapeutische methodiek gebaseerd op operante conditionering (Higgins et al., 2007a). Bij deze benadering worden patiënten beloond met een *token* of een voucher (bijvoorbeeld een tegoedbon) voor elk schoon urinemonster dat zij inleveren. Deze methodiek is afgeleid van de *token economy* (Ayllon & Azrin, 1968).

bood het een waardevol alternatief voor het gangbare principe waarbij vereist werd dat men onmiddellijk diende te stoppen met alle vormen van drugsgebruik voor aanvang van de behandeling, waarmee therapietrouw uiteraard sterk beïnvloed werd. Maar sommigen vinden dit een discutabele aanname, omdat er tijdens verschillende fases wel marihuana werd gebruikt. Er kan echter worden opgemerkt dat geen van de deelnemers aanvankelijk de intentie had om de afhankelijkheid van marihuana überhaupt aan te pakken.

Ongeveer gelijktijdig werd er een gecontroleerd, maar niet gerandomiseerd, experiment uitgevoerd met betrekking tot een CRA-plus-beloningsprogramma – vergelijkbaar met het programma hierboven (Higgins et al., 1991). Dertien cocaïneafhankelijke ambulante cliënten kregen twee keer per week gedurende twaalf weken CRA-behandelsessies van steeds een uur. De controlegroep bestond uit twaalf cocaïneafhankelijke ambulante cliënten. Deze groep kreeg een reguliere twaalfstappenbehandeling, gebaseerd op het ziektemodel van alcoholisme. Cocaïneafhankelijkheid werd gezien als een ziekte die kon worden behandeld, maar niet volledig kon worden genezen. De twaalfstappenbehandeling was ondersteunend, confronterend, educatief en gericht op zelfhulp. De deelnemers werden geacht om twee keer per week groepssessies van twee uur, of een groepssessie van twee uur en een individuele CRA-sessie van één uur, bij te wonen. Bovendien werd aan deelnemers gevraagd om deel te nemen aan een zelfhulpgroep en een zogenoemde 'sponsor' te benoemen.

Het eerste opmerkelijke resultaat was een significant verschil op therapietrouw: elf van de dertien deelnemers (85%) in de groep die de CRA-behandeling inclusief het beloningsprogramma volgde, bleken in staat het twaalf weken durende programma af te ronden. In de groep die de reguliere behandeling volgde waren dit slechts vijf van de twaalf (42%) deelnemers. Tien deelnemers uit de CRA-groep bleven vier weken abstinent in vergelijking met drie deelnemers uit de controlegroep. Zes deelnemers uit de CRA-groep bleven acht weken abstinent en drie deelnemers bleven zelfs twaalf weken abstinent. Geen van de deelnemers die het reguliere behandelprogramma volgden, bereikten een abstinentieperiode van ten minste acht weken. Een beperking van dit kleine onderzoek was dat beide groepen niet *at random* waren verdeeld.

Uit vervolgonderzoek waarbij de cliënten wel *at random* waren verdeeld, bleek wederom dat de gedragstherapeutische behandeling gebaseerd op het CRA-plus-beloningsprogrammaprincipe, veel effectiever was dan een reguliere behandelmethode (Higgins et al., 1993). De behandeling was in dit experiment verdeeld over een twaalf weken durende behandelperiode en een twaalf weken durende nazorgperiode. Elke groep bestond uit negentien deelnemers. Net als in eerdere experimenten ontvingen de deelnemers uit de CRA-groep gedurende de eerste twaalf weken materiële bekrachtigers bij het inleveren van schone urinemonsters en minder luxe, materiële bekrachtigers gedurende de laatste twaalf weken. De CRA-procedures bestonden uit: (1) functieanalyse van middelengebruik en prosociale activiteiten, (2) sociale en recreatieve therapie, (3) loopbaanbegeleiding, (4) training voor het weigeren van drugs, (5) training van probleemoplossende vaardigheden, (6) assertiviteitstraining, (7) ontspanningstherapie, (8) relatietherapie, (9) terugvalpreventie en (10) *sobriety sampling*. Bovendien kregen deelnemers die tevens als alcoholafhankelijk gediagnosticeerd waren, disulfiram uitgereikt. De medicatietoediening werd toegepast volgens de daarvoor geëigende CRA-procedure, namelijk de toevoeging van de *belangrijke ander* als compliantieverhogende maatregel. Gedurende de eerste twaalf weken werden er twee keer per week CRA-behandelsessies van een uur gehouden. In de nazorgperiode vonden deze sessies een keer per week plaats.

De behandeling gedurende de eerste twaalf weken bestond uit groepssessies en individuele sessies van een uur op basis van het twaalfstappenmodel voor drugsgebruik. Gedurende de twaalf weken daarna werd de frequentie verlaagd naar één groepssessie en één individuele sessie per week. Naast het twaalfstappenbehandelprogramma werden deelnemers ook: (1) aangemoedigd om twaalfstappenzelfhulpbijeenkomsten bij te wonen, (2) bijgestaan in het vinden van een zelfhulpsponsor en (3) begeleid teneinde terugval te voorkomen. Bovendien konden hulpverleners disulfiram uitreiken in het reguliere behandelprogramma, maar slechts één deelnemer maakte hier uiteindelijk gebruik van.

De resultaten lieten zien dat slechts één CRA-deelnemer (5%) afhaakte na de eerste behandelsessie, tegen acht (42%) deelnemers uit de reguliere groep. Ook maakte 85% van de deelnemers uit de CRA-groep het 24 weken durende programma af, tegen 11% van de deelnemers uit de reguliere groep. Van de deelnemers uit de CRA-groep was 68% gedurende acht weken cocaïneabstinent, tegen 11% van de deelnemers uit de reguliere groep. En ten slotte was 42% van de deelnemers uit de CRA-groep gedurende zestien weken abstinent, tegen 5% van de deelnemers uit de reguliere groep. Er werden geen significante verschillen gevonden voor marihuana- en alcoholgebruik.

Dit eerste gerandomiseerde experiment met het CRA-plus-beloningsprogramma voor cocaïneafhankelijkheid, behaalde opmerkelijke resultaten op allerlei gebieden: overeenstemming over het beginnen van de behandeling, therapietrouw en cocaïneabstinentie. Het experiment werd alleen beperkt door de vraag over generaliseerbaarheid naar crackgebruikende, niet-Anglo-Amerikaanse populaties en door de relatief dure bekrachtigers. De noodzaak van dergelijke materiële bekrachtigers is in de afgelopen jaren nader onderzocht, evenals de relatieve bijdrage van de verschillende CRA-behandelonderdelen en de inrichting van *contingency management*.

1.2.7 Uitbreiding van onderzoek naar CRA en contingency management

Sindsdien zijn er meer gecontroleerde onderzoeken uitgevoerd die de effectiviteit van de combinatie van CRA en *contingency management* ondersteunen bij de behandeling van cliënten met cocaïneafhankelijkheid. Deze onderzoeken hebben plaatsgevonden zowel in de Verenigde Staten (bijvoorbeeld Higgins et al., 2000; 2003; 2007b), als buiten de VS (DeFuentes-Merillas & De Jong, 2008; Secades-Villa et al., 2008; 2011; García-Rodriguez et al., 2009; Vanderplasschen et al., 2011; García-Fernández et al., 2011a; 2011b). Inmiddels is er een uitgebreid behandelprotocol ontwikkeld dat de naam draagt: *Community Reinforcement Approach plus vouchers: behandeling van cocaïneafhankelijkheid*. De ontwikkeling van dit protocol is gesubsidieerd door het National Institute on Drug Abuse (NIDA, Budney & Higgins, 1998). De combinatie van CRA plus vouchers heeft diverse positieve therapeutische effecten op alcohol- en drugsmisbruik en het psychosociale functioneren van cliënten. Deze effecten zijn aangetoond zowel tijdens de behandeling, als tijdens de follow-up bij cocaïneafhankelijke ambulante cliënten en bij cocaïneafhankelijke cliënten met een comorbide opiaatafhankelijkheid. *Contingency management* maakt gebruik van een formeel beloningssysteem om cliënten te motiveren om te voldoen aan hun doelstellingen van de behandeling.

Verder is de toepassing van *contingency management* als apart element bewezen effectief voor diverse middelen (cocaïne, opioïden, marihuana, methamfetamines, tabak, alcohol, medicijnen) en diverse cliëntenpopulaties zoals dak- en thuislozen, zwangere en postpartum vrouwen en adolescenten (Higgins et al., 2007a). Meta-analytisch onderzoek toont aan dat CM en CRA versus alleen CRA een meerwaarde heeft en ongeveer 1,7 maal zo effectief is (Roozen et al., 2004). Ook uit empirisch onderzoek bij cocaïneafhankelijke patiënten bleek dat degenen die behandeld werden met CRA en CM grotere verbeteringen in psychosociaal functioneren en een hoger percentage van cocaïne-negatieve urinemonsters vertoonden dan de patiënten die alleen CRA ontvingen (Higgins et al., 2007a; García-Fernández et al., 2011a,b).

Ook in Nederland heeft er tussen 2004 en 2007 een landelijk, gerandomiseerd multicentre-onderzoek plaatsgevonden naar de effectiviteit en uitvoerbaarheid van de CRA-behandeling, waarin ook vouchers werden gebruikt om abstinentie te stimuleren bij cocaïneverslaafden. Het vertaalde NIDA-protocol was voor dit onderzoek aangepast aan de Nederlandse situatie (DeFuentes-Merillas & De Jong, 2004). Het zogenoemde CRA-plus-vouchersprotocol bestond uit 36 sessies bij een CRA-therapeut en 60 urinetests bij een verpleegkundige die speciaal getraind was in *contingency management*-technieken. In dit onderzoek werden 66 cliënten behandeld, van wie 35 volgens de CRA-plus-vouchersbehandeling en 31 volgens een reguliere behandeling in de verslavingszorg. Het bleek dat de therapietrouw in de CRA-plus-vouchersgroep hoger was dan in de controlegroep (23 van de 35, versus 14 van de 31). Hoewel dit verschil niet statistisch significant bleek, doet de richting van het verschil echter vermoeden dat bij een grotere onderzoekspopulatie het verschil wel degelijk significant in het voordeel van de CRA-plus-vouchersgroep zal zijn. Er werd wel een statistisch significant verschil gevonden in abstinentie voor cocaïnegebruik aan het einde van de behandeling (12 van de 35, versus 1 van de 31 cliënten in de controlegroep). Voor wat de cocaïneabstinentie betreft, liet dit onderzoek zien dat het CRA-plus-vouchersprotocol beter werkt dan een gebruikelijke behandeling (DeFuentes-Merillas & De Jong, 2008). Ook in België (Vanderplasschen et al., 2011) en in Spanje is aangetoond dat het CRA-plus-vouchersprotocol effectief is in de behandeling van cocaïneafhankelijkheid (García-Rodriguez et al., 2009; García-Fernández et al., 2011a,b).

1.2.8 CRA bij de behandeling van heroïneafhankelijkheid

Gecontroleerd onderzoek werd ook verricht om de effecten van een CRA-behandeling te bestuderen bij een heroïnegebruikende populatie, en om de meerwaarde van een specifiek terugvalpreventieonderdeel te onderzoeken (Abbott et al., 1998). Cliënten werden gerandomiseerd toegekend aan een van de drie groepen: (a) CRA plus methadon, (b) CRA plus methadon plus terugvalpreventie, (c) reguliere behandelmethode plus methadon. Alle cliënten ontvingen dus dagelijks methadon volgens de Federal Register's richtlijnen voor het gebruik van methadon (1989). Cliënten kwamen in aanmerking om de methadon na negentig dagen thuis in te nemen, als zij zich aan de regels en procedures van het programma hielden.

Naast methadon ontvingen cliënten in groep a (n=52) de volgende CRA-procedures: een CRA-introductie; een CRA-functieanalyse; *sobriety sampling*; training probleemoplossende vaardigheden; training voor het weigeren van drugs; training communicatieve vaardigheden; relatietherapie; training toegang tot bekrachtigers; sociale en recreatieve therapie; loopbaanbegeleiding en club voor het vinden van een baan. Er werden veertien individuele sessies gepland, die eens per week werden gehouden.

Deelnemers uit groep b (n=62) ontvingen behalve methadon het volledige CRA-programma en zes sessies terugvalpreventie. Deze additionele sessies richtten zich op drie hoofdzaken: (1) ontwikkelen van vaardigheden, (2) cognitieve herstructurering en (3) in balans brengen van leefstijl (Marlatt & Gordon, 1985).

Cliënten uit groep c (n=67) ontvingen methadon en een regulier behandelprogramma, dat voornamelijk voorzag in ondersteunende therapieën. De nadruk lag op concrete diensten en oplossingen voor problemen. De drie basisfases bestonden uit: (1) probleemidentificatie, (2) probleemoplossende activiteiten en (3) monitoren van de vooruitgang van de cliënt. Voor elke cliënt werd een geïndividualiseerd behandelplan ontworpen. Er werden veertien individuele sessies gepland om kwesties door middel van probleemoplossende vaardigheden op te lossen.

De cliënten uit de CRA-groepen waren vaker drie achtereenvolgende weken abstinent van heroïne dan de cliënten met de standaardbehandeling (89% vs. 78%). De toegevoegde waarde van extra terugvalpreventie kon niet worden onderzocht, aangezien nauwelijks gebruikgemaakt werd van deze mogelijkheid. Gemiddeld werd ongeveer één sessie bijgewoond op een totaal aantal sessies van twintig, waardoor de behandeling van de conditie a en b vergelijkbaar zijn (Roozen et al., 2004).

Ook werd CRA bij een heroïneafhankelijke populatie met comorbide cocaïnegebruik toegepast (Schottenfeld et al., 2000). Naast CRA werd een onderhoudsmedicatie buprenorfine of methadon toegediend. In dit onderzoek werd gekeken naar het aantal niet-drugsgerelateerde activiteiten als resultaat van CRA. Hoewel CRA hier niet effectiever bleek dan de standaardbehandeling, werd er een verband geconstateerd tussen niet-drugsgerelateerde activiteiten en perioden van abstinentie. Dit onderzoek benadrukt dat het plannen en bekrachtigen van specifieke niet-drugsgerelateerde activiteiten, zoals sociale en recreatieve activiteiten, een cruciale component van CRA is.

1.2.9 CRA bij de behandeling van heroïneafhankelijkheid gericht op abstinentie

In een onderzoek van Bickel et al. uit 1997 onderging een opiaatafhankelijke populatie van 39 personen een detoxificatie met een geleidelijk afnemende onderhoudsmedicatie van buprenorfine, een partiële opiaatagonist. Gelijktijdig werd een CRA-behandeling aangeboden in combinatie met *contingency management* (bijv. Higgins et al., 1991). In dit onderzoek behaalde de CRA-groep een significant beter resultaat op het aantal weken continue abstinentie van opiaten.

In een Nederlands onderzoek (n=24), met een voor- en nameting, is de combinatie naltrexon, een opiaatantagonist, en CRA op abstinentie onderzocht bij heroïneverslaafden (Roozen et al., 2000a, 2003). Het doel van dit onderzoek was om de effecten van CRA te onderzoeken bij een populatie heroïneafhankelijken die deelnamen aan een methadononderhoudsprogramma en gemotiveerd waren om volledig abstinent te worden. Alle cliënten kregen een snelle detoxificatie aangeboden met naltrexon (zie ook Roozen et al., 1997). Het CRA-pakket omvatte: (1) een functieanalyse, (2) probleemoplossende vaardigheden, (3) training voor het weigeren van drugs, (4) training in communicatieve vaardigheden, (5) relatietherapie, (6) inventarisatie van alternatieve bekrachtigers, (7) uitbreiden sociale en recreatieve activiteiten, (8) medicatie- en therapietrouw, (9) urinemonitoring, (10) loopbaanbegeleiding en (11) verbeteren contact met een *belangrijke ander*.

Het resultaat: 58% van de interventiegroep bleef gedurende ten minste zes maanden en 55% ten minste één jaar stabiel abstinent. Degenen die minder goed reageerden op de behandeling, waren polydrugsgebruikers en degenen die hoog scoorden op het cluster B-persoonlijkheidsstoornissen. Maar ook bij deze groepen waren de resultaten beter dan verwacht. De behandelde groep was vergelijkbaar met een reguliere methadongroep in termen van sociaaldemografische gegevens, intelligentie, middelengebruik, justitie, algemene psychopathologie en persoonlijkheidspathologie. De combinatie naltrexon en CRA, in de vorm van een intensieve ambulante begeleiding, lijkt daarmee een veelbelovende benadering voor opiaatverslaafden die deelnemen aan een methadononderhoudsprogramma. Dit onderzoek is om twee redenen bijzonder te noemen. Dit was het eerste CRA-onderzoek in Nederland. Daarnaast werd voor het eerst een snelle opiaatdetoxificatie uitgevoerd zonder narcose in combinatie met CRA. Echter, dit ongecontroleerde onderzoek includeerde slechts een kleine populatie hoog gemotiveerde cliënten, hetgeen een beperking is voor de generaliseerbaarheid.

Deze gecombineerde aanpak (CRA en naltrexon) is recentelijk ook uitgevoerd in de landelijke multicentre EDOCRA-studie[3] (De Jong et al., 2007). Aan dit onderzoek namen 272 opiaatverslaafden deel, gerekruteerd in vier verschillende Nederlandse verslavingsinstellingen, die een geprotocolleerde CRA-behandeling kregen aangeboden (Roozen et al., 2000b). Het protocol bevatte tien sessies bij een CRA-therapeut en dertien sessies bij een CRA-geïnstrueerde arts. In dit protocol zijn de interventies gedetailleerd beschreven. De deelnemers waren gemotiveerd tot abstinentie en hadden ten minste één *belangrijke ander* in hun sociale netwerk die bereid was om deel te nemen aan de CRA-behandeling.

Na zestien maanden bleek 32% van de cliënten abstinent en bleek dat 24% van de cliënten gedurende de gehele follow-up continu abstinent was. Voorts waren er verschillen in termen van gezondheidswinst tussen de deelnemers die abstinent bleven ten opzichte van de deelnemers die terugvielen in heroïnegebruik. Deze gezondheidswinst gold onder meer voor het gebruik van alcohol en andere drugs, psychische klachten, ernst van ver-

---

3   Acroniem EDOCRA: Effectiviteit van twee methoden van Detoxificatie met behulp van een Opiaatantagonist gevolgd door een biopsychosociale behandeling gebaseerd op de Community Reinforcement Approach met als doel abstinentie van opiaten.

slaving, *craving* en kwaliteit van leven. De resultaten lieten ook zien dat de gehele groep een aanzienlijke gezondheidswinst boekte ten opzichte van de uitgangssituatie. Alhoewel de effecten niet volledig toe kunnen worden geschreven aan de CRA-plus-naltrexoninterventie, zijn de uitkomsten zeer positief te noemen. Daarnaast zorgde EDOCRA ervoor dat de deelnemende instellingen voor het eerst kennis konden maken en ervaring konden opdoen met CRA.

1.2.10 CRA bij de behandeling van nicotineafhankelijkheid

CRA is ook toegepast bij de behandeling van rookverslaving (Roozen et al., 2006). In een onderzoek werd CRA in combinatie met de opiaatantagonist naltrexon onderzocht. In een gerandomiseerd openlabeldesign (2×2) werden 25 cliënten behandeld die in het verleden een klaplong (spontane pneumothorax) hadden gehad. De deelnemers kregen voor een periode van een week een nicotineafbouw aangeboden door middel van een nicotinesubstitutiebehandeling (pleisters). De farmacotherapie werd voornamelijk ingezet om ontwenningsklachten en *craving* te verminderen. Naltrexon werd in de vorm van twee verschillende doseringen aangeboden om de invloed te onderzoeken op *craving*. CRA werd toegepast als terugvalpreventie om het rookgedrag van de deelnemers te veranderen. Het CRA-programma werd geprotocolleerd in vijf sessies aangeboden (Roozen & Kerkhof, 2000). De vier groepen waren CRA versus non-psychosociale therapie en naltrexon 25 mg/dd versus naltrexon 50 mg/dd. Door bijwerkingen van naltrexon waren slechts drie deelnemers die naltrexon 50 mg/dd kregen therapietrouw. Daarom werden de 25 en 50 mg-conditie samengevoegd. De *craving* verminderde voor de gehele groep statistisch significant over de tijd. Alhoewel niet statistisch significant, was een groter aantal cliënten in de CRA-conditie abstinent in vergelijking tot de non-therapiegroep na drie maanden follow-up (46% vs. 25%). Kortom, CRA lijkt ook een interessante interventie voor deze doelgroep, maar de verdere toepassing dient nog nader te worden onderzocht.

1.3   Verdere ontwikkelingen

In de laatste jaren is CRA verder ontwikkeld voor specifieke doelpopulaties, zoals CRA ter ondersteuning van het sociale systeem van mensen met verslavingsproblematiek, de Community Reinforcement Approach and Family Training (CRAFT). Daarnaast is er ook aanvullend onderzoek verricht naar de ontwikkeling van CRA-technieken bij adolescenten; de Adolescent Community Reinforcement Approach (ACRA).

1.3.1 Community Reinforcement Approach and Family Training (CRAFT)

In het kort komen de doelen van CRAFT op het volgende neer:

1. Ondersteuning en training bieden aan individuen (onder andere de *belangrijke ander*) die te maken hebben met iemand met ernstige verslavingsproblematiek. Dat wil zeggen: leren hoe men vanuit een positieve, veilige en niet-confronterende houding om kan gaan met degene die verslaafd is.
2. De verslaafde persoon motiveren om deel te nemen aan een behandeling.
3. Het alcohol- en/of drugsgebruik verminderen.

Wetenschappelijk onderzoek toont aan dat bijna zeven van de tien deelnemers die CRAFT hebben gevolgd, in staat zijn geweest om de verslaafde te motiveren tot behandeling. Verder vertonen de familieleden en/of naastbetrokkenen die getraind zijn met het CRAFT-programma een significante afname van depressie, angst, woede en psychosomatische symptomen. Ook zijn naastbetrokkenen klaarblijkelijk in staat om in veel gevallen een reductie in alcohol en/of drugsgebruik te realiseren nog voordat de verslaafde persoon in behandeling is gegaan. Al deze veranderingen vinden doorgaans al plaats na een relatief kortdurende deelname van vier tot zes CRAFT-behandelsessies (Roozen et al., 2010). Recent onderzoek laat zien dat ook het aanbieden van CRAFT in een groep tot vergelijkbare resultaten leidt (Manuel et al., 2012). Voorts laat dit onderzoek zien dat het aanbieden van een CRAFT-zelfhulpboek (Meyers & Wolfe, 2004) al positieve effecten heeft. Dit zelfhulpboek is in 2012 bewerkt door Greeven en Roozen voor de Nederlandse situatie (Meyers & Wolfe, 2012). CRAFT is een veelbelovende en alternatieve benadering voor het trainen en ondersteunen van *belangrijke anderen* die te maken hebben met een verslaafd familielid (Meyers et al., 2002; Meyers & Wolfe, 2004; Smith & Meyers, 2004; Meyers, Roozen, & Smith, 2011; Roozen et al., 2010). CRAFT heeft als doel om met nieuwe, effectieve vaardigheden bestaande problemen op te lossen.

1.3.2 Adolescent Community Reinforcement Approach (ACRA)

Een andere ontwikkeling is de adolescentenversie van de Community Reinforcement Approach (ACRA). Deze aanpak lijkt in hoofdlijnen op CRA maar is specifiek gericht op de jonge gebruiker en zijn ouders of verzorgers. Het accent van deze interventie ligt op de identificatie van omstandigheden die gebruik van cannabis en/of andere drugs uitlokken, en op het aanleren van vaardigheden om daartegen weerstand te bieden. ACRA gebruikt een individuele, flexibele, gedragsmatige aanpak en biedt gedetailleerde instructies over hoe de cliënt te helpen met de toepassing van effectieve copingvaardigheden (Godley et al., 2001). De adolescentenversie (ACRA) is bewezen effectief gebleken bij de behandeling van cannabismisbruik bij adolescenten (Diamond et al., 2002; Dennis et al., 2004). Dit handboek (Godley et al., 2001) is vertaald en bewerkt voor de Nederlandse situatie door Greeven en Roozen en net als het origineel public domain en vrij te downloaden als pdf-document.[4] ACRA is gebaseerd op de overtuiging dat het sociale milieu een belangrijke rol speelt bij het bepalen of een adolescent overmatig alcohol of drugs zal gaan gebruiken. Als zodanig leert het de adolescenten te onderzoeken wat de triggers en de gevolgen zijn

---

4   Bijvoorbeeld via ▶ www.communityreinforcement.nl

(positief en negatief) van drugsgebruik, om vervolgens hun leven opnieuw in te richten. Strategieën die de kans vergroten dat abstinent gedrag wordt ondersteund en toegepast, en tekorten in vaardigheden worden behandeld in het behandelproces (bijvoorbeeld probleemoplossing, drugsweigering, communicatievaardigheden). De belangrijke rol van de verzorger van de adolescent wordt erkend, en speciale sessies zijn ingevoerd om een aantal van deze basisvaardigheden te leren, evenals algemene opvoedingsstrategieën. Ook voor ACRA geldt dat is aangetoond dat de methodiek effectief is; zo blijkt onder andere uit gerandomiseerd onderzoek dat ACRA effectiever is dan een regulier programma bij van huis weggelopen jongeren (Slesnick et al., 2007).

1.4   Tot besluit

Sinds de introductie van CRA in de jaren zeventig zijn er veel onderzoeken verricht naar de effectiviteit van deze behandeling. Deze onderzoeken wijzen uit dat CRA effectief is, hetgeen wordt bevestigd door verscheidene reviews en meta-analyses. CRA is meer dan een verzameling therapeutische gereedschappen. Door gebruik te maken van operante leerprincipes benadrukt deze benadering de positieve aspecten in het leven van de verslaafde om duurzame gedragsveranderingen te realiseren. CRA probeert waarde en integriteit toe te voegen in gedragstherapeutische termen. Ook voor veel hulpverleners is het een plezierige manier van werken die aansluit bij de doelen van de cliënt en die motivatieverhogend werkt.

De volgende hoofdstukken in dit boek zijn voornamelijk gebaseerd op ervaringen met CRA bij de behandeling van alcoholverslaving in de klinische praktijk. Iedereen die zich verder verdiept in CRA en de inhoud van dit boek, zal op een gegeven moment vaststellen dat het niet alleen draait om de toepassing van allerlei (cognitief-gedragstherapeutische) technieken, maar veeleer om een behandelfilosofie en houding: hoop en perspectief bieden. Een filosofie waarin de blik gericht wordt op de toekomst en er vertrouwen is dat positieve verandering, hoe gering ook, aan de basis staat van de ontwikkeling van een alternatieve leefstijl van cliënten die kampen met middelenproblemen.

De verschillende hoofdstukken omvatten geprotocolleerde CRA-procedures die in de klinische praktijk kunnen worden toegepast. Het gaat er daarbij niet om dat ze in een strikte volgorde worden toegepast. Het zijn de elementen van de behandeling die men, afhankelijk van de doelen van de cliënt en de therapeutische inschatting, kan inzetten in een zekere flexibiliteit. Ook vervangt dit boek geen CRA-training, werkbegeleiding of coderingstrajecten. Dit boek dient als ondersteuning om de zorg voor cliënten verder te optimaliseren. Het is een belangrijk naslagwerk voor eenieder die meer over CRA te weten wil komen en complementair aan het beknopte CRA-boek klinische procedures voor de behandeling van alcohol- en drugverslaving (Roozen, Meyers, & Smith, 2012).

Gekozen is voor een vertaling met een summiere bewerking om zo veel mogelijk recht te doen aan het oorspronkelijke werk van Meyers & Smith (1995). Er is veelal gekozen om in voetnoten verduidelijkingen en actualisaties aan te brengen. Het boek is vooral bedoeld voor hulpverleners, zoals verpleegkundigen, agogen, gedragstherapeutische medewerkers, psychologen, artsen en psychiaters, die praktisch met deze aanpak aan de slag willen, maar het kan ook prima worden gebruikt in opleidingssituaties om zich verder in de methode te verdiepen en te bekwamen.

Inmiddels wordt CRA in toenemende mate toegepast in de Nederlandse verslavings-zorg, forensische zorg en in de geestelijke gezondheidszorg. De implementatie vindt plaats in ambulante, klinische en outreachende settings, en vormt het onderdeel van de metho-diek die wordt ingezet binnen diverse e-Health-programma's. Alhoewel de indruk lijkt te bestaan dat CRA alleen geschikt is voor ernstig verslaafden (MDR Stoornissen in het ge-bruik van alcohol, 2009), is dat geheel niet het geval en is de CRA-aanpak eveneens succes-vol voor andersoortige cliëntpopulaties, zoals patiënten die deelnemen aan een ambulante alcoholontgifting (Dijkstra & Roozen, 2012), reguliere ambulante patiënten (Roozen et al., 2013), en forensische patiëntpopulaties (Dijkstra, DeFuentes-Merillas, Blaauw, & Roozen, 2012). We hopen dat dit boek de verdere ontwikkeling en implementatie van CRA in het reguliere aanbod van de zorg in Nederland zal bevorderen.

CRA-assessment

Assessment dat verricht wordt in het kader van CRA, bestaat uit drie onderdelen: de motivatie voor verandering identificeren en versterken, achtergrondinformatie en informatie over middelengebruik verzamelen en de CRA-functieanalyse uitvoeren. De informatie die in dit beginstadium verkregen wordt, zal in vervolgsessies worden gebruikt om een behandelplan te formuleren en vooruitgang te monitoren.

2.1   De motivatie identificeren en vergroten

CRA veronderstelt dat mensen gemotiveerd zijn om hun middelengebruik te veranderen als zij hiertoe gestimuleerd (beloond) worden. Om dit proces te bespoedigen wordt er tijdens het behandeltraject veel aandacht besteed aan het identificeren van bekrachtigers. Een positieve bekrachtiger is een stimulus die de kans op herhaling van dat gedrag vergroot. Hoewel er een aantal redelijk universele bekrachtigers is, kunnen we niet ervan uitgaan dat iedereen een compliment of een attente reactie als een bekrachtiger ervaart. Daarom is het nodig om de unieke bekrachtigers van iedere cliënt te identificeren, vooral de bekrachtigers die een positieve invloed hebben op abstinentie. Neem bijvoorbeeld een man die overmatig alcohol gebruikt en die graag tijd doorbrengt met zijn zoon, maar van wie de ex-vrouw dit alleen toestaat wanneer hij nuchter is. Als hij langere tijd gestopt is met drinken met als doel zijn zoon vaker te kunnen zien, dan geldt de tijd die hij met zijn zoon doorbrengt als een bekrachtiger.

Het identificeren van unieke bekrachtigers van cliënten begint al in de assessmentfase met het inventariseren van de redenen waarom de cliënt hulp heeft gezocht. Met andere woorden, zoekt hij hulp omdat hij er een gezondere levensstijl op na wil gaan houden? Of is zijn hulpvraag ingegeven door externe druk van bijvoorbeeld een partner, baas of reclasseringsmedewerker? Het is de taak van de hulpverlener om deze bekrachtigers te identificeren, ongeacht of de cliënt vaker niet drinkt omdat hij iets positiefs wil ervaren (positieve bekrachtiger) of iets negatiefs wil vermijden (negatieve bekrachtiger). Deze bekrachtigers kunnen van grote waarde zijn als de cliënt even niet meer weet waarom hij ook al-weer energie steekt in het veranderen van zijn problematisch gedrag.

Er zijn nog meer manieren waarop CRA de motivatie van cliënten tijdens de initiële assessmentfase tracht te vergroten. Zo vindt de eerste sessie plaats zo snel mogelijk nadat de cliënt zich heeft aangemeld. De motivatie is op zo'n moment vaak erg groot, meestal doordat een (alcoholgerelateerd) incident of reeks van gebeurtenissen een hoge dosis angst of emotionele pijn heeft veroorzaakt. Omdat motivatie vaak afneemt naarmate de crisis meer naar de achtergrond verdwijnt, is timing van groot belang. Daarom is het ook gebruikelijk om aan het begin van de behandeling meerdere sessies relatief kort na elkaar te plannen.

Tevens zorgt CRA voor versterking van de motivatie door positieve verwachtingen over het behandelresultaat te scheppen. Dit betekent onder andere dat het behandelproces positief benaderd moet worden en dat er begrip getoond dient te worden voor de afweermechanismen van de cliënt. Beladen termen dienen vermeden te worden. Er moet dus niet gesproken worden over de persoon als alcoholist, maar over zijn alcoholgerelateerde problemen. Het scheppen van positieve behandelverwachtingen houdt ook in dat de negatieve consequenties van het drinken benoemd worden, met tegelijkertijd de aanvulling dat er haalbare oplossingen zijn. Ten slotte wordt er gedemonstreerd hoe CRA een cliënt kan helpen bij het verwezenlijken van zaken die motiverend werken.

De laatste manier waarop CRA bijdraagt aan het vergroten van motivatie tijdens de assessmentfase is door een *belangrijke ander* bij het proces te betrekken. Deze persoon heeft veel baat bij verandering in het drankgebruik van de cliënt. Door training kan de *belangrijke ander* leren hoe hij (of zij) zijn gevoelens adequaat kan uitdrukken en hoe hij de cliënt op motiverende wijze kan steunen. (Zie ▶ H. 9 voor een volledige beschrijving van de multifunctionele rol van de *belangrijke ander* in het therapeutische proces).

2.2 Achtergrondinformatie en informatie over middelengebruik

CRA raadt aan dat de intakefase en behandeling door één hulpverlener worden uitgevoerd, dit ter bevordering van een goede behandelrelatie en van de regie over de behandeling. Dit behoedt de cliënt ervoor om zijn verhaal verschillende keren te moeten vertellen. Bovendien geeft het de hulpverlener de mogelijkheid om door te vragen naar details die van belang kunnen zijn voor het therapeutische proces. Volgens de CRA-methode zouden op zijn minst de volgende onderwerpen aan bod moeten komen: probleeminventarisatie zoals kwantiteit en frequentie van alcohol- of ander drugsgebruik, achtergrondinformatie over verschillende zaken (medisch, psychologisch, juridisch, burgerlijke staat, familie, beroepsmatig), alcoholgerelateerde problemen binnen elk van deze domeinen en motivatie van de hulpvraag.

Er bestaan voor de Nederlandse situatie verschillende gestandaardiseerde (psychologische) instrumenten waarmee u deze informatie kunt vergaren.[1] De instrumenten verschillen qua complexiteit en verwerkingstijd van elkaar, en daarom moet u ook uw eigen behoeften en beperkingen in acht nemen. Er zijn bijvoorbeeld zeer uitgebreide instrumenten die zowel middelengebruik als andere problemen inzichtelijk maken. Voorbeelden hiervan zijn de *Addiction Severity Index* (McLellan et al., 1980) en de *Brief Drinker Profile* (Miller & Marlatt, 1987). Er zijn instrumenten waarmee u informatie kunt verzamelen over de kwantiteit en frequentie van alcoholgebruik (Cahalan, Cisin & Crossley, 1969) en er zijn specifieke instrumenten die alcoholgerelateerde problemen blootleggen (de *Drinker Inventory of Consequences*; Miller, Tonigan & Longabaugh, 1994). Ten slotte zijn er vragenlijsten om motivatie tot verandering te meten, zoals het *University of Rhode Island Change Instrument* (Prochaska & DiClemente, 1986) en de *Stages of Change Readiness and Treatment Eagerness Scale* (Miller, 1993). Vergeet niet dat, ongeacht het instrument dat u gebruikt, de resultaten niet gebruikt moeten worden om ontkenning te ontkrachten, maar om de persoon te motiveren tot positieve gedragsveranderingen.

Indien de *belangrijke ander* bij de eerste sessie aanwezig is, kunt u hem/haar interviewen terwijl de cliënt de vragenlijsten invult. Zoals al eerder gezegd, kan deze persoon een essentiële rol spelen bij de behandeling van de cliënt. Daarom is het verstandig om hem/haar vanaf het begin bij de behandeling te betrekken. Dit houdt in dat u belangstelling dient

---

1   Broekman, T.G., Schippers, G.M., Koeter, M.J.W., & Brink, W. van den (2004). Standardized assessment in substance abuse treatment in the Netherlands: The case of the Addiction Severity Index and new developments. *Journal of Substance Use*, 9, 147–55.

te tonen voor het effect dat het drankgebruik van de cliënt heeft gehad op hem/haar, en dat u zijn/haar bekrachtigers identificeert. Neem echter niet bij voorbaat aan dat deze persoon middelenvrij is. Als u vermoedt dat de *belangrijke ander* ook een gebruiksprobleem heeft, kunt u hem/haar vragen om ook de vragenlijsten in te vullen. Ongeacht of de *belangrijke ander* wel of niet gebruikt, dient hij/zij aanwezig te zijn tijdens de uitleg van CRA.

2.3   CRA-functieanalyse

Nog niet zo heel lang geleden waren de meeste klinische en ambulante behandelprogramma's voor gebruikers ontwikkeld rondom het concept ontkenning; het idee dat ontkenning moet worden weggenomen met confrontatie. De boodschap van het confrontatiemodel is helder: Je bent een alcoholist en je mag niet meer drinken. Een van de grondgedachten van CRA is dat het effectiever is om het probleem vanuit een andere hoek te benaderen en je af te vragen wat de reden is waarom deze persoon drinkt. Wat zijn zijn/haar bekrachtigers? Met deze methode kan achterhaald worden of het drankgebruik van de cliënt als adaptief gezien kan worden. Dit houdt in dat het een overlevingsmechanisme geworden is om bijvoorbeeld angst of depressie te maskeren. Maar ook kan het een functie hebben in een huwelijk waarbinnen geen ruimte meer is voor emotionele of fysieke intimiteit. CRA legt de probleemgebieden meteen bloot. Het assessmentinstrument dat bij de start van het proces gebruikt wordt, is de functieanalyse.

2.3.1   Toelichting en doelen

Een functieanalyse is een gestructureerd interview waarmee triggers en gevolgen van bepaald gedrag, zoals alcoholgebruik, blootgelegd worden. Het eerste doel van een functieanalyse is het identificeren van de triggers van gebruik voor de desbetreffende cliënt; het identificeren van de reeks gebeurtenissen die tot drankgebruik leiden. Dit is een cruciale stap binnen de behandeling, want veel cliënten met alcoholgerelateerde problemen denken dat drinken 'gewoon gebeurt'. De erkenning door de cliënt dat zijn drankgebruik het resultaat is van allerlei kleine beslissingen, is een belangrijk onderdeel van terugvalpreventie. De geschiedenis van de cliënt wordt nagegaan om zowel de directe gevolgen van het drankgebruik als de gevolgen op de lange termijn in kaart te brengen.

De CRA-functieanalyse speelt een belangrijke rol bij het creëren van een positieve, motiverende omgeving voor de cliënt die abstinent wil leren zijn. Eén onderdeel identificeert vroegere, huidige en toekomstige positieve bekrachtigers op belangrijke leefgebieden van de cliënt, onder andere op het gebied van relaties, werk en vrije tijd. Deze positieve bekrachtigers omvatten situaties of gebeurtenissen die de waarschijnlijkheid van abstinentie zullen vergroten. CRA tracht de: 'recreatieve, familiaire en sociale bekrachtigers van de cliënt zo te herordenen, dat deze bekrachtigers komen te vervallen wanneer de cliënt weer begint met drinken' (Hunt & Azrin, 1973, p. 93). Het is in essentie een allesomvattende aanpak die de persoon in zijn omgeving onderzoekt en die bekrachtigers zoekt die abstinentie kunnen helpen bewerkstelligen.

2.3.2 Triggers die tot drankgebruik leiden identificeren

Traditionele functieanalyses onderzoeken de triggers die leiden tot drankgebruik. Dit kunnen gedachten of gevoelens zijn, of gedrag dat voorafgaat aan het drinken. Het eerste gedeelte van de CRA-functieanalyse onderzoekt deze triggers en hiermee geassocieerde risicovolle situaties (▶ bijlage 2.1).

Onderzoek samen met de cliënt de reeks gebeurtenissen die tot zijn drankgebruik leiden. Vraag de cliënt om een voorbeeld van een drinkperiode. Zo kunt u redelijk specifieke vragen stellen met betrekking tot het gedrag, hoewel de antwoorden waarschijnlijk minder specifiek zullen zijn. Stel eerst specifieke vragen over externe triggers:

1. Met *wie* gebruikt u gewoonlijk alcohol? Een vriend of familielid kan een trigger vormen. Let op antwoorden als: Ik weet het niet. Ja, vaak als ik bij Harold ben, dan drinken we samen. De cliënt heeft zich misschien nooit gerealiseerd dat er een direct verband bestaat tussen Harold en het gebruik van alcohol.
2. *Waar* gebruikt u gewoonlijk? Vaak zal de cliënt zeggen: Ik ging met een vriend naar een café, maar ik was van plan om alleen maar fris te drinken. Dit is voor de hulpverlener het moment om uit te weiden over risicovolle omgevingen.
3. *Wanneer* gebruikt u gewoonlijk, bijvoorbeeld op bepaalde dagen of tijdstippen? De cliënt kan zich dan realiseren dat zijn excessief drankgebruik zich bijvoorbeeld voornamelijk voordoet op de twee avonden dat hij of zij een avondcursus volgt na al de hele dag gewerkt te hebben.

Vervolgens stelt u de cliënt specifieke vragen over interne triggers:

1. Wat *denkt* u gewoonlijk vlak voordat u begint te gebruiken? Moedig de cliënt aan om zo veel mogelijk gedachten te noemen als hij zich kan herinneren. Het is van belang om te weten of de cliënt denkt: Ik heb hard gewerkt vandaag en dus heb ik een biertje verdiend. Het blootleggen van het denkproces is cruciaal, omdat de cliënt moet inzien dat hij of zij op een bepaald moment ervoor kiest om te gaan drinken; het is geen automatisch proces. De gedachtegang van de cliënt geeft ook informatie over zijn redenatieproces. Gebruikt de cliënt bijvoorbeeld rationalisatie of projectie?[2] En ten slotte geeft de gedachtegang van de cliënt een waardevol inzicht in de gevoelens die gepaard gaan met het drinken.
2. Hoe *voelt* u zich gewoonlijk *lichamelijk* vlak voordat u gaat gebruiken? Na wat aandringen kunnen cliënten focussen op lichamelijke sensaties die kunnen duiden op een bepaalde gesteldheid. Een bonzend hoofd en op elkaar geklemde kaken kunnen impliceren dat een cliënt boos is, terwijl een knoop in de maag en zweterige handen kunnen duiden op angst.
3. Hoe *voelt* u zich gewoonlijk *emotioneel* vlak voordat u gaat gebruiken? Cliënten zijn zich hier in het begin meestal niet bewust van. Zij hebben oefening nodig in het herkennen en benoemen van hun gevoelens. Je zou bijvoorbeeld willen weten of de cliënt dronk als reactie op woede, frustratie of wanhoop. Als een cliënt nooit heeft

---

2 Met rationalisatie wordt grofweg bedoeld: eigen gedrag logisch maken of verantwoorden. Bij projectie worden de oorzaken van het drinken buiten zichzelf geplaatst.

geleerd om anders met deze emoties om te gaan, zal hij of zij al snel terugvallen op de vertrouwde reactie: drinken of middelenmisbruik.

Hierna volgt een voorbeeld van een CRA-functieanalyse die door een hulpverlener (H) is uitgevoerd bij een cliënt (C). Het eerste gedeelte laat zien hoe u het doel van de analyse kunt uitleggen en hoe u de reeds vergaarde assessmentinformatie hieraan kunt koppelen. Vervolgens laat de analyse zien hoe triggers onderverdeeld worden in externe en interne triggers. Let erop dat de eerste functieanalyse wordt uitgevoerd met betrekking tot het meest gebruikelijke drinkmoment van de cliënt.

H:	Hans, we moeten vandaag ook kijken naar de problemen die alcoholgebruik heeft veroorzaakt in het verleden. Volgens de informatie uit het assessment heeft alcoholgebruik geleid tot een aantal juridische problemen. Welke andere problemen heeft alcoholgebruik volgens jou veroorzaakt?
C:	Ik heb een tweede boete gekregen voor rijden onder invloed en Marianne is boos op me, maar mijn advocaat zegt dat het niet zo'n groot probleem is.
H:	Maar volgens de informatie uit het assessment heeft jouw vrouw je al een keer verlaten als gevolg van jouw drankgebruik.

Let op: Het is van belang om kennis te hebben van de informatie die is voortgekomen uit het assessment. Deze informatie kan namelijk gebruikt worden om de cliënt te laten zien dat u de ernst van het probleem inziet. U dient deze informatie niet te gebruiken om de cliënt te confronteren, maar meer om hem te motiveren tot behandeling.

C:	Ik denk dat ik daardoor wel wat ongemakken heb ervaren, maar ik ken heel veel mensen die nog meer drinken dan ik.
H:	Dat zal zeker zo zijn. Maar vandaag gaan we naar jouw drankgebruik kijken door middel van een functieanalyse. We willen duidelijkheid krijgen over de problemen die jouw drankgebruik veroorzaakt en de dingen die jou ertoe aanzetten om te gaan drinken. We zullen beginnen met de factoren in jouw omgeving die altijd aanwezig lijken te zijn op het moment dat jij alcohol gebruikt. Daarna gaan we kijken naar wat dit met je doet.
C:	Wat bedoelt u? Ik drink gewoon omdat ik het lekker vind.
H:	Oké, maar laten we kijken of we kunnen achterhalen waarom je drinkt in een mate die tot problemen leidt. Eerst zullen we kijken naar de triggers voor je drankgebruik. Triggers kunnen situaties, gedachten, gevoelens, gedragingen of zelfs mensen zijn die tot drankgebruik leiden. Ik had bijvoorbeeld een tijdje geleden een cliënt die altijd uitging en ging drinken na een ruzie met zijn vrouw. Zijn vrouw was als het ware de trigger die hem deed drinken.
C:	Oh, nu begrijp ik wat u bedoelt. Altijd als mijn vriend Jan in de stad is, dan gaan we stappen en drinken we tot diep in de nacht.
H:	Ja, dan vormt Jan voor jou een trigger voor drankgebruik. Nu begrijp je wat ik bedoel met triggers. Laten we de triggers nu systematisch bekijken.

Let op: Nu zou u de functieanalyse moeten toelichten of de cliënt een exemplaar kunnen geven van ▶ bijlage 2.1.

H:	We gaan de triggers voor drankgebruik nu onderverdelen in verschillende categorieën. Eerst kijken we naar externe triggers, ofwel dingen in jouw omgeving. Je weet nu dat Jan een trigger is voor je drankgebruik. Hoe vaak zie je Jan?
C:	Ongeveer een keer per maand. Maar elke keer als we elkaar zien, dan zakken we flink door.
H:	We zullen eerst kijken naar de mensen met wie je regelmatig alcohol gebruikt. De eerste vraag op het formulier is: 'Met wie drinkt u gewoonlijk alcohol?'
C:	Drie keer per week ga ik met wat collega's na het werk naar café *Exchange*, en op zondagmiddag ga ik naar mijn broer om voetbal te kijken. Dan drinken we de hele middag.
H:	Oké, laten we wat dieper ingaan op dit drankgebruik. We zullen beginnen met het drankgebruik op de doordeweekse dagen, omdat dit vaker voorkomt.
C:	Dat vind ik goed.

Let op: Er worden verschillende functieanalyseformulieren ingevuld voor verschillende momenten van drankgebruik. Beschrijvingen van drankgebruik die sterk met elkaar overeenkomen, worden gegroepeerd. De hulpverlener zal in dit voorbeeld het drankgebruik dat doordeweeks in dezelfde bar en met dezelfde vrienden plaatsvindt, als één type drankgebruik aanduiden, en het drankgebruik op zondag als een tweede type drankgebruik.

H:	Prima. Met wie drink je alcohol na het werk op de drie desbetreffende dagen?
C:	Meestal met Fred en Piet.
H:	Oké. Dan noteer ik hun namen hier in de eerste kolom op het formulier. En ook de twee volgende vragen kun je al beantwoorden, want je weet waar en wanneer je meestal drinkt. Ik zal deze gegevens ook noteren.

Let op: Zie ▶ bijlage 2.2 voor het volledig ingevulde formulier.

H:	Waar denk je aan op het moment dat je besluit om naar café *Exchange* te gaan? Hebben jullie dan een slechte werkdag gehad? Wil je niet naar huis? Wat gaat er op zo'n moment in je om?
C:	Ik wil dan gewoon een paar biertjes gaan drinken en ontspannen. Maar nu doet u het lijken alsof ik een groot probleem heb!
H:	Probeer in gedachten te houden dat we alleen de redenen van je drankgebruik proberen te achterhalen.
C:	Oké. Om vijf uur heb ik het gewoon helemaal gehad met die bullebak.
H:	Wat bedoel je daarmee?
C:	Mijn baas zit me altijd op mijn huid. Hij maakt me echt kwaad. Ik moet daarna dan stoom afblazen, denk ik.
H:	Dit lijkt op wat we noemen een interne trigger. Laten we kijken of we de tweede kolom op het formulier kunnen invullen. Deze vragen zijn moeilijker te beantwoorden, want ze gaan over de dingen die met jezelf te maken hebben. De eerste vraag is: 'Wat denkt u gewoonlijk vlak voordat u begint met drinken?'

C:	Ik denk aan wat een verschrikkelijke persoon mijn baas is.
H:	Waarom heeft je baas dat effect op je?
C:	Ik vind dat hij me oneerlijk behandelt. Ik zie hoe hij de anderen behandelt.
H:	Dit zullen we noteren. Je zegt dat je baas je oneerlijk behandelt. Hoe voel je je daarbij?
C:	Ik raak hierdoor erg van slag. Hij geeft me het gevoel dat ik mijn werk niet goed doe.
H:	Oké. Dus je raakt van slag. En bedoel je dat hij je het gevoel geeft dat je tekortschiet?
C:	Ja, en ik voel me voor gek gezet.
H:	Deze gevoelens vullen we in op het formulier bij vraag 3. Als je echt boos wordt, gebeurt er dan lichamelijk ook iets met je?
C:	Ja, soms ben ik zo boos dat ik begin te trillen.
H:	Dat schrijf ik op bij vraag 2 onder 'lichamelijke effecten'.

Let op: De hulpverlener heeft nu alle interne triggers op het formulier ingevuld. Nu volgt een korte samenvatting van de bevindingen.

H:	Even in het kort, Hans, je gaat een paar keer per week na het werk naar het café met collega's omdat je boos bent op je baas. Je voelt je tekortgedaan en voor gek gezet. Wij zullen proberen manieren te vinden om anders met deze gevoelens om te gaan, zodat je niet telkens in drankgebruik terugvalt.

2.3.3 Drankgebruik

Het is van belang dat u na het blootleggen van de triggers voor drankgebruik meteen verdergaat met het drankgebruik zelf. Hierdoor wordt het verband tussen beide zaken nogmaals benadrukt. Het is tevens een goed moment om expliciete details te verzamelen over het drinkpatroon.

Er volgt een gesprek tussen cliënt Hans en de hulpverlener. Vergeet niet dat de triggers voor drankgebruik al zijn blootgelegd.

H:	Nu het duidelijk is waarom je bepaalde avonden in de week drinkt, kunnen we dieper ingaan op het drankgebruik zelf. De eerste vraag onder het kopje 'Gedrag' is: 'Wat drinkt u gewoonlijk?' gevolgd door de vraag: 'Hoeveel drinkt u gewoonlijk?'
C:	Ik drink meestal een paar biertjes.
H:	Als je zegt 'een paar biertjes', bedoel je dan een paar blikjes of een paar flesjes? Wat bedoel je precies?
C:	Ik drink ongeveer vijf tot zes flesjes Grolsch (33 cl).
H:	Hoe lang doe je erover om deze vijf tot zes biertjes te drinken?
C:	We zijn er meestal rond vijf uur, en we vertrekken weer tussen acht en half negen.
H:	Ik vul het formulier verder in.

Let op: ▶ Bijlage 2.2. Deze informatie moet zo gedetailleerd mogelijk zijn.

2.3.4 Positieve effecten van drankgebruik op korte termijn

Bij de meeste cliënten met een alcoholprobleem heeft drankgebruik uiteindelijk negatieve gevolgen. Maar in eerste instantie ervaren de cliënten een aantal positieve effecten. Alcohol kan aanvankelijk angst doen afnemen, kan helpen bij het leggen van sociale contacten, of kan tijdelijk problemen naar de achtergrond verdringen. Het is van belang dat de hulpverlener deze positieve effecten erkent, maar tevens aangeeft dat deze effecten altijd van korte duur zijn. Daarna kan de hulpverlener uitleggen hoe de positieve effecten van alcohol niet opwegen tegen de onvermijdelijke negatieve effecten.

De dialoog tussen Hans en de hulpverlener gaat over de positieve effecten van drankgebruik op de korte termijn. De hulpverlener heeft steeds een positieve houding om de cliënt gemotiveerd te houden.

H:	Hans, eerder vertelde je me dat je dronk omdat je zin had om te drinken. Kun je me uitleggen wat je hiermee bedoelt?
C:	Ik houd van de smaak van bier. En als ik drink dan denk ik niet aan mijn problemen.
H:	Oké. We kijken nu naar de vierde kolom op het formulier. Je drinkt dus ook omdat je de smaak van bier lekker vindt. Ik noteer dat bij vraag 5: 'lichamelijke effecten'. Je geeft ook aan dat je niet aan je problemen denkt wanneer je drinkt. Dat zet ik bij vraag 6: 'emotionele effecten', want het impliceert dat je je minder gestrest en meer ontspannen voelt. We kunnen 'het is ontspannend' ook onder het kopje 'lichamelijke effecten' zetten.
C:	Zo heb ik er nog nooit over nagedacht.
H:	Kun je een paar plezierige gedachten noemen die je hebt wanneer je met je vrienden aan het drinken bent?
C:	Geen idee. Misschien iets als: Ik ben zo slecht niet. De baas is gewoon een rotvent?
H:	Goed. Dat noteren we bij vraag 4: 'Wat vindt u er prettig aan om te drinken met Fred en Piet?'
C:	Zij denken hetzelfde over de baas als ik. Daar maken we dan grappen over.
H:	Oké. Is er een speciale reden waarom jullie altijd naar café *Exchange* gaan?
C:	Niet echt, het is gewoon vlakbij het werk.
H:	Goed. Is er een speciale reden waarom jullie na werktijd drinken?
C:	Het is een goed tijdstip om te ontspannen.
H:	Ik noteer de antwoorden bij de vragen onder het kopje 'Korte termijn positieve effecten'. Het gaat echt goed, Hans, ik vind dat je je prima inzet.

Let op: De hulpverlener complimenteert de cliënt om zijn harde werk en inzet. Deze tactiek is kenmerkend voor CRA; een positieve houding en het gemotiveerd houden van de cliënt. De functieanalyse heeft tot dusver de basis gelegd om de cliënt te laten inzien dat drankgebruik op de lange termijn resulteert in negatieve effecten.

2.3.5 Negatieve consequenties van drankgebruik identificeren

Om een goede functieanalyse uit te kunnen voeren, dient u te beschikken over de informatie die naar voren is gekomen tijdens het assessment. Een duidelijk overzicht van de voorgeschiedenis van de cliënt is van groot belang, vooral omdat veel cliënten de negatieve effecten van excessief alcoholgebruik minimaliseren.

De hulpverlener en Hans bespreken de negatieve effecten en of de problemen gerelateerd zijn aan drankgebruik. De hulpverlener bespreekt voorzichtig alle probleemgebieden en vult de informatie in op het formulier. Terwijl hij de laatste kolom invult, zal de hulpverlener zich ervan verzekeren dat de cliënt het verband ziet tussen zijn drankgebruik en de lijst met negatieve effecten. Als dit niet het geval is, zet de hulpverlener het gesprek voort.

H:	Het laatste onderdeel van de functieanalyse houdt in dat we goed kijken naar de negatieve gevolgen van het drankgebruik. Vandaag zullen we een aantal negatieve effecten op een rij zetten, en op een later moment zullen we manieren bedenken om het gedrag dat leidt tot deze negatieve effecten te veranderen. Laten we het eerst hebben over de juridische problemen waarmee je te maken hebt gehad als gevolg van je drankgebruik.
C:	Ik heb al gezegd dat ik hier ben omdat ik een tweede boete voor rijden onder invloed heb gekregen. Mijn advocaat zei dat het verstandig zou zijn om aan dit programma mee te doen.
H:	Heb je het idee dat je een probleem hebt? Zie je een verband tussen de juridische problemen en het drinken met je vrienden na je werk?
C:	Jawel. Ik kreeg beide boetes toen ik van café *Exchange* naar huis reed.
H:	Oké. Ik noteer dit onder het kopje 'Justitie'. Welke andere problemen heb je ondervonden als gevolg van je drankgebruik in *Exchange*?
C:	Bedoelt u bijvoorbeeld dat ik laat thuiskom en Marianne kwaad wordt omdat ik het avondeten heb gemist?
H:	Ja, dat is een goed voorbeeld. Zijn er nog andere mensen met wie je problemen hebt gehad vanwege je drankgebruik?
C:	Ik heb een keer ruzie gehad met iemand in een café, waarbij ik glasscherven in mijn hand kreeg. De volgende dag ben ik niet naar mijn werk gegaan, omdat mijn hand gehecht moest worden. Mijn vrouw is toen met me meegegaan naar de eerstehulppost van het ziekenhuis en zij heeft ook een ochtend vrijgenomen.
H:	Ik kijk even hoe we dit in de kolom 'Lange termijn negatieve effecten' kunnen noteren. Je hebt dus interpersoonlijke[3] problemen met je vrouw, en één keer ben je zelfs gewond geraakt. Het had ook gevolgen voor je werk, omdat je een werkdag hebt gemist. Dit alles had vast ook financiële gevolgen.
C:	Ja, mijn ziektekostenverzekering wilde het ziekenhuisbezoek niet vergoeden, omdat dit binnen het eigen risico viel. En mijn vrouw kreeg die ochtend ook niet uitbetaald.
H:	Heeft je drankgebruik op doordeweekse dagen ook emotionele effecten?
C:	Marianne is altijd kwaad als ik laat thuiskom en daar raak ik dan ook weer overstuur van.
H:	Oké. We hebben nu een redelijk complete analyse gemaakt van je doordeweekse drankgebruik. Zie je een verband tussen enkele van deze problemen en je drankgebruik?

---

3   In de verslavingsliteratuur, zoals onder meer het model van Marlatt en Gordon (1985) illustreert, wordt veelal onderscheid gemaakt in intrapersoonlijke (hiertoe worden fysieke alsmede psychologische processen zoals persoonlijke opvattingen, waarden en houdingen gerekend), en interpersoonlijke omstandigheden (hiertoe wordt een belangrijke invloed toegekend aan sociale en relationele processen in contact met personen) die de zelfcontrole kunnen bedreigen.

Let op: Als de cliënt het verband ziet tussen zijn drankgebruik en de negatieve effecten, dan gaat de hulpverlener verder met het tweede type drankgebruik: op zondagmiddag bij zijn broer. Als de cliënt het verband tussen zijn drankgebruik en de negatieve gevolgen echter niet ziet, dient de hulpverlener net zo lang door te gaan met het gesprek totdat de cliënt het verband wel ziet. Hier volgt een voorbeeld van zo'n gesprek.

H:	Ik ben even in de war, Hans. Misschien kun je me helpen. Je bent hier vanwege een boete voor rijden onder invloed. Zou je kunnen stellen dat je drankgebruik op zijn minst heeft geleid tot juridische problemen?
C:	Oké. Ik ben een van de pechvogels die is gepakt. Iedereen rijdt met drank op.
H:	Hebben we het laatste half uur dan niet gesproken over de negatieve gevolgen van de avonden in café *Exchange*? Hebben we zojuist dan niet interpersoonlijke, lichamelijke, emotionele en financiële problemen op een rij gezet die gerelateerd lijken te zijn aan je drankgebruik?
C:	Oké. Ik denk dat ik begrijp waar u naartoe wilt. Maar ik weet zeker dat mijn broer nog meer problemen heeft door zijn drankgebruik.

Let op: De hulpverlener baseerde zich eenvoudigweg op de informatie uit het assessment, inclusief de functieanalyse, om het beeld voor de cliënt te schetsen. De hulpverlener maakte gebruik van de feitelijke details die de cliënt zelf gegeven heeft.

2.3.6 Positieve triggers die leiden tot prosociaal gedrag

Veel te vaak richten behandelprogramma's zich alleen op de negatieve effecten om een cliënt voor gedragsverandering te motiveren. Ervaring en wetenschappelijk onderzoek leren echter dat de meeste mensen niet veranderen als alleen de negatieve effecten worden benadrukt. Deze cliënten hebben al vaak genoeg gehoord welke problemen hun excessieve drankgebruik veroorzaakt, maar het is geen effectieve interventie gebleken. De CRA-functieanalyse gaat verder dan alleen het benadrukken van de negatieve effecten ter motivatie voor verandering.

De tweede fase van de functieanalyse bestaat uit een van de belangrijkste bijdragen van CRA op dit gebied. Het begint opnieuw met een verkenning van triggers, maar nu gaat het om triggers voor prosociaal gedrag. Het doel van deze analyse is om de cliënt te laten inzien dat hij of zij al plezier beleeft aan bepaalde activiteiten waar geen alcohol aan te pas komt, en dat deze activiteiten een aantal positieve gevolgen hebben. In een later stadium kunt u de cliënt motiveren om meer of nieuw prosociaal gedrag toe te voegen aan het dagelijkse schema.

Merk op dat het raamwerk voor deze functieanalyse overeenkomt met het eerder geïntroduceerde formulier voor drankgebruik. Er wordt gebruikgemaakt van een nieuw formulier (► bijlage 2.3).

De hulpverlener gaat nu over tot het opstellen van een tweede functieanalyse, maar deze keer met betrekking tot plezierig prosociaal gedrag. Een voorbeeld van prosociaal gedrag wordt ingevuld op het formulier.

H:	Oké, Hans, we gaan nu kijken naar de positieve dingen in je leven die niets met alcohol te maken hebben. CRA helpt je om de positieve dingen in je leven, de dingen waar je blij van wordt en waar je een goed gevoel van krijgt, uit te breiden. Noem eens iets dat je erg graag doet en waar geen alcohol aan te pas komt.
C:	Fietsen, op mijn racefiets.
H:	Dat is mooi. Laten we kijken of we deze activiteit op het formulier over prosociaal gedrag kunnen invullen. Kun je iets meer vertellen over het fietsen?
C:	Meestal fiets ik twee middagen in de week alleen, en soms ga ik op zaterdagochtend met wat vrienden fietsen.
H:	Dus je fietst twee keer per week alleen en dan soms nog met vrienden op zaterdag. Laten we deze activiteiten afzonderlijk bespreken, te beginnen met het fietsen op doordeweekse dagen.
C:	Prima. Wat wilt u weten?
H:	Wanneer en waar fiets je gewoonlijk?
C:	Dat hangt af van wanneer ik van mijn werk vertrek en of ik wel of niet naar *Exchange* ga. Als ik meteen naar huis ga, dan zie ik andere fietsers op de weg en dan krijg ik soms ook zin om te gaan fietsen.
H:	Laten we deze informatie invullen onder 'Externe triggers'. Dus je fietst in de buurt van je huis, en je doet dit meteen nadat je thuiskomt van je werk, mits je op tijd bent vertrokken en rechtstreeks naar huis bent gegaan. Als je andere fietsers ziet, krijg je ook zin om te gaan fietsen.
C:	Dat klopt.
H:	Laten we nu eens kijken naar interne triggers. Waar denk je aan vlak voordat je gaat fietsen, wat voel je gewoonlijk lichamelijk en emotioneel gezien?
C:	Meestal voel ik me blij als ik aan fietsen denk. Ik denk dat ik ernaar uitkijk, omdat het me helpt ontspannen. Ik kan zelfs voelen dat mijn lichaam minder gespannen, kalmer wordt wanneer ik aan fietsen denk.
H:	Dat klinkt goed. Ik heb deze gevoelens ingevuld op het formulier. De volgende categorie heb je ook al bijna helemaal beantwoord. Onder het kopje 'Prosociaal gedrag' kunnen we bij vraag 1 'fietsen' noteren, bij vraag 2 'Tweemaal per week aan het eind van de middag.' En wat moeten we bij vraag 3 invullen?
C:	Ik fiets meestal ongeveer een uur.

Let op: Zie het ingevulde formulier (▶ bijlage 2.4).

2.3.7 **Negatieve consequenties van prosociaal gedrag identificeren**

Veel interessante en leuke bezigheden hebben soms ook een onplezierige kant. Vaak vinden deze negatieve effecten op een kortere termijn plaats dan de positieve effecten. En hoewel de negatieve effecten meestal van korte duur zijn, kunnen ze er soms voor zorgen dat de cliënt afziet van het gewenste prosociale gedrag. Daarom moet u de negatieve consequenties erkennen voordat u overgaat tot de positieve effecten. In een later stadium kunt u zelfs gebruikmaken van een probleemoplossende strategie om sommige negatieve componenten aan te pakken (▶ H. 6). De dialoog gaat verder.

H:	Fietsen is een prima activiteit en heeft allerlei positieve effecten, maar zijn er ook minder leuke dingen te noemen? Verzin je wel eens een excuus voor jezelf om niet te gaan fietsen?
C:	Ik snap niet goed wat u bedoelt.
H:	Fiets je wel eens terwijl je er eigenlijk helemaal geen zin in hebt? Of misschien kun je je een keer herinneren dat je erover dacht om te gaan fietsen, maar dat je in plaats daarvan besloot om te gaan drinken.
C:	Als ik al moe ben, is het moeilijker om te gaan fietsen. Maar meestal dwing ik mezelf dan toch als ik die week nog niet veel gefietst heb. Oh, ik denk dat ik begrijp wat u bedoelt.
H:	Goed. Laten we nu de vragen op het formulier onder 'Korte termijn negatieve effecten' invullen. De eerste vraag gaat over wat je minder leuk vindt aan fietsen, alleen of met iemand. Je fietst doordeweeks alleen. Is het onplezierig om alleen te fietsen?
C:	Soms zou ik liever samen met iemand fietsen. Maar meestal maakt het me niet uit. Ik denk wel dat ik me minder op mijn pijntjes tijdens het fietsen zou concentreren, als er iemand is die me wat afleiding biedt.
H:	Goed. Vraag 2 gaat over wat je minder leuk vindt aan de plaatsen waar je fietst.
C:	Als het erg druk is op de weg, denk ik soms dat iemand me van de weg zal rijden. Soms word ik dan boos op de chauffeurs.
H:	Dat is prima. Dit vul ik in bij vraag 6, want het gaat over gevoel. We gaan nu terug naar vraag 3 over wat je minder leuk vindt aan de tijdstippen waarop je fietst.
C:	Dat heeft te maken met de drukte op de weg. Het is druk op de weg wanneer ik fiets, want het is midden in de spits. En soms moet ik me haasten omdat het al donker begint te worden, en dan sla ik de warming-up over. De volgende dag heb ik dan last van spierpijn.
H:	Deze laatste opmerking noteer ik bij vraag 5 over lichamelijke effecten. Eerder zei je al dat je je soms moe voelt, dat zal ik ook opschrijven. We gaan nu naar vraag 4. Heb je ook onplezierige gedachten tijdens het fietsen?
C:	Soms voel ik me wat opgejaagd omdat ik 's avonds nog dingen te doen heb. Maar verder kan ik niets bedenken, tenzij u iets bedoelt als: Ik moet opschieten, anders wordt het zo laat.
H:	Goed zo, Hans. Dit is prima zo.

Let op: CRA is gebaseerd op een positieve houding. Spoor daarom de cliënt niet te veel aan om negatieve consequenties te bedenken. In een later stadium kunt u de cliënt wellicht helpen manieren te bedenken om een aantal negatieve, kortetermijnaspecten op te heffen.

2.3.8 Positieve consequenties van prosociaal gedrag identificeren

CRA is gebaseerd op leertheoretische uitgangspunten, waarbij verondersteld wordt dat onaangepast gedrag aangeleerd gedrag is en dat dergelijk gedrag ook weer afgeleerd kan worden. Gezonde, passende gedragingen kunnen hiervoor in de plaats komen. Om dit proces te faciliteren kunt u de cliënt helpen positieve triggers te identificeren die leiden tot gezond gedrag. In een later stadium kunt u de daadwerkelijke totstandkoming van positieve gedragingen begeleiden.

Het laatste gedeelte van de dialoog laat zien hoe u de cliënt kunt helpen bij het identificeren van positieve consequenties van prosociaal gedrag.

H:	Het gaat goed, Hans. Laten we verder gaan met de laatste categorie: 'Lange termijn positieve consequenties'. Dit zou niet al te veel moeite moeten kosten. Begin maar vooraan.
C:	Ik voel me beter wanneer ik aan het fietsen ben en daardoor is mijn relatie met Marianne beter. Als ik fiets, blaas ik stoom af, dus klaag ik minder tegen haar over mijn werk. Bedoelt u dat?
H:	Ja, precies. Ga zo door. Ik zal je helpen als dat nodig is.
C:	Door te fietsen houd ik mijn gewicht op peil. Het is bovendien goed voor mijn bloeddruk. Ik voel me minder gestrest. Ik kan geen juridische voordelen bedenken. En ik weet niet goed hoe fietsen positief bijdraagt aan mijn werk.
H:	Eerder zei je dat fietsen je helpt ontspannen en je de druk van je werk doet vergeten.
C:	Ja, dat klopt. Ik denk dat ik dan op mijn werk mijn emoties beter onder controle heb. Het enige andere dat ik nog kan bedenken is dat ik af en toe andere mensen ontmoet.
H:	Geweldig. Dat is zeker een positieve bijkomstigheid. Ik kan me voorstellen dat de meesten van hen fietsen om fit te blijven.
C:	Dat klopt. De meeste gemotiveerde fietsers vinden een gezonde leefstijl belangrijk. Ik weet niet waarom ik daar niet aan denk als ik ga drinken.
H:	Dat is een goede vraag die je stelt. Daar komen we nog op terug. Zijn er ook financiële voordelen?
C:	In eerste instantie heb ik wat geld moeten investeren, maar op dit moment is fietsen goedkoper dan drinken.

Het is van belang dat de hulpverlener goed op dit onderwerp doorvraagt, zodat volkomen duidelijk wordt wat de cliënt als positieve triggers beschouwt. Gedragingen of activiteiten die op verschillende leefgebieden van de cliënt als positieve trigger fungeren, kunnen waarschijnlijk de strijd met het drankgebruik aan.

2.4   Tot besluit

In dit hoofdstuk is het gebruik van de CRA-assessmentprocedure besproken. Het doel van de diverse onderdelen van het assessment is uitgelegd en er zijn instructies ter implementatie gegeven. Als u verder leest in het boek, dan zal duidelijk worden dat deze instrumenten gedurende de hele behandeling regelmatig gebruikt zullen worden. Soms dienen ze slechts als een verwijzing naar triggers, en soms worden ze opnieuw uitgevoerd om vooruitgang te monitoren en behandelplannen bij te stellen. Zoals bij zoveel therapievormen zijn bij CRA de assessment- en behandelprocessen onlosmakelijk met elkaar verbonden.

2.5 Bijlage

■ ■ Bijlage 2.1 CRA-functieanalyse met betrekking tot drinkgedrag (initieel assessment)

Externe triggers (1)	Interne triggers (2)	Gedrag (3)	Korte termijn positieve (+) effecten (4)	Lange termijn negatieve (–) effecten (5)
1. Met **wie** drinkt u gewoonlijk alcohol?	1. Wat **denkt** u gewoonlijk vlak voordat u begint met drinken?	1. **Wat** drinkt u gewoonlijk?	1. Wat vindt u er prettig aan om te drinken met ... (**wie**)?	1. Wat zijn de negatieve uitkomsten in de volgende gebieden? a. Interpersoonlijk:
			2. Wat vindt u er prettig aan om te drinken in ... (**waar**)?	b. Lichamelijk:
2. **Waar** drinkt u meestal?	2. Hoe voelt u zich gewoonlijk **lichamelijk** vlak voordat u gaat drinken?	2. **Hoeveel** drinkt u gewoonlijk?	3. Wat vindt u er prettig aan om te drinken ... (**wanneer**)?	c. Emotioneel:
			4. Geef sommige van uw plezierige **gedachten** weer, die u gewoonlijk ervaart als u aan het drinken bent.	d. Justitie:
3. **Wanneer** drinkt u gewoonlijk?	3. Hoe voelt u zich gewoonlijk **emotioneel** vlak voordat u gaat drinken?	3. Hoe vaak drinkt u gewoonlijk en hoeveel **tijd** neemt dat in beslag?	5. Geef een aantal plezierige **lichamelijke** sensaties die u gewoonlijk ervaart als u aan het drinken bent.	e. Werk/opleiding:
				f. Financieel:
			6. Wat voor plezierige **emoties** beleeft u gewoonlijk als u aan het drinken bent?	g. Andere:

■ ■ Bijlage 2.2 CRA-functieanalyse met betrekking tot drinkgedrag (initieel assessment)

Externe triggers (1)	Interne triggers (2)	Gedrag (3)	Korte termijn positieve (+) effecten (4)	Lange termijn negatieve (–) effecten (5)
1. Met **wie** drinkt u gewoonlijk alcohol? *Fred en Piet*	1. Wat **denkt** u gewoonlijk vlak voordat u begint met drinken? *Mijn baas behandelt mij oneerlijk.*	1. **Wat** drinkt u gewoonlijk? *Grolsch bier*	1. Wat vindt u er prettig aan om te drinken met … *Fred en Piet* (**wie**)? *Zij denken hetzelfde over de baas als ik. Daar maken we dan grappen over.*	1. Wat zijn de negatieve uitkomsten in de volgende gebieden? a. Interpersoonlijk: *Marianne wordt kwaad omdat ik het avondeten heb gemist. Ruzie gehad met iemand in het café.*
			2. Wat vindt u er prettig aan om te drinken in … *Café Exchange* (**waar**)? *Dichtbij het werk.*	b. Lichamelijk: *Glasscherven in mijn hand. Moest gehecht worden.*
2. **Waar** drinkt u meestal? *Café Exchange*	2. Hoe voelt u zich gewoonlijk **lichamelijk** vlak voordat u gaat drinken? *Trillerig*	2. **Hoeveel** drinkt u gewoonlijk? *5 tot 6 flesjes bier*	3. Wat vindt u er prettig aan om te drinken … *na het werk* (**wanneer**)? *Goed tijdstip om te ontspannen*	c. Emotioneel: *Als Marianne kwaad is als ik laat thuiskom, raak ik daarvan ook weer overstuur.*
			4. Geef sommige van uw plezierige **gedachten** weer, die u gewoonlijk ervaart als u aan het drinken bent. *Ik ben zo slecht niet. De baas is gewoon een rotvent.*	d. Justitie: *Boetes voor rijden onder invloed.*
3. **Wanneer** drinkt u gewoonlijk? *Een paar keer per week na het werk.*	3. Hoe voelt u zich gewoonlijk **emotioneel** vlak voordat u gaat drinken? *Boos Tekortgedaan Voor gek gezet*	3. Hoe vaak drinkt u gewoonlijk en hoeveel **tijd** neemt dat in beslag? *Ongeveer 3 uur*	5. Geef een aantal plezierige **lichamelijke** sensaties die u gewoonlijk ervaart als u aan het drinken bent. *Ik vind de smaak van bier lekker. Het is ontspannend.*	e. Werk/opleiding: *Miste een werkdag toen mijn hand gehecht moest worden.*

Externe triggers (1)	Interne triggers (2)	Gedrag (3)	Korte termijn positieve (+) effecten (4)	Lange termijn negatieve (–) effecten (5)
				f. Financieel: *Ziektekostenverzekering keerde niet uit. Marianne kreeg de ochtend die ze vrij nam, niet betaald.*
		6. Wat voor plezierige **emoties** beleeft u gewoonlijk als u aan het drinken bent? *Denk niet aan problemen. Het is ontspannend.*		g. Andere:

■ ■　Bijlage 2.3 CRA-functieanalyse met betrekking tot prosociaal gedrag (.....................)
　　　(gedrag/activiteit)

Externe triggers (1)	Interne triggers (2)	Prosociaal gedrag (3)	Korte termijn negatieve (–) effecten (4)	Lange termijn positieve (+) effecten (5)
1. Met **wie** bent u gewoonlijk samen als u … (*activiteit*)?	1. Wat **denkt** u gewoonlijk vlak voordat u … (*activiteit*)?	1. **Wat** is de activiteit? …	1. Wat vindt u vervelend aan … (*gedrag/activiteit*) om te doen met … (**wie**)?	1. Wat zijn de positieve uitkomsten in de volgende gebieden: a. Interpersoonlijk: …
			2. Wat vindt u vervelend aan … (*gedrag/activiteit*) om te doen … (**waar**)?	b. Lichamelijk: …
2. **Waar** doet u meestal … (*activiteit*)?	2. Hoe voelt u zich gewoonlijk **lichamelijk** vlak voordat u … (*activiteit*)?	2. **Hoe vaak** doet u gewoonlijk deze activiteit? …	3. Wat vindt u vervelend aan … (*gedrag/activiteit*) om te doen … (**wanneer**)?	c. Emotioneel: …
			4. Geef sommige van uw onplezierige **gedachten** weer die u gewoonlijk ervaart als u … (*gedrag/activiteit*).	d. Justitie: …
3. **Wanneer** doet u gewoonlijk … (*activiteit*)? Bijvoorbeeld op bepaalde dagen of op bepaalde tijden?	3. Hoe voelt u zich gewoonlijk **emotioneel** vlak voordat u … (*activiteit*)?	3. **Hoe lang** duurt gewoonlijk de activiteit? …	5. Geef een aantal onplezierige **lichamelijke** sensaties die u gewoonlijk ervaart als u … (*gedrag/activiteit*).	e. Werk/opleiding: …
				f. Financieel: …
			6. Wat voor onplezierige **emoties** beleeft u gewoonlijk als u … (*gedrag/activiteit*)?	g. Andere: …

■■ Bijlage 2.4 CRA-functieanalyse met betrekking tot prosociaal gedrag (*doordeweeks fietsen*) (gedrag/activiteit)

Externe triggers (1)	Interne triggers (2)	Prosociaal gedrag (3)	Korte termijn negatieve (–) effecten (4)	Lange termijn positieve (+) effecten (5)
1. Met **wie** bent u gewoonlijk samen als u ... (*activiteit*)? *Niemand*	1. Wat **denkt** u gewoonlijk vlak voordat u ... (*activiteit*)? *De hoop dat het mij ontspanning geeft.*	1. **Wat** is de activiteit? *Fietsen.*	1. Wat vindt u vervelend aan *fietsen* om te doen met ... (**wie**)? *Alleen. Focus me erg op pijntjes.*	1. Wat zijn de positieve uitkomsten van *fietsen* (*activiteit*) in de volgende gebieden? a. Interpersoonlijk: *Relatie met Marianne gaat beter. Soms ontmoet ik nieuwe mensen.*
			2. Wat vindt u vervelend aan *fietsen* (*activiteit*) om te doen ... (**waar**)? *Vlak bij het huis op de weg. Ik denk soms dat iemand me van de weg zal rijden. Dat ik me moet haasten als het donker aan het worden is.*	b. Lichamelijk: *Ik houd mijn gewicht onder controle. Goed voor mijn bloeddruk.*
2. **Waar** doet u meestal ... (*activiteit*)? *Vlakbij het huis.*	2. Hoe voelt u zich gewoonlijk **lichamelijk** vlak voordat u ... (*activiteit*)? *Minder gespannen Rustiger*	2. **Hoe vaak** doet u gewoonlijk deze activiteit? *Tweemaal per week aan het eind van de middag.*	3. Wat vindt u vervelend aan (*activiteit*) om te doen ... (**wanneer**)? *Direct na het werk. Het is dan midden in de spits.*	c. Emotioneel: *Vermindert stress, dus ik voel me beter. Ontspant en vermindert mijn werkdruk.*
			4. Geef sommige van uw onplezierige **gedachten** weer die u gewoonlijk ervaart als u ... (*activiteit*). *Ik moet opschieten, anders wordt het zo laat.*	d. Justitie: *Raak mijn rijbewijs niet kwijt.*

Externe triggers (1)	Interne triggers (2)	Prosociaal gedrag (3)	Korte termijn negatieve (–) effecten (4)	Lange termijn positieve (+) effecten (5)
3. **Wanneer** doet u gewoonlijk … (*activiteit*)? *Direct na het werk, mits ik op tijd en rechtstreeks naar huis ga. Als ik andere fietsers zie.*	3. Hoe voelt u zich gewoonlijk **emotioneel** vlak voordat u … (*activiteit*)? *Blij* *Enthousiast*	3. Hoe lang duurt gewoonlijk … (*activiteit*)? *Ongeveer een uur*	5. Geef een aantal onplezierige **lichamelijke** sensaties die u gewoonlijk ervaart als u … (*activiteit*). *Moe* *Spierpijn*	e. Werk/opleiding: *Zorgt dat mijn boosheid niet te veel oploopt.*
				f. Financieel: *Het is goedkoper dan drinken.*
			6. Wat voor onplezierige **emoties** beleeft u gewoonlijk als u … (*activiteit*)? *Ik word boos op de chauffeurs.*	g. Andere:

Sobriety sampling

Sobriety sampling is een procedure die CRA onderscheidt van de meeste andere alcohol-behandelingen. Het gaat uit van de veronderstelling dat een cliënt langer in behandeling blijft wanneer hij niet wordt overladen met strenge regels en te hoge verwachtingen. Meer specifiek motiveert *sobriety sampling* de cliënt om abstinent te blijven tijdens een vooraf overeengekomen, beperkte periode. *Sobriety sampling* wordt bij alle cliënten toegepast, ongeacht of het einddoel abstinentie of verminderd gebruik is.

Om het proces te doen slagen moet men het concept van *sobriety sampling* begrijpen. De meeste traditionele alcoholprogramma's in de VS stellen alleen abstinentie ten doel. Met andere woorden: cliënten wordt verteld dat ze nooit meer mogen drinken. De gedachte om voor de rest van je leven abstinent te moeten zijn is een concept waarmee veel mensen grote moeite hebben. Dit geldt niet alleen voor cliënten met een ernstig drankprobleem, maar ook voor cliënten die er niet van overtuigd zijn dat ze een drankprobleem hebben. *Sobriety sampling* speelt dan een belangrijke rol. Hoewel sommige cliënten de rest van hun leven abstinent willen blijven, benadert *sobriety sampling* dit einddoel voorzichtig. Het staat cliënten toe om te onderzoeken en te wennen aan het idee dat alcoholgebruik mogelijk problemen veroorzaakt in hun leven.

De *sobriety sampling*-procedure komt ook op andere manieren van pas:
1. Het geeft u de mogelijkheid om een goede verstandhouding te ontwikkelen met de cliënt, terwijl u hem/haar tegelijkertijd helpt de ernst van het probleem in te zien.
2. Het geeft u de mogelijkheid om samen met de cliënt een doel te stellen dat de cliënt redelijk, geschikt en haalbaar acht. Het schrikt de cliënt niet af.
3. Het maakt de weg vrij voor de introductie van disulfiram (► H. 4).

De overige voordelen van deze aanpak, zoals hierna beschreven, kunnen de motivatie van de cliënt vergroten:
4. Een time-out van drankgebruik zorgt ervoor dat de cliënt ervaart hoe het is om gestopt te zijn. Hierdoor wordt zijn/haar aandacht automatisch gericht op positieve veranderingen op het cognitieve, emotionele en fysieke vlak.
5. *Sobriety sampling* ondergraaft actief oude gewoontes en drinkpatronen en geeft de cliënt de kans om deze gedragingen te vervangen door nieuwe, positieve gedragingen.
6. Door haalbare doelen zoals tijdelijke abstinentie te stellen en te bereiken leren cliënten op hun eigen kracht te vertrouwen.
7. Kortetermijnsuccessen zijn belangrijke factoren die het zelfvertrouwen en de motivatie vergroten.
8. *Sobriety sampling* illustreert de bereidheid van de cliënt om te veranderen, wat weer leidt tot vertrouwen en steun van familieleden.
9. Ook de reclassering of andere instanties die te maken hebben gehad met de cliënt in het kader van zijn drankgebruik, raken langzaam maar zeker overtuigd van deze techniek.
10. Moeilijkheden of terugvallen die plaatsvinden binnen een vastgestelde periode tonen aan waaraan nog extra aandacht besteed moet worden.

3.1 Introductie van sobriety sampling

Sobriety sampling bestaat uit twee fases: (1) de cliënt zover krijgen dat hij een vooraf over-eengekomen periode abstinent blijft, en (2) een strategie uitzetten om dit te bereiken.[1] De procedure voor de eerste fase is als volgt:

1. Zorg ervoor dat u het assessmentmateriaal hebt bekeken, zodat u weet of de cliënt recentelijk nog periodes van abstinentie heeft gehad. Wanneer dit het geval is, bepaalt u de lengte van de abstinentieperiodes. Deze informatie kan later in het onderhande-lingsproces bruikbaar zijn als de cliënt afwijzend staat ten opzichte van een redelijke proefperiode.
2. Zorg ervoor dat u de bekrachtigers van de cliënt hebt geïnventariseerd. Deze infor-matie kunt u gebruiken als stimulans tijdens het onderhandelingsproces.
3. Stel voor dat de cliënt een beperkte, vooraf overeengekomen periode abstinent zal zijn. Noem verschillende, zojuist genoemde voordelen van deze aanpak.
4. Stel voor om de proefperiode vast te stellen op negentig dagen. Licht toe hoe de voor-delen van een beperkte abstinente periode het best gerealiseerd kunnen worden in dit tijdsbestek. Verder kunt u aangeven dat er in de eerste negentig dagen een hoge kans op terugval bestaat (Marlatt, 1980). Een bereidheid om negentig dagen abstinent te blijven zou dus een uitstekend begin kunnen zijn.
5. Als de cliënt niet wil instemmen met een periode van negentig dagen, onderhandel dan over minder dagen. Het doel is om een periode overeen te komen die wel een uitdaging vormt, maar ook vooral haalbaar lijkt.
6. Motiveer uw cliënt door te verwijzen naar eerdere abstinentieperiodes, of door op het moment zelf de redenen van het hulpverzoek te bespreken.

3.1.1 Fase 1: onderhandelen over een abstinentieperiode

In het volgende voorbeeld komt een cliënt (C) met een mild maar hardnekkig alcoholpro-bleem voor de eerste keer in behandeling. Hij wordt vergezeld door zijn vrouw (V). H = hulpverlener.

H:	Uitgaande van het assessment en je functieanalyse lijk je er moeite mee te hebben om abstinent te blijven. Klopt dat?
C:	Ja, de laatste tijd drink ik te veel.
H:	Ron, je zei ook dat je zoon dit heeft gemerkt. Hij zou gezegd hebben dat hij niet meer met zijn gezin naar het gezamenlijke familiediner komt als jij blijft drinken. Dat moet een grote impact op je gehad hebben.
C:	Ja, dat klopt. Ik was erg van slag. Persoonlijk vind ik dat hij nogal overdrijft.
H:	Misschien. Maar wat van belang is voor ons, is dat je nu hier bent en dat je besloten hebt om iets aan je drankprobleem te doen. Ik zie dat je nog geen periode van abstinentie hebt gehad. Waar zou ik je mee kunnen helpen?
C:	Ik weet het niet zeker. Misschien moet ik proberen een tijdje gewoon te stoppen met drinken.

---

1   Als er ernstige ontwenningsklachten worden verwacht, is wellicht een medicamenteuze ondersteuning aangewezen of dient er een detoxificatie plaats te vinden (in een klinische omgeving).

Let op: De hulpverlener baseerde zich op het assessmentmateriaal om de lengte van eventuele abstinentieperiodes van de cliënt en zijn motivatie voor behandeling te achterhalen. Deze informatie kan op een later moment gebruikt worden om een redelijke abstinentieperiode overeen te komen. In dit voorbeeld kwam de cliënt zelf met een voorstel voor een abstinentieperiode. De hulpverlener zal dit idee ondersteunen door de voordelen te noemen. Vervolgens zal hij voorstellen om de abstinentieperiode negentig dagen te laten duren.

H:	Het lijkt erop dat je daadwerkelijk gemotiveerd bent om je leven te veranderen en er weer controle over te krijgen. Ik ben het met je eens: dit is een goed moment om te ervaren hoe het is om te stoppen. Het is een uitstekende kans om nieuwe strategieën uit te proberen en veranderingen in gedachten en gevoelens te ervaren. En natuurlijk voel je je ook zelfverzekerder als het lukt. Ik weet zeker dat je vrouw het enorm op prijs zal stellen als je een tijdje niet drinkt. Een abstinentieperiode is aan te bevelen. Aangezien je zo gedreven bent op dit moment, denk ik dat het geen probleem voor jou is om negentig dagen niet te drinken.
C:	Tja, ik weet het niet. Dat is langer dan ik voor ogen had. Ik denk niet dat dit gaat lukken.
H:	(Kijkend naar de vrouw.) Kathy, wat denk jij ervan? Denk je dat Ron negentig dagen zonder alcohol kan als hij zou willen?
V:	Ik vind dat het een beslissing is die Ron zelf moet nemen, maar ik zou erg blij zijn als hij zo lang zou stoppen met drinken.
H:	Wat denk je ervan, Ron? Zullen we het gewoon proberen? Een periode van negentig dagen is niks vergeleken met een heel leven. Alle voordelen komen aan het licht bij een abstinentieperiode van negentig dagen. De kans op terugval is tevens het grootst gedurende deze periode, dus het beste is om te proberen negentig dagen geen alcohol te drinken. Wat denk je ervan?

Let op: De hulpverlener wist dat de cliënt niet eerder een lange abstinentieperiode had gehad en dat hij daardoor waarschijnlijk niet zou instemmen met een abstinentieperiode van negentig dagen. Toch probeerde de hulpverlener een periode van negentig dagen overeen te komen door de voordelen te noemen. Zijn doel was om in deze fase voldoende onderhandelingsruimte te creëren.

C:	Ik denk niet dat ik een periode van negentig dagen aankan. Nee, vergeet het maar.
H:	Ik zie dat je je ongemakkelijk voelt. Mijn excuses als ik je te veel onder druk heb gezet. Wat vind je van een periode van zestig dagen? Dat geeft ons nog steeds de mogelijkheid om een aantal veranderingen te zien.
C:	Ik weet het niet. Ik ben er niet eens van overtuigd dat ik een probleem heb, of dat ik nog zestig dagen lang in behandeling wil blijven.
H:	Ik weet dat je moeite hebt om open te staan voor dit proces. Het is helemaal nieuw voor je. Ik begrijp je twijfels. Waarom beginnen we niet met een periode van dertig dagen? Een maand is te overzien. Bovendien begint de vakantie over iets meer dan een maand. Zou het niet geweldig zijn om de vakantie alcoholvrij te beginnen, zodat je je zoon kunt uitnodigen voor een etentje met de familie.
C:	Oké, een periode van dertig dagen is wel te doen.
H:	(Kijkend naar de vrouw.) Wat denk jij ervan, Kathy?
V:	Ik denk dat een periode van dertig dagen een prima start is.

Let op: De hulpverlener onderhandelde over de abstinentieperiode van dertig dagen door gebruik te maken van een van de grootste bekrachtigers van de cliënt: contact onderhouden met zijn zoon en kleinkinderen. Had dit niet gewerkt, dan zou het onderhandelingsproces verder zijn gegaan totdat de cliënt een toezegging zou hebben gedaan: de hulpverlener zou over een periode van drie weken, twee weken en ten slotte een week hebben onderhandeld.

3.1.2 Fase 2: een beperkte abstinentieperiode realiseren

Wanneer er een besluit is genomen over de lengte van de abstinentieperiode, bepaalt u hoe de abstinentieperiode precies bewerkstelligd zal worden. Belangrijke componenten in deze tweede fase zijn:

1. Zorg ervoor dat u de volgende sessie binnen een paar dagen na de eerste sessie agendeert. Op het moment dat met een cliënt een abstinentieperiode is overeengekomen, dient hij op korte termijn de nodige vaardigheden te leren om de abstinentieperiode tot een succes te maken.
2. Bij het opstellen van een plan om abstinent te blijven dient u niet alleen maar uit te gaan van methodes die in het verleden zijn gebruikt. Maak duidelijk dat deze methodes niet erg succesvol zijn gebleken.
3. Laat de cliënt aangeven wat de grootste terugvalbedreiging zal zijn de aankomende dagen. Verwijs naar de functieanalyse, zodat de belangrijkste triggers besproken kunnen worden. Ga na of de cliënt nog steeds het concept *triggers* begrijpt en zich zijn eigen triggers herinnert.
4. Help de cliënt een specifiek plan te ontwikkelen dat gebaseerd is op alternatieve gedragingen die kunnen wedijveren met drankgebruik tijdens risicovolle situaties. Zorg ervoor dat alle triggers hierin meegenomen worden.
5. Wanneer er een gedetailleerd plan uitgewerkt is, dient de cliënt een back-upplan op te stellen.
6. Herinner de cliënt indien nodig aan bekrachtigers om te stoppen met drinken.

Deze zes punten worden geïllustreerd aan de hand van het volgende gesprek tussen Ron en de hulpverlener.

H:	Ik ben trots op je omdat je hebt besloten om te proberen de komende dertig dagen nuchter te zijn. Dat is een fantastisch doel. Maar hoe ga je dit doel bereiken? Je weet dat je in het verleden moeilijkheden hebt ondervonden bij het niet-drinken.
C:	Ik drink gewoon niet. Als ik me er heel erg op focus, moet het wel lukken.
H:	Je kunt vast en zeker veel doelen halen die je jezelf stelt. Maar realistisch gezien ben je in het verleden niet erg succesvol geweest in het afslaan van alcohol. Geen alcohol drinken is niet zo gemakkelijk. Heeft focussen je in het verleden daarbij geholpen?
C:	Tja, niet echt voor lange periodes. Maar dit keer meen ik het echt. Ik moet stoppen. Ik kan zo niet door blijven gaan. Zelfs mijn familie laat me anders in de steek.
H:	Ik wil je zo goed mogelijk helpen. Kathy, wil jij Ron ook zo goed mogelijk helpen? Zou je er niet alles aan doen om abstinentie te ondersteunen?
V:	Ja, ik houd van Ron en ik wil hem zo goed mogelijk helpen.

Let op: Tijdens het gesprek wendt de hulpverlener zich tot de vrouw als hij er zeker van is dat de vrouw een positieve, liefdevolle opmerking zal plaatsen. Hierdoor wordt de cliënt vaak nog sterker gemotiveerd.

H:	Op wat voor andere manieren kun je je doel bereiken?
C:	Ik weet het niet zeker. Ik zou meteen na mijn werk naar huis kunnen gaan en thuis kunnen blijven. Ik moet van Kathy alle alcohol thuis weggooien, zodat ik niet in verleiding word gebracht.
H:	Heeft dit in het verleden succes gehad?
C:	Niet echt. Maar ik heb nog nooit eerder aan een behandeling zoals deze deelgenomen.
H:	Ron, er spreken enkele belangrijke dingen in je voordeel. Je hebt me overtuigd van je bereidheid om te veranderen, en je weet dat wanneer je deze veranderingen realiseert, je familieleden weer op bezoek zullen komen. Je vrouw heeft uitgesproken dat ze voor honderd procent achter je pogingen staat. Je weet ook waar je zou moeten beginnen. Je weet dat je na je werk naar huis moet gaan en alle alcohol in huis weg moet gooien. Ik wil alleen nog bespreken wat we nog meer kunnen doen om de kans op succes te vergroten. Zou je me hierbij kunnen helpen?
C:	Dat kan geen kwaad.
H:	Oké. We zullen eerst de volgende sessie plannen. Deze zal over een paar dagen plaatsvinden. Ik wil geen week wachten, want bepaalde vaardigheden moet je op korte termijn leren. In de volgende sessie zullen we probleemoplossende strategieën bespreken. Je leert dan een specifieke procedure te volgen wanneer je bijvoorbeeld de behoefte voelt om te drinken.
C:	Ik hoop dat het helpt.
H:	Ik denk het wel, maar we zullen het zeker weten als je het probeert. Kunnen we voor aankomende vrijdag de eerste sessie probleemoplossende vaardigheden inplannen?
C:	Ja, waarom niet?

Let op: Het is van belang om zo snel mogelijk door te gaan met de verschillende CRA-technieken wanneer een cliënt gemotiveerd is om te veranderen. Het is tevens van belang om de cliënt niet te overstelpen met te veel procedures ineens. De hulpverlener agendeert in dit voorbeeld eerst de volgende sessie, zodat de cliënt kennis kan maken met een strategie waarin opties voor permanente verandering worden gegeven. In de tussentijd zal de hulpverlener doorgaan met een eenvoudige, tijdelijke oplossing, namelijk het benoemen van gedragingen die de strijd aankunnen met drankgebruik. Hij heeft de cliënt duidelijk gemaakt dat hij niet kan vertrouwen op 'strategieën' uit het verleden om zijn drankgebruik te veranderen.

H:	In de tussentijd moeten we alternatieve gedragingen vinden, zodat jij niet gaat drinken. Ron, welke van de op de functieanalyse ingevulde situaties zal tot aankomende vrijdag het grootste obstakel voor je vormen?
C:	Waarschijnlijk het naar huis rijden vanaf mijn werk en het stoppen bij de kiosk. Ik koop daar bier, meestal halve liters, en daarna ga ik naar huis met mijn bier en begin te drinken.
H:	Oké. Herinner je je de triggers die je noemde voor deze situatie?
C:	Ik herinner me er een aantal. Zodra ik de kiosk en de bierreclames zie, is de beslissing al genomen. Ik denk aan hoe lekker een koud biertje zal smaken.

H:	Oké, Ron. Dat zijn inderdaad de triggers die je eerder ook noemde: het zien van de kiosk en de bierreclames, evenals de gedachte aan het drinken van het bier. Zijn er ook nog gevoelens waardoor je getriggerd wordt?
C:	O ja. Ik stop er altijd als ik erg moe ben en vind dat ik hard heb gewerkt.
H:	Oké. Als je nu naar huis rijdt en je bent je bewust van deze triggers, dan weet je dat je snel moet reageren, anders wint het bier. Welke trigger komt als eerste naar voren?
C:	Het gevoel dat ik erg moe ben. Ik ben helemaal op aan het eind van de week. Daardoor ga ik drinken.
H:	Laten we kijken of je op een andere manier om kunt gaan met je vermoeidheid. Maar eerst moet je voorbij de kiosk op weg naar huis. Je gaf aan dat je de beslissing al hebt genomen op het moment dat je de kiosk ziet.
C:	Tja, dat is eigenlijk niet moeilijk, ik kan een andere route nemen. Er zijn verschillende routes mogelijk.

Let op: De hulpverlener bespreekt opnieuw de triggers uit de functieanalyse van de cliënt. Hij checkt of de cliënt het concept *triggers* nog begrijpt en of hij zijn triggers herinnert. De hulpverlener gaat verder met het bespreken van alternatieve gedragingen totdat alle triggers aan bod zijn gekomen.

H:	Oké. Dus je kunt een alternatieve route nemen. Maar wat gebeurt er als je echt heel moe bent? Dat is je eerste trigger.
C:	Ik denk dat ik de moeheid gewoon uitzit.
H:	Misschien kan ik je een alternatief bieden. Kun je me vertellen waarom je drinkt wanneer je moe bent?
C:	Ik word er wakker van en ik krijg weer wat energie.
H:	Zijn er ook nog andere dingen waardoor je weer wakker wordt en meer energie krijgt? Drink je wel eens koffie, of maak je wel eens een flinke wandeling?
C:	Ik drink geen koffie en ik houd niet van wandelen. Dat is saai. Maar soms werk ik in de tuin. Dat doet me meestal wel goed.
H:	Prima. Zou je tot de volgende sessie elke avond in de tuin kunnen werken?
C:	Ja hoor. Het gaat maar om een paar dagen, en er ligt nog voldoende werk in de tuin.
H:	Nu hebben we nog een alternatief plan nodig, mocht het gaan regenen.
C:	Dat is een goed idee. Ik weet wel iets, ik kan in de garage aan de slag. Ik wil al een tijdje planken ophangen aan de achtermuur.
H:	Goed. We vatten even alles samen. Je rijdt via een andere route naar huis, zodat je niet langs de kiosk komt. Als je thuiskomt, ga je in de tuin werken. Als het regent, werk je in de garage.
C:	Prima, geen probleem.
H:	Dit is een prima voorbereiding op de komende abstinentieperiode van dertig dagen.

De hulpverlener moest twee taken volbrengen: de cliënt overhalen om een abstinentieperiode in te lassen en met de cliënt een specifieke strategie overeenkomen om geen alcohol te drinken. Over het algemeen staan cliënten afwijzend tegenover de laatste taak, omdat zij ervan overtuigd zijn dat het niet al te moeilijk is om een paar dagen niet te drinken. Maar u moet voet bij stuk houden, want veel cliënten zullen daarmee wel moeite hebben.

Merk op dat de hulpverlener tevens anticipeerde op een mogelijk obstakel: slecht weer. Een back-upplan introduceert bij de cliënt een bewustwording van het omgaan met obstakels. En bedenk dat het van belang is dat de cliënt reeds in het begin van de behandeling enig succes ervaart, zodat de motivatie niet afneemt.

3.1.3 Een cliënt overtuigen van sobriety sampling

Hierna volgt een ander voorbeeld van de *sobriety sampling*-procedure. De cliënt in dit scenario staat afwijzend tegenover behandeling en heeft ernstig drankprobleem. Hij is door de rechter doorverwezen naar dit CRA-programma. Dezelfde twee onderdelen worden doorlopen: de cliënt ertoe over te halen een abstinentieperiode in te lassen, en een plan ontwikkelen om te stoppen met alcoholgebruik. De eerste fase wordt geïllustreerd aan de hand van de volgende dialoog.

Merk op dat u als u op de voordelen van een abstinentieperiode wijst, alleen de voordelen noemt die uw cliënt extra zullen motiveren. Het heeft geen nut om een lange lijst voordelen op te sommen die de cliënt als irrelevant ervaart. Merk ook op dat de hulpverlener tijdens het onderhandelingsproces met deze cliënt blijft verwijzen naar de bekrachtigers van de cliënt. Zo wordt onenigheid over de ernst van het drankprobleem tot een minimum beperkt en wordt de cliënt aangesproken om zijn gedrag te veranderen op gebieden die hem aanspreken.

H:	Hallo Ricardo. Hoe gaat het vandaag met je?
C:	Niet slecht, en met u?
H:	Prima. Laten we het hebben over waarom je hier bent en hoe ik je van dienst kan zijn.
C:	Ik ben hier omdat ik drie boetes voor rijden onder invloed heb gehad. Als ik niet in behandeling ga, krijg ik een gevangenisstraf.
H:	Als je al drie boetes hebt gehad voor rijden onder invloed, lijkt het me duidelijk dat jouw drankgebruik al diverse juridische problemen heeft veroorzaakt. Je assessment laat zien dat je drankgebruik ook op andere leefgebieden voor problemen heeft gezorgd.
C:	Ik drink niet zo veel als vroeger. En de meeste problemen zijn te wijten aan pech, niet aan drank.
H:	Ricardo, veel mensen drinken alcohol, maar ze eindigen niet met drie boetes voor rijden onder invloed of een mogelijke gevangenisstraf. Er is wellicht meer aan de hand dan pech.
C:	Ja, ik ben hier toch. Wat moet ik doen?
H:	Je hoeft helemaal niets te doen als je dat niet wilt. Ik ben hier om je te helpen. Ik wil je een simpele vraag stellen. Denk je dat jouw drankgebruik een probleem vormt?
C:	Niet echt.
H:	Denk je dat het juridische systeem vindt dat jij een probleem hebt met rijden onder invloed?
C:	Ja, ik zou bijna een gevangenisstraf hebben gekregen.
H:	Dus vanuit de wet gezien is jouw drankgebruik een probleem.
C:	Ja, ik denk van wel.

Let op: De hulpverlener verspilt geen tijd en energie aan de vraag of de cliënt al dan niet een drankprobleem heeft. In plaats daarvan merkt hij op dat de cliënt in behandeling is gekomen om een gevangenisstraf te vermijden. Daarom gaat de hulpverlener verder in op het juridische systeem. Het blijkt relatief gemakkelijk om de cliënt in te laten zien dat hij volgens de wet een drankprobleem heeft. In dit stadium van het proces is dit voldoende voor de hulpverlener om het concept *abstinentieperiode* te introduceren.

H:	Wat kunnen we hieraan doen? Zou je een periode willen stoppen met drankgebruik?
C:	Misschien. Het maakt deel uit van mijn proeftijd, maar ik drink nog steeds. Ze weten van niets. U zegt toch niets, hè?
H:	Onze sessies zijn vertrouwelijk. Maar Ricardo, ik moet zeggen dat ik er ben om mensen met een alcoholprobleem te helpen en niet om het systeem te bedonderen. Ik weet niet of je een alcoholprobleem hebt, maar volgens de wet lijkt het daar wel op. Dus mijn advies is dat je stopt met drinken; tenminste voor een bepaalde periode zodat we beter zicht krijgen op je leven.
C:	Wat is een 'bepaalde periode'?
H:	Daar valt over te praten. Maar laat ik je eerst een paar redenen geven waarom het voordelig is om een tijdje te stoppen met drinken, zelfs wanneer abstinentie niet jouw uiteindelijke doel is.
C:	Nou, ik ben benieuwd.
H:	In jouw geval laat je je familie en de rechtbank zien dat je serieus bepaalde veranderingen wilt doorvoeren. De rechtbank staat zeer positief tegenover abstinentie in situaties als de jouwe.

Let op: De hulpverlener presenteert alleen de voordelen van een abstinentieperiode (zie de tien voordelen van *sobriety sampling* aan het begin van dit hoofdstuk), waarvan hij denkt dat ze van belang zijn voor deze cliënt.

C:	Ja, daar heb ik over nagedacht. Dus wat bedoel je met een 'bepaalde' periode?
H:	Wat vind je van negentig dagen? Negentig dagen geen alcohol drinken is wellicht beter dan negentig dagen in de gevangenis zitten.
C:	Echt niet! Ik ben hier niet naartoe gekomen om met drinken te stoppen. Ik heb geen probleem met drinken.
H:	Misschien niet. Maar ik stel al mijn cliënten een abstinentieperiode van negentig dagen voor. Sommige cliënten ontdekken dat er daadwerkelijk dingen verbeteren wanneer ze stoppen met drinken. En zo niet, dan kunnen ze altijd weer beginnen met drinken. De periode van negentig dagen wordt beschouwd als kritieke periode, aangezien de meeste terugvallen plaatsvinden in de eerste drie maanden. Denk je bovendien niet dat het ongeveer negentig dagen zal duren om je familie en de rechtbank ervan te overtuigen dat je deze keer serieus wilt veranderen?
C:	Ik ga niet negentig dagen lang geen alcohol drinken. Zoveel drink ik sowieso niet.

Let op: De hulpverlener oppert opnieuw een vrij lange abstinentieperiode en geeft er tevens een reden voor. Nu weet hij dat onderhandelen tot de mogelijkheden behoort.

H:	Als je toch niet zoveel drinkt, dan kan het toch niet zo moeilijk zijn om een tijdje met drinken te stoppen. Wat vind je van zestig dagen?
C:	Dat is nog te lang. Ik wil helemaal geen afspraak maken over het stoppen met drinken. Ik heb geen probleem, zoals ik al zei.
H:	Dat kan wel zo zijn, maar de rechtbank denkt daar toch echt anders over. En ik denk dat het een goede uitdaging is om te zien of je dan voor één maand kunt stoppen. Alleen om jezelf te bewijzen dat je geen alcoholprobleem hebt.
C:	Wat bedoelt u met: 'om te bewijzen dat ik geen alcoholprobleem heb'? Dat heb ik niet. Ik zou zo kunnen stoppen als ik zou willen. Maar dat wil ik niet.
H:	Goed. Waarom zou je dan niet twee weken lang willen stoppen, zodat we het daarna kunnen hebben over hoe je deze periode ervaren hebt. Dan kan ik wellicht ook een positieve rapportage schrijven voor je reclasseringsambtenaar. Twee weken maar. Iedereen kan twee weken zonder alcohol, denk je niet?
C:	Oké. Maar ik doe het alleen om te laten zien dat ik het kan. Ik weet dat u denkt dat ik geen twee weken kan stoppen, maar dat kan ik wel.
H:	Wie weet voel je je lichamelijk en emotioneel wel beter als je stopt. Het kan zeker geen kwaad.

Zelfs wanneer je weet dat het beter is dat de cliënt stabiel abstinent blijft, wordt *sobriety sampling* toegepast. Een band opbouwen met de cliënt, in plaats van afstand creëren, is essentieel. Deze hulpverlener baseert zich op twee bekrachtigers om de cliënt ertoe over te halen een abstinentieperiode van twee weken in te lassen: (1) de hulpverlener weet dat de cliënt ervan overtuigd is dat hij kan stoppen en dat hij dit aan de hulpverlener wil bewijzen, en (2) de hulpverlener vertelt de cliënt dat bij een abstinentieperiode van twee weken een eerste positieve rapportage voor de reclasseringsambtenaar geschreven kan worden. Maak gebruik van de bekrachtigers die de cliënt aanreikt om hem in de gewenste richting te bewegen.

3.1.4 Confrontaties vermijden bij het opstellen van een plan

U kunt gemakkelijk in een machtsstrijd terechtkomen met dergelijke relatief moeilijke cliënten. Maar hier bereikt u niets mee. In plaats daarvan dient de hulpverlener directe confrontaties te vermijden en toch een specifiek, redelijk plan op te stellen voor een korte abstinentieperiode. Zie hiervoor onder het kopje *Fase 2: een beperkte abstinentieperiode realiseren* de te doorlopen stappen.

H:	Meestal zie ik nieuwe cliënten twee keer per week gedurende de eerste twee weken van behandeling. Is dat haalbaar voor je?
C:	Nee. Ik moet vrij nemen van mijn werk om hiernaartoe te komen. Ik kan me geen extra vrije dagen veroorloven.
H:	Oké, dan zie ik je pas weer volgende week. Ik wil je wel helpen bij je doelstelling om twee weken lang niet te drinken. Laten we eens naar de volgende week kijken en zien hoe we de kans op succes kunnen vergroten.

Let op: De hulpverlener probeert, zonder succes, de cliënt over te halen om twee keer per week een sessie te doen. Hij heeft de kwestie er niet doorgedrukt, omdat hij niet verzeild wil raken in een machtsstrijd in dit vroege stadium van de behandeling. Om dezelfde reden zal hij hem niet aanspreken op zijn onsuccesvolle, vage methoden om drankgebruik te minderen in het verleden. In plaats daarvan zal hij zichzelf eenvoudigweg presenteren als ingang voor het bereiken van het doel van de cliënt.

C:	Als ik zeg dat ik stop, dan stop ik ook!
H:	Ik sta aan jouw kant. Ik weet dat je het kunt. Ik wil je alleen assisteren. Kun je me helpen door een situatie te noemen die een groot risico vormt de komende week.
C:	Als mijn vriendin me te laat ophaalt van mijn werk. Soms wacht ik een half uur, dan word ik boos en ga naar het café. Ik haat het wanneer ze te laat komt.
H:	Als ik het me goed herinner hebben we al een functieanalyse ingevuld over jouw drinkgedrag.
C:	Dat gaan we toch niet weer doen, of wel?
H:	Ik denk niet dat dit nodig is. Ik wil alleen weten of jij je de triggers die tot drankgebruik leiden herinnert.
C:	Dat is heel simpel. Ik word boos. Meestal ga ik drinken wanneer ik boos ben.
H:	Dat klopt. Boosheid staat genoteerd als trigger. Herinner je je nog welke gedachten je hebt wanneer je vriendin te laat komt.
C:	Ja, ik denk: Waarom is ze nou weer te laat, ongelooflijk! Ik kan beter een biertje drinken en kalmeren.
H:	Dus lichamelijk voel je je ook gespannen op zo'n moment?
C:	Ja, absoluut. Soms kan ik niet stilzitten, en soms trillen mijn handen.
H:	Je hebt je dit prima herinnerd. We hoeven de overige triggers niet nogmaals te bespreken. Dus je vriendin haalt je elke dag na je werk op. Soms is ze te laat en dan ga je, voordat ze arriveert, naar een café om bier te drinken. Zou je dit probleem ook anders aan kunnen pakken? Wat zou je anders kunnen doen in plaats van naar het café gaan?

Let op: De hulpverlener vraagt naar alternatieve gedragingen. Dit is uitermate belangrijk, want de cliënt zal de eerste sessie over probleemoplossend vermogen pas over een week volgen.

C:	Ik hoef helemaal niet afhankelijk van haar te zijn, als ik mijn rijbewijs maar terug zou krijgen.
H:	Dat klopt. En dat lukt het beste wanneer je niet drinkt en je de rechtbank laat zien dat je je verantwoord gedraagt. Maar dat is een doel op de langere termijn. Kun je ook een andere oplossing noemen?
C:	Ik heb een kennis die vlakbij mij woont. Misschien kan ik hem benzinegeld geven, zodat hij mij thuis kan brengen deze week.
H:	Dat lijkt me een uitstekende oplossing. Dat is voor nu misschien zelfs beter dan om nu te zoeken naar een andere manier om met de boosheid naar je vriendin om te gaan. Dat kunnen we op een later moment doen. Zo voorkom je dat je boos wordt. Denk je dat deze kennis je weg wil brengen?
C:	Ja, hij heeft financiële problemen. Als ik hem benzinegeld geef, dan zal hij dat zeker willen doen.

H:	Bestaat de kans dat ook hij te laat komt, waardoor je alsnog boos raakt en gaat drinken?
C:	Nee. Hij is meestal net zo laat klaar met werken als ik. En hij gaat altijd meteen naar huis, zover ik weet.
H:	Laten we een eenvoudig back-upplan opstellen. Stel dat hij nog niet klaar is om naar huis te gaan, en jij wel. Stel je voor dat je boos wordt. Wat kun je, behalve drinken, dan doen om jezelf te kalmeren?
C:	Hm… op de zaak is een personeelskantine, daar zou ik kunnen wachten. Er staat zelfs een tv en er liggen kranten. Ik kan er een sigaretje roken en wachten tot hij komt.
H:	Dat klinkt als een prima optie.

Let op: De hulpverlener moedigt de cliënt niet alleen aan om een back-upplan te bedenken, maar hij gaat ook in op de triggers van de cliënt die leiden tot irritatie en boosheid. Het vermijden van eventuele boosheid jegens zijn vriendin lijkt in dit geval een redelijke, tijdelijke oplossing. Nog beter zou het zijn om een strategie voorhanden te hebben in het geval dat hij wel boos zou worden.

H:	Oké, laten we dit plan de komende week uitproberen. Daarna gaan we verder met de daadwerkelijke training voor probleemoplossende vaardigheden, zodat je in de toekomst effectiever leert omgaan met je boosheid, zonder naar de drank te grijpen.

De hulpverlener ontwijkt de 'agressie' van de cliënt op verschillende momenten door verder te gaan met de feitelijke zaak waar het om draait: de kans verminderen dat de cliënt gaat drinken voor de volgende sessie. Door een directe confrontatie te vermijden is de hulpverlener in staat om samen met de cliënt een plan te maken voor de komende week. Merk op dat de hulpverlener de cliënt niet over wil halen om de rest van zijn leven abstinent te blijven. Dat zou in dit geval geleid hebben tot het voortijdig afhaken van de cliënt, of tot het stellen van doelen waarbij de cliënt totaal niet de intentie heeft ze na te streven. Deze cliënt is duidelijk niet klaar om te stoppen met drinken voor een langere periode.

3.2   Tot besluit

Het gebeurt maar al te vaak dat cliënten voortijdig met de behandeling stoppen wanneer ze te horen krijgen dat ze nooit meer mogen drinken. Behandelprogramma's zijn niet effectief als de cliënt in een vroeg stadium beslist om met de behandeling te stoppen. CRA-*sobriety sampling* is een methode die dit kan voorkomen. De cliënt wordt in positieve richting 'geduwd' door directe confrontatie in dit stadium zo veel mogelijk te vermijden, en door te vertrouwen op positieve bekrachtiging en ondersteuning. *Sobriety sampling* benadert abstinentie op een geleidelijke, cliëntvriendelijke manier door abstinentieperiodes in te lassen, waardoor zicht ontstaat op andere belanghebbende bekrachtigers. Het stap-voor-stapprincipe is hier van toepassing. Het volgende hoofdstuk introduceert een ander instrument, disulfiram, dat toegepast kan worden in de tweede fase van de *sobriety sampling*-procedure.

Gebruik van disulfiram binnen CRA

CRA leert cliënten hun leefomgeving beter in te richten, zodat een gezonde en minder door alcohol gedomineerde levensstijl tot stand kan komen. Voor sommige cliënten betekent dit dat er disulfiram wordt toegevoegd aan de behandeling. Disulfiram[1] is een medicament dat het gebruik van alcohol tegengaat. Als de medicatie wordt ingenomen zoals voorgeschreven, zijn er nauwelijks bijwerkingen, tenzij er alcohol wordt genuttigd. Als er alcohol wordt genuttigd terwijl de cliënt disulfiram inneemt, dan treedt er een disulfiram-ethanolreactie op. Hierdoor wordt de cliënt ernstig ziek en zal hij/zij niet de positieve effecten van alcohol ervaren. Disulfiram wordt dan ook beschouwd als een 'aversicum'. Het medicament is vooral effectief voor gemotiveerde cliënten die ondanks hun voornemen om abstinent te blijven, geregeld terugvallen in drankgebruik. Vaak gaat het om cliënten waarvoor de gevolgen zeer ernstig zullen zijn als ze blijven drinken, of cliënten die bekend staan als impulsieve drinkers, of cliënten die veel triggers kennen. Disulfiram is een optioneel onderdeel van de CRA-behandeling dat sommige cliënten kan helpen bij hun herstelproces. Zoals in ▶ H.1 reeds is uiteengezet, werd disulfiram later toegevoegd aan de CRA *sobriety sampling*-procedure om een abstinentieperiode te realiseren.

4.1   Disulfiram als behandeloptie

In het onderstaande gesprek wordt weergegeven hoe een CRA-hulpverlener (H) met een cliënt (C) met een ernstig alcoholprobleem het gebruik van disulfiram bespreekt.[2] Medische problemen, relatieproblemen en problemen op het werk als gevolg van overmatig drankgebruik hebben ertoe geleid om hulp te gaan zoeken. De hulpverlener heeft reeds de *sobriety sampling*-procedure geïntroduceerd en is met de cliënt een periode van dertig dagen abstinentie overeengekomen. De dialoog begint met de vraag van de hulpverlener aan cliënt Albert hoe hij denkt deze dertig dagen abstinent te blijven. Merk op dat de stappen die besproken zijn onder het kopje *sobriety sampling* (▶ H.3) toegepast worden.

H:	Albert, ik zal je zo goed mogelijk helpen om niet te drinken gedurende de afgesproken periode van dertig dagen. Je gaf aan dat je in het verleden tien dagen nuchter hebt kunnen blijven vanwege een ziekenhuisopname. Je kon toen vanwege je operatie niet weg. Maar hoe denk je dan dertig dagen geen alcohol te drinken, terwijl je op je werk bent, thuis bent, of naar de stad gaat? Dus je bent in deze periode niet opgenomen in een ziekenhuis. Hoe blijf je dan van de alcohol af?
C:	Ik ga gewoon niet drinken.
H:	Oké. Maar ik denk dat je daar wel wat hulp bij kunt gebruiken. Laten we op korte termijn een nieuwe afspraak maken, zodat ik je enkele specifieke technieken kan aanleren.
C:	Oké. Ik kan woensdag op dezelfde tijd komen. Is dat goed?

---

1   In dit hoofdstuk wordt gesproken over flankerende interventies die het effect van disulfiram doen optimaliseren. Analoog aan het gebruik van dit middel kunnen ook andere specifieke medicamenten zoals naltrexon en acamprosaat worden ingezet om de bekrachtigende werking van alcohol te reduceren.

2   De cliënt dient medisch onderzocht te worden en daarnaast mogen er geen contra-indicaties voor het gebruik van disulfiram worden vastgesteld.

H:	Dat is prima. Laten we in de tussentijd bekijken wat voor jou de grootste uitdaging vormt de komende dagen. In welke situatie is de kans het grootst dat je in de verleiding komt om weer te gaan drinken?
C:	Ik weet niet of ik één situatie kan noemen. Ik denk na het werk, maar soms heb ik ook 's ochtends een biertje nodig om op te starten. En de laatste tijd drinken we ook tijdens de lunchpauze een paar biertjes.

Let op: De hulpverlener agendeert een volgende sessie en probeert vervolgens de grootste verleiding voor de cliënt vast te stellen. Het wordt duidelijk dat er veel risicovolle situaties en triggers zijn die Albert ertoe kunnen aanzetten om het drinken te hervatten.

H:	Dit zal niet gemakkelijk worden, Albert. Een plan van aanpak kan helpen. Ik wil heel graag dat het je deze keer gaat lukken en daarom gaan we een plan opstellen.
C:	Tja... ik denk dat ik alle drank die ik in huis heb weg zou kunnen gooien. Ik kan zelf naar mijn werk rijden en na mijn werk meteen naar huis gaan.
H:	Heb je je wel eens eerder voorgenomen om direct vanuit je werk naar huis te gaan?
C:	Wel honderd keer.
H:	En wat gebeurde er?
C:	Tsja, ik ben samen met de jongens, we komen van ons werk, het is warm buiten..., de bouw weet u wel...
H:	En jullie beginnen te drinken.
C:	Ja. Meestal heeft iemand een koelbox met bier bij zich. Daarna stoppen we meestal nog bij een café en drinken we er ook een paar. Dan hebben we het erg gezellig. Als ik eenmaal begonnen ben, kan ik niet meer stoppen.
H:	Bedoel je dat je wel een plan kunt maken, maar ondanks dat je je best doet om niet te drinken, je er niet zeker van bent dat het zal werken? Kortom, je weet niet precies hoe je dertig dagen nuchter gaat blijven, maar je bent er wel toe bereid?
C:	Ik moet wel. Ik wil mijn gezin niet kwijt. Mijn vrouw wil scheiden als ik niet stop met drinken. Daarnaast ga ik misschien ook nog mijn baan verliezen. En ik wil ook nog niet dood. Mijn huisarts zegt namelijk dat ik mijn eigen graf graaf door mijn drankgebruik.

De hulpverlener maakt duidelijk dat de cliënt, ondanks zijn goede intenties, zonder een goed onderbouwd plan weinig kans maakt om abstinent te blijven. Terwijl ze samen een specifiek plan opstellen, wordt het de hulpverlener duidelijk dat het medicament disulfiram uitstekend in het behandelprogramma van deze cliënt zou passen. Ten eerste loopt deze cliënt een groot risico op verergering van bestaande problemen op verschillende leefgebieden wanneer hij blijft doorgaan met drankgebruik. Verder heeft hij zelf al veel vergeefse pogingen ondernomen om stabiele abstinentie te bereiken. Ten slotte drinkt de cliënt zo vaak en in zo veel verschillende omstandigheden, dat het vrijwel onmogelijk lijkt om alle triggers actief aan te pakken en te vervangen door alternatieve gedragingen.

4.1.1 Disulfiram als effectief behandelonderdeel

De dialoog gaat verder. De hulpverlener suggereert dat disulfiram een mogelijk effectieve aanvulling op de behandeling kan zijn. De belangrijkste aspecten die benadrukt worden, zijn:

1. Disulfiram reduceert de bekrachtigende werking van alcohol, want je wordt erg ziek als je alcohol nuttigt en tevens disulfiram inneemt. Dit effect kan zelfs twee weken aanhouden na je laatste disulfiraminname.
2. Er zijn veel voordelen verbonden aan het gebruik van disulfiram (zie hierna onder het kopje 'Voordelen van disulfiram'.
3. Disulfiram is slechts een onderdeel van het totale CRA-pakket aan maatregelen. Behandelsessies zullen focussen op andere leefgebieden en problemen.
4. Disulfiram werkt het beste als de inname gesuperviseerd wordt door een geïnstrueerd persoon zoals een *belangrijke ander*. Deze persoon wordt uitgenodigd om deel te nemen aan de volgende sessie.

H:	Albert, nu moet je me even helpen. Je wilt dertig dagen lang geen alcohol drinken, maar je hebt geen plan. Er is wel een 'gereedschap' beschikbaar dat je zou helpen om dat doel te bereiken. Je bent metselaar van beroep. Je weet hoe belangrijk het is om het juiste gereedschap voor het juiste werk te gebruiken. Ik heb hier dat gereedschap voor jou. Zou je daarvan gebruik willen maken om je doel te bereiken?
C:	Zoals valium?
H:	Nee, geen valium. Valium zou je niet helpen om je doel te bereiken. Het zou zelfs het tegenovergestelde teweeg kunnen brengen, omdat het ook verslavende eigenschappen heeft. Het is namelijk niet de bedoeling dat je verslaafd raakt aan valium in plaats van aan alcohol.
C:	Je hebt gelijk. Laatst heb ik van mijn dokter librium gekregen. Dat heb ik ingenomen, en daarbij heb ik gedronken. Het leek wel of ik zelfs meer zin kreeg in drank.
H:	Ik zou je ook geen librium voorschrijven. Nu even terug naar het nuchter blijven gedurende dertig dagen. Ik heb een gereedschap in de vorm van een witte pil. Als je deze pil elke dag inneemt, helpt deze je om je doel te halen, want deze pil maakt het onmogelijk om van de positieve effecten van alcohol te genieten: hij maakt je juist ziek.
C:	Wat zegt u nu? Als ik deze pil inneem, kan ik zo veel drinken als ik wil zonder dronken te worden?
H:	Nee. Als je deze pil inneemt en daarbij ook drinkt, kun je juist heel erg ziek worden. Je krijgt klachten die je aan griep doen denken, bijvoorbeeld dat je moet overgeven, je duizelig voelt en last krijgt van koorts en rillingen.
C:	Dat klinkt niet al te best.
H:	Dat is het hele idee erachter. Daarom wordt het een aversicum genoemd, een medicijn dat je ontmoedigt om nog langer alcohol te gebruiken. En omdat we nog geen specifiek plan hebben opgesteld, raad ik je aan dit medicijn, disulfiram genaamd, in te nemen. Deze medicatie zal je zeker helpen om van de alcohol af te blijven. Als je toch drinkt, dan word je erg ziek.
C:	Dus ook als ik maar een klein beetje zou drinken?
H:	Ja, dan ook.
C:	Net zo ziek als wanneer ik te veel heb gedronken?

H:	Ja, je zou het kunnen vergelijken met die situatie, maar het kan ook nog erger zijn.
C:	Moet ik die medicatie elke dag innemen?
H:	Je hoeft het alleen gedurende de afgesproken periode van dertig dagen in te nemen.
C:	Stel dat ik deze medicatie in ga nemen, en na drie dagen blijkt dat ik moet drinken. Dat ik het niet volhoud. Wat gebeurt er dan?
H:	Dat is een goede vraag. De medicatie blijft nog een tijdje werkzaam nadat je ermee bent gestopt. Het blijft nog zeven tot veertien dagen in je bloed. Als je besluit om toch te gaan drinken, als je de drank niet kunt weerstaan en je stopt met disulfiram, dan blijft de medicatie nog tot twee weken in je lichaam. Dit betekent dat je niet zomaar kunt gaan drinken. De kans dat je ziek wordt, bestaat nog steeds.
C:	Dus dan zou ik nog steeds een tijd van de drank moeten afblijven?
H:	Ja, dat klopt. En natuurlijk heb je het recht om te stoppen met disulfiram. Maar als je hiertoe zou besluiten, zou ik je willen vragen om eerst contact met mij op te nemen. We zullen gedurende deze dertig dagen sowieso één tot twee keer per week een sessie hebben. Tijdens deze sessies kun je me vertellen hoe het gaat met het gebruik van disulfiram.

Let op: De hulpverlener legt uit hoe disulfiram werkt en vertelt over het aanhoudende effect van de medicatie, zelfs na het stoppen met innemen. Hij legt ook uit dat disulfiram maar een onderdeel is van de totale behandeling. De hulpverlener gaat verder met het maken van een back-upplan. In dit geval bestaat het back-upplan eruit dat de cliënt contact opneemt met de hulpverlener wanneer hij wil stoppen met de medicatie.

C:	Ik heb nog nooit dergelijke medicijnen ingenomen. Ik vraag me af hoe het voelt om te weten dat ik niet kan drinken. Hmm... misschien heb ik mezelf niet helemaal in de hand...
H:	Ik begrijp je angst. Ik zal de voordelen noemen van disulfiram. Misschien zie je dan dat je pogingen de moeite waard zullen zijn. Ten eerste zal de relatie met je vrouw vermoedelijk verbeteren. Ook je baas zal blij met je zijn, omdat je concreet met iets bezig bent. Het gaat niet alleen om woorden: je neemt daadwerkelijk medicatie in om van de alcohol af te blijven, waardoor je mogelijk beter gaat presteren op je werk. Het is ook effectief omdat het je weerhoudt van impulsief drankgebruik. Je zult al enkele dagen van tevoren moeten besluiten dat je weer gaat drinken. Dat alleen al helpt je om je zucht naar alcohol onder controle te houden. De medicatie zorgt er bovendien voor dat je in behandeling blijft, zodat je aan je problemen kunt werken. En de medicatie heeft nauwelijks bijwerkingen, zolang je niet tegelijkertijd alcohol drinkt.

Let op: De hulpverlener noemt slechts een aantal voordelen van het gebruik van disulfiram (zie hierna een volledige beschrijving van de voordelen).

H:	Heb je nog vragen, Albert?
C:	Niet echt. Het klinkt allemaal behoorlijk beangstigend.
H:	Ja, net als doodgaan aan alcohol.
C:	Oké. Ik zal het dertig dagen proberen.
H:	Prima. Ik zou graag een afspraak plannen waar je partner bij is, zodat zij hier ook onderdeel van uit gaat maken. Disulfiram werkt het beste als iemand het aan jou geeft en je hierin steunt. Ik zou graag willen dat je partner dit gaat doen.

Let op: De feitelijke procedure van het verstrekken van disulfiram zal beschreven worden samen met een uitleg over de taken van degene die toeziet op het juiste gebruik van disulfiram.

4.1.2 Voordelen van disulfiram

Cliënten voeren vaak allerlei redenen aan om geen disulfiram te hoeven nemen. Een manier om de therapietrouw te vergroten is het noemen van voordelen:

1. *Minder zorgen in de familie*: Het innemen van disulfiram tijdens de voorgeschreven periode vermindert de zorgen van de familie over toekomstige drinkperiodes. Vraag aan de cliënt of de *belangrijke ander* wel eens boos wordt wanneer de cliënt het huis verlaat, zelfs wanneer hij niet de intentie heeft om te gaan drinken. Leg uit dat de *belangrijke ander* minder boos zal worden wanneer hij/zij minder bang hoeft te zijn dat de cliënt gaat drinken.

2. *Meer vertrouwen door familie*: Het innemen van disulfiram toont gezinsleden dat de cliënt daadwerkelijk bereid is om te stoppen met drinken. Dit is een belangrijke stap, want vaak is het vertrouwen in de cliënt zo gedaald, dat men niet meer wil werken aan relatiekwesties. Bespreek met de cliënt en de *belangrijke ander* hoe vaak een belofte niet is nagekomen. Het innemen van disulfiram bewijst dat de cliënt daadwerkelijk probeert abstinent te blijven. Het laat, in overeenstemming met de CRA-aanpak, niets aan het toeval over.

3. *Minder kans op een misstap of een terugval*: Het innemen van disulfiram verkleint de kans op een misstap of een terugval die de behandeling zou kunnen beïnvloeden. Een eerste glas alcohol zou het *Abstinence Violation Effect* (Marlatt & Gordon, 1985) kunnen uitlokken en ernstige gevolgen kunnen hebben in de vorm van een hevige terugval in alcoholgebruik. Het *Abstinence Violation Effect* treedt op als de cliënt één drankje neemt en vervolgens door blijft drinken omdat hij het toch al 'verpest' heeft. Een andere kwestie is dat cliënten denken dat ze na het eerste drankje hun drankgebruik niet meer onder controle kunnen houden. Daarom moeten dergelijke misstappen waar mogelijk voorkomen worden.

4. *De mogelijkheid om veel triggers tegelijkertijd aan te pakken*: Voordat de cliënt de mogelijkheid heeft gekregen om de CRA-technieken onder de knie te krijgen, helpen de meeste hulpverleners de cliënt om alternatieve gedragingen toe te passen. Dit is echter zeer moeilijk wanneer een cliënt veel verschillende triggers kent. Het innemen van disulfiram voorkomt dat verschillende situaties met een hoog risico leiden tot een terugval.

5. *Meer productieve behandelsessies*: Een cliënt die disulfiram inneemt, houdt tijd over om constructief om te gaan met andere problemen, zoals depressie, angsten, ander middelengebruik, relatieproblemen en problemen op het werk. De cliënt kan objectief zijn drankgebruik bestuderen en stressfactoren aanpakken. De beste beslissingen worden immers gemaakt wanneer men abstinent is.

6. *Vertrouwen op alternatieve vaardigheden*: Zoals aangegeven voorkomt het innemen van disulfiram impulsief drankgebruik. Stel dat een cliënt gewend is om angsten en spanningen te verminderen door het nuttigen van alcohol. Met het innemen van disulfiram is dat geen optie meer. De cliënt wordt dan gedwongen om alternatieve strategieën te ontwikkelen om met stress om te gaan.

7. *Meer zelfvertrouwen*: Omdat een cliënt die disulfiram gebruikt, niet meer spontaan alcohol kan drinken, ervaart hij hoe de zucht naar alcohol fluctueert en vanzelf vermindert of zelfs 'overgaat'. Deze 'overwinning' zal de cliënt sterker maken – de cliënt krijgt meer zelfvertrouwen met betrekking tot het oplossen of verminderen van persoonlijke problemen. Als gevolg hiervan verliest alcohol aan waarde.

8. *Minder gecompliceerde beslissingen*: Het innemen van disulfiram vergemakkelijkt het besluitproces om al dan niet abstinent te blijven. De cliënt hoeft dagelijks maar één beslissing te nemen: wel of geen disulfiram innemen. Cliënten vinden dit prettig, omdat ze meerdere keren per dag worstelen met de vraag of ze wel of niet zullen drinken en zo ja, hoeveel ze zullen drinken. Deze gedachten kosten de cliënt vaak energie en zorgen er uiteindelijk vaak voor dat hij/zij uiteindelijk toch weer gaat drinken!

9. *Meer kans op positieve bekrachtigers*: Als disulfiram onder toezicht wordt ingenomen, wordt de cliënt dagelijks herinnerd aan zijn bereidheid om te veranderen. Het geeft de *belangrijke ander* die de medicatie uitreikt de kans om de cliënt te complimenteren.

10. *Vroegtijdige waarschuwingssignalen*: Als de cliënt disulfiram inneemt, krijgt de *belangrijke ander* een vroegtijdige waarschuwing als de cliënt de intentie heeft om weer te gaan drinken. Er wordt een systeem voor vroegtijdige waarschuwingen ontworpen (► H. 10). Dit is een procedure waarbij de *belangrijke ander* wordt getraind om aandacht te hebben voor triggers die te maken hebben met het drankgebruik van de cliënt. Weigeren disulfiram in te nemen is een van de duidelijkste voortekenen van een terugval. Er worden interventies aangeleerd en geoefend om terugval in zo'n periode te voorkomen.

4.1.3 Een (huis)arts erbij betrekken

Voordat de cliënt met het gebruik van disulfiram begint, dient hij een formulier te ondertekenen waarin hij aangeeft dat hij op de hoogte is van de gevaren van het drinken van alcohol naast het innemen van disulfiram (► bijlage 4.1). Vervolgens moet er contact worden gelegd met een arts die bekend is met disulfiram, zodat hij/zij de cliënt kan onderzoeken, de medicatie kan voorschrijven en indien nodig het correct gebruik van disulfiram kan bewaken. De arts zal kijken naar contra-indicaties voor het gebruik van disulfiram, inclusief leverziektes, hartziektes, psychoses en zwangerschap.

4.1.4 Disulfiram weigeren

Zelfs de meest gerespecteerde en goed getrainde hulpverleners worden soms geconfronteerd met cliënten die weigeren om de medicatie in te nemen. De volgende dialoog laat zien hoe een hulpverlener de tweede fase van *sobriety sampling* toepast: een plan om een beperkte abstinentieperiode te realiseren (▸ H. 3). Hoewel duidelijk wordt dat de cliënt in aanmerking komt voor disulfiram, blijft hij onvermurwbaar en houdt vol dat hij ook zonder medicatie abstinent kan blijven. Ook na het horen van de voordelen van de medicatie blijft de cliënt bij zijn standpunt. Omdat de hulpverlener volgens de CRA-theorie is geleerd om te werken met wat door de cliënt 'aangeboden' wordt, gaat hij geen machtsstrijd aan met de cliënt. Hij stelt echter wel voor dat de cliënt een contract ondertekent waarin hij toestemt om alsnog dertig dagen disulfiram te gebruiken als blijkt dat hij niet in staat is geweest om ondanks de afspraken op eigen kracht van de alcohol af te blijven.

H:	Goed, Mike. Dat is een prima houding. We zijn overeengekomen dat je een periode van dertig dagen niet zult drinken. Voordat je zo dadelijk weggaat, wil ik graag op korte termijn een nieuwe sessie met je plannen. Er zijn dingen die ik je wil leren om het gemakkelijker te maken om van de alcohol af te blijven. Maar laten we in de tussentijd kijken naar de moeilijkste momenten in de komende week met betrekking tot het afslaan van alcohol.
C:	Ja… het is wel een moeilijke week om hiermee te starten, omdat er een softbalwedstrijd en een picknick op het programma staan. Daarbij wordt altijd gedronken. En omdat het zo heet is, gaan we bijna dagelijks na het werk iets drinken.
H:	Herinner je je nog dat we hebben gesproken over triggers die verband houden met drankgebruik?
C:	Ja, mijn vrienden vormen de grootste trigger. En ik breng veel tijd met hen door. We zijn tevens collega's.
H:	Weet je al hoe je de drank gaat afslaan? Ik denk dat het niet realistisch is om ervan uit te gaan dat je deze triggers volledig kunt ontwijken.

Let op: De hulpverlener heeft het gehad over een vervolgafspraak en richt vervolgens de aandacht op risicovolle situaties en de relevante triggers. Door het frequente drankgebruik en de talrijke, onvermijdelijke triggers, zal het zeer moeilijk zijn om alternatieve gedragingen te bedenken ter vervanging van het alcoholgebruik.

C:	Ik drink gewoon niet! Als ik zeg dat ik stop, dan stop ik ook. Ik houd altijd mijn woord.
H:	Hoe vaak heb je in het verleden gezegd dat je zou stoppen, maar dat het je toch niet lukte?
C:	Heel vaak.
H:	Heel vaak. En waarom zou het nu anders gaan? Hoe ga je deze keer stoppen met drinken en dat volhouden, terwijl het je de vorige keren niet lukte?
C:	Ik denk dat ik gewoon moet stoppen. Ik ga meteen na mijn werk naar huis. En misschien zeg ik mijn vrienden wel dat de dokter heeft gezegd dat ik moet minderen met alcohol.
H:	Denk je dat dit gaat lukken, ik bedoel wat je vrienden betreft? Denk je dat het hen iets uitmaakt wat je dokter heeft gezegd?
C:	Het zijn wel mijn vrienden, dus ik hoop het wel.

Let op: De hulpverlener probeert de cliënt duidelijk te maken hoe klein de kans op succes is als hij op dezelfde manier als voorheen zijn drankprobleem onder controle probeert te krijgen.

H:	Ik hoop het ook. Maar wat als het niet werkt? Er is nog een andere manier die je helpt om van de alcohol af te blijven.
C:	Wat dan?
H:	Heb je ooit gehoord van disulfiram? Dat is een pil…
C:	Is dat niet die pil waar je ziek van wordt en waar je van moet overgeven?
H:	Je wordt er alleen ziek van als je alcohol drinkt in de periode dat je die pil inneemt.
C:	Ja ja, dat zal best. Ik had een collega die ook dit middel gebruikte en hij werd er doodziek van. Nee, ik wil niks met die pil te maken hebben.
H:	Dat betekent dat hij ook alcohol heeft genuttigd. Weet je, ik denk niet…
C:	Nee, ik wil het niet.
H:	Maar Mike, je lijkt me niet iemand die alcohol zou drinken wanneer je disulfiram inneemt. En je gaf aan dat je echt zou willen stoppen. Dus waarom probeer je het niet? Het innemen van disulfiram betekent het einde van impulsief drankgebruik. Je vrouw zou zich beter voelen, omdat ze zich niet elke dag zorgen hoeft te maken of je alcohol gaat drinken. Dat alleen al zou je relatie ten goede komen. En misschien neemt je vorige baas je wel terug in dienst als hij hoort dat je gestopt bent en kunt aantonen dat je daar serieus mee bezig bent en zelfs medicatie neemt. Ik heb het eerder zien gebeuren. In de tussentijd kunnen we aan andere problemen werken.

Let op: De hulpverlener herinnert de cliënt aan zijn motivatie om abstinent te worden, informeert hem over de voordelen van disulfiram en legt hem uit dat disulfiram onderdeel uitmaakt van de CRA-behandeling.

C:	Nou, ik probeer het liever zelf. Ik bedoel, alles wat u zegt klinkt logisch, maar ik denk dat ik het deze keer echt zelf kan.
H:	Dus je zegt dat je dertig dagen lang van de alcohol af kunt blijven, zonder enige vorm van hulp.
C:	Ja, inderdaad… zonder die pil!
H:	Oké, ik denk dat het wel van belang is dat je disulfiram inneemt. Maar voor dit moment ga ik met je mee in je besluit – voor maximaal een maand!
C:	Dus u laat het me dertig dagen lang zelf proberen?
H:	Dat klopt. Over een paar dagen zien we elkaar weer en dan kun je me laten weten hoe het gaat.
C:	En als ik toch alcohol drink in die periode?
H:	Dan moeten we misschien toch disulfiram proberen gedurende een periode van dertig dagen. Als je het niets vindt, of als er problemen zijn, kun je alsnog stoppen. Maar dertig dagen is niets vergeleken met het aantal dagen dat je gedronken hebt. Het is maar een kortdurende investering.
C:	Oké. Toch wil ik het op mijn manier doen. Ik blijf erbij. Ik denk dat ik prima zonder die pil kan stoppen.

H:	Zullen we een contract opstellen? Ik wil er zeker van zijn dat er geen miscommunicatie ontstaat. Ga je daarmee akkoord?
C:	Bedoel je dat we opschrijven dat ik gedurende dertig dagen geen alcohol drink en als ik toch drink, dat ik dan de medicatie inneem?
H:	Daar komt het inderdaad op neer. Maar denk eraan, Mike, dat je er zelf voor kiest om disulfiram in te nemen. Je wordt er nooit toe gedwongen.
C:	Oké, daar kan ik wel mee leven.

Let op: Omdat de cliënt weigert om disulfiram in te nemen, geeft de hulpverlener hem voor een bepaalde periode de mogelijkheid om geheel op eigen kracht te stoppen met drinken. Maar hij laat de cliënt tevens een contract ondertekenen waarin ze overeenkomen dat de cliënt toch disulfiram in zal nemen, als blijkt dat hij toch niet abstinent kan blijven. De hulpverlener moet daarnaast de cliënt helpen bij het opstellen van een plan om abstinent te blijven zonder het gebruik van disulfiram.

H:	Oké, Mike. Laten we nu een eenvoudige techniek bedenken, zodat je op z'n minst geen alcohol drinkt tot de volgende sessie. In deze volgende sessie beginnen we dan met probleemoplossende vaardigheden die je in de toekomst zullen helpen. Wat zou je aankomende week wellicht anders moeten aanpakken, zodat je een grotere kans op succes hebt? Denk aan risicovolle situaties en de triggers waarover we eerder al spraken. En we moeten tevens een back-upplan maken!

De hulpverlener bevindt zich nu in een win-winsituatie. Als de cliënt abstinent blijft, kan de hulpverlener verder met dit succes. Als de cliënt alcohol drinkt, kan hij de cliënt laten inzien hoe moeilijk het is om abstinent te blijven zonder hulp. Op dat moment zal de hulpverlener naar het contract verwijzen, hem herinneren aan zijn doel, en aan de optie om disulfiram in te nemen.

4.2   Steun van belangrijke anderen

Hoewel de cliënt niet bereid is om disulfiram in te nemen, is het nog steeds van belang om zo vroeg mogelijk *belangrijke anderen* bij het behandelprogramma te betrekken (▶ H. 9). In het volgende scenario spreekt de hulpverlener met Mike's vrouw over haar rol om haar man te helpen om abstinent te blijven. Hij besteedt veel tijd aan het bespreken van het gebruik van disulfiram, omdat hij ervan overtuigd is dat Mike baat bij dat middel zal hebben. De hulpverlener legt de werking van disulfiram uit en somt de voordelen op. Tijdens dit proces onderzoekt de hulpverlener of Mike's vrouw (E = Echtgenote) geschikt is om op de disulfiraminname toe te zien (monitor[3]). Hij wil weten hoe zij in de relatie staat en of zij haar man tot steun kan zijn. Omdat ze een geschikte kandidaat lijkt te zijn, beschrijft hij later hoe zij de disulfiram moet aanbieden. Hij vraagt haar ook om dit onderwerp niet met Mike te bespreken, maar dit aan de hulpverlener over te laten.

---

3   Van Dale geeft voor 'monitor' in de hier bedoelde betekenis woorden als: raadgever, bewaker, toezichthouder.

H:	Martha, ik wil vandaag het drankgebruik van je man met je bespreken. Misschien kunnen wij Mike met dit probleem helpen. Kunnen we dit samen bespreken?
E:	Ja.
H:	Het is duidelijk dat Mike een ernstig alcoholprobleem heeft gehad en dat het bij jou veel pijn heeft veroorzaakt.
E:	Ja, ik denk dat Mike altijd al een alcoholist is geweest. Zijn vader was ook een alcoholist en is jong overleden. Desondanks is Mike een geweldige vader. Hij is goed voor de kinderen. Maar hij wordt chagrijnig wanneer hij drinkt. We maken dan vaak ruzie. Als hij nu niet stopt, ga ik bij hem weg. Ik kan er niet meer tegen.
H:	Zo te horen heb je moeilijke tijden meegemaakt. Er zijn verschillende manieren waarop we hier mogelijk verandering in kunnen brengen. Zo is het belangrijk dat we jou bij de behandeling betrekken. Daarnaast is er een hulpmiddel dat we ook bij de behandeling zouden kunnen inzetten en dat ervoor zorgt dat Mike gemakkelijker van de alcohol af kan blijven. Zoals je misschien weet, stoppen mensen vaak een korte periode met drinken, om vervolgens weer te beginnen. Daarna voelen zij zich schuldig en zijn ze er vaak nog erger aan toe dan voordat zij gestopt waren. Dit kan een verwoestende uitwerking hebben. Heeft Mike dit ook meegemaakt?
E:	O ja. Ik weet dat hij het goed bedoelt. Ik weet dat hij waarschijnlijk wel wil stoppen, maar het lukt hem gewoonweg niet.
H:	Het lijkt er dus op dat hij het niet goed kan. Wil je nog wel proberen hem te helpen? Ik weet dat het niet direct jouw probleem is. Maar zolang als jij bij hem bent en hij er voor de kinderen is, heeft het alcoholgebruik een impact op jullie levens. Zou je echt moeite willen doen om hem te helpen?
E:	Ik zou er alles aan doen.

Let op: De hulpverlener vormt een alliantie met de vrouw van de cliënt, omdat hij weet dat zij een belangrijke rol kan spelen in het behandelproces. Hij onderzoekt tevens of ze geschikt is om toe te zien op de disulfiraminname (monitor). Ze lijkt begaan te zijn en bereid om haar man te helpen om abstinent te blijven.

H:	Ik wil je iets vertellen over een medicijn, disulfiram genaamd. Heb je ooit gehoord van disulfiram?
E:	Nee.
H:	Disulfiram is een kleine, witte pil, ongeveer even groot als een aspirine. Als je man deze pil elke dag inneemt en daarnaast toch alcohol drinkt, wordt hij erg ziek. Het doel van disulfiram is het ontmoedigen om zelfs maar een druppel alcohol te drinken. Al zou hij maar een half biertje drinken, dan zou hij daar al heel ziek van kunnen worden. Disulfiram geeft je man de mogelijkheid om te stoppen met drinken en lang genoeg in therapie te blijven om aan een aantal problemen te werken. Het zou ook jullie relatie verbeteren: wellicht komt er een stukje vertrouwen terug. Hij heeft je vast al verschillende keren gezegd dat hij zou stoppen met drinken, klopt dat?
E:	Ja, honderden keren. Ik weet niet of ik hem nog kan geloven. Hij zegt dat hij niet meer wil drinken, maar dat gebeurt nooit.

Let op: De hulpverlener presenteert een aantal voordelen van de behandeling met disulfiram.

H:	Zou je hem willen helpen? Zou je hem de beste kans op succes gunnen?
E:	Ik zou er alles aan doen. Ik houd van hem als hij niet drinkt.
H:	Ik heb hem gevraagd om dertig dagen lang niet te drinken. Hij gaat dit proberen zonder hulpmiddelen. Als hij hier op eigen kracht niet in slaagt, komt hij terug op gesprek en gaat hij disulfiram proberen.
E:	Denkt u echt dat hij zal stoppen?
H:	Ik ben er niet zeker van, maar ik laat het hem eerst op zijn eigen manier proberen. Ik heb hem wel gevraagd om een contract te tekenen waarin staat dat hij disulfiram gaat gebruiken als het hem niet lukt om dertig dagen niet te drinken. Dat doen we vaker. Ik wil Mike graag helpen. Als hij terugkomt en hij heeft toch alcohol gedronken, dan zou ik graag willen dat jij het gebruik van disulfiram door je man gaat monitoren, dus dat je erop toeziet dat hij dat op de juiste manier doet. Dat betekent niet dat ik jou verantwoordelijk maak voor Mike's drankgebruik. Ik vraag je alleen om Mike te steunen bij het innemen van disulfiram, indien nodig. We zullen bespreken hoe je de disulfiram aan hem kunt overhandigen.

Let op: De hulpverlener maakt duidelijk dat de vrouw een belangrijke rol krijgt in het disulfiramgebruik. Tegelijkertijd moet zij zich niet schuldig of verantwoordelijk voelen als haar man weer zou gaan drinken.

E:	Het is dus de bedoeling dat ik dagelijks de medicatie aan Mike geef. En hij zal dan niet drinken, omdat hij dan erg ziek wordt?
H:	Dat klopt. Ik wil je dan vragen om de medicatie op een bepaalde manier aan hem te overhandigen en daarbij een positieve opmerking te plaatsen. Ik zal Mike uitleggen dat hij wordt geacht op een liefdevolle manier te antwoorden. Maar laten we nu niet vooruitlopen op de situatie. Dat komt wel wanneer het nodig mocht zijn.
E:	Dat klinkt goed. Ik hoop dat hij besluit de medicijnen te gaan gebruiken.
H:	Dat hoop ik ook. Maar we moeten hem eerst de ruimte geven. En het is van belang, Martha, dat je gesprekken met Mike over disulfiram aan mij overlaat. Mocht hij boos worden, dan wil ik dat deze boosheid op mij gericht wordt. Ik wil je niet in een moeilijke situatie brengen. In de tussentijd geef ik je wat te lezen mee over de voordelen van disulfiram. Neem het mee naar huis en lees het rustig door. Later krijgen jullie indien nodig meer informatie.

In dit geval kan de hulpverlener redelijk gemakkelijk vaststellen dat de echtgenote geschikt lijkt om het disulfiramgebruik te monitoren, omdat ze haar man bij wil staan. De hulpverlener licht een aantal voordelen van disulfiram toe en bespreekt kort wat dat monitoren inhoudt. De hulpverlener moet er wel voor zorgen dat hij niet te veel verantwoordelijkheid voor het herstel van de cliënt bij de echtgenote legt. In plaats daarvan geeft hij haar adviezen om op constructieve wijze bij de behandeling betrokken te zijn. En ten slotte vraagt hij haar om gesprekken over het innemen van disulfiram aan hem over te laten. De hulpverlener wil hier liever zelf met de cliënt over spreken.

Het voorgaande voorbeeld omvat een individuele behandelsessie met de vrouw van de cliënt. Een andere hulpverlener zou dezelfde sessie met zowel de cliënt als de echtgenote kunnen houden. De hulpverlener plant een sessie alleen met de echtgenote omdat hij ervan overtuigd is dat de cliënt uiteindelijk toch disulfiram zal moeten gaan gebruiken.

Daarom wil de hulpverlener direct onderzoeken of de echtgenote de cliënt daarin kan begeleiden. Een uitgebreide discussie over disulfiram met de cliënt erbij kan de indruk wekken dat er maar weinig vertrouwen is in cliënts eigen poging om te stoppen met drinken. Dit kan de therapeutische relatie ondermijnen. Anderzijds moet de hulpverlener zich natuurlijk wel realiseren dat de echtgenote naderhand vaak met de cliënt het een en ander zal uitwisselen over hun gesprek.

4.3 Het disulfiramcontract

Het volgende gesprek vindt plaats tussen de hulpverlener, Mike en Martha. Ondanks Mike's voornemen om niet te drinken, begon hij op de vierde dag toch weer te drinken. Hij belt op de vijfde dag en maakt op korte termijn (zevende dag) een afspraak. De volgende punten worden aan het begin van de sessie besproken:
1. De hulpverlener bekrachtigt de cliënt voor zijn telefoontje direct na zijn terugval.
2. De hulpverlener herinnert de cliënt aan het disulfiramcontract uit de vorige sessie.
3. De hulpverlener bespreekt de redenen en motivatie van de cliënt om zijn gedrag te veranderen.
4. De hulpverlener herinnert de cliënt aan de verschillende voordelen van disulfiram.

H:	Zo, Mike. Ik ben blij dat je me meteen na je terugval gebeld hebt. Dat laat zien dat je daadwerkelijk gemotiveerd bent. Het laat zien dat je de controle over je leven terug wilt.
C:	Ja, het is niet zo gelopen als het had moeten lopen.
H:	Oké. Maar je bent nu samen met Martha hier. Laten we bespreken hoe we je kans op succes de volgende keer kunnen vergroten. Herinner je je nog dat je de laatste keer een disulfiramcontract hebt ondertekend?

Let op: De hulpverlener bekrachtigt de cliënt positief omdat hij direct na zijn terugval contact heeft opgenomen. Vervolgens geeft de hulpverlener op positieve wijze aan dat ze samen aan een betere strategie zullen werken. Hij herinnert de cliënt aan het disulfiramcontract.

C:	Disulfiram. Dat is de pil waar je ziek van wordt en waar we de vorige keer over gesproken hebben.
H:	Alleen als je erbij drinkt, dat klopt. En ik wil je laten weten dat ik met Martha ook over disulfiram gesproken heb.
C:	Oh, oké, ze heeft me daarover al wat verteld.
H:	Mike, je hebt het alleen geprobeerd en je hebt het ongeveer vijf dagen volgehouden. Dat is een goed begin, maar het kan nog veel beter.
C:	Het is gewoon niet gelukt.
H:	Wat denk je dat er gebeurt als je blijft drinken? Denk eens aan je baan. En denk je dat Martha voor altijd in deze moeilijke situatie bij je blijft?

Let op: De hulpverlener herinnert de cliënt aan zijn motivatie om te stoppen.

C:	Ik weet dat ze aan het eind van haar Latijn is. Ik denk niet dat ik een andere keuze heb. Ik zal disulfiram in moeten nemen.
H:	Ik denk dat je daarmee de juiste keuze maakt. Ik stel voor dat je, zoals afgesproken, begint met een periode van dertig dagen. We hebben besproken dat een periode van een maand ons de tijd geeft om aan andere kwesties tussen jou en Martha te werken. Het is ook wenselijk om je baas over deze beslissing te informeren.

De cliënt lijkt open te staan voor het gebruik van disulfiram. De hulpverlener presenteert een positief perspectief door de cliënt te herinneren aan de voordelen van het gebruik van disulfiram.

4.3.1 Het monitoringsysteem

Als een cliënt akkoord gaat met het gebruik van disulfiram, moeten er stappen ondernomen worden om ervoor te zorgen dat de cliënt de disulfiram inneemt zoals voorgeschreven. Een cruciaal onderdeel van de disulfirambehandeling is het hebben van een *monitor* (Azrin et al., 1982). Elke betrokken persoon die bereid is om energie en tijd te steken in het assisteren van de cliënt, kan fungeren als monitor. Meestal is de monitor een echtgeno(o)t(e), een familielid, een collega, een goede vriend of een baas. Ook politieagenten of reclasseringsambtenaren hebben wel eens als monitor gefungeerd. Zowel de cliënt als de monitor moeten weten dat de rol niet autoritair is, maar juist steunend. Een monitor zal niet effectief blijken te zijn als de cliënt hem als controleur of waakhond ziet.

De volgende stappen worden tijdens de eerste disulfirambehandelsessie besproken.

Let op: De cliënt dient van tevoren medisch onderzocht te worden door een arts en daarnaast mogen er geen contra-indicaties voor het gebruik van disulfiram worden vastgesteld. Het is ook van belang dat de cliënt enkele dagen geen alcohol heeft gedronken, zodat het verantwoord instellen van disulfiram mogelijk is.

1. De CRA-hulpverlener zorgt ervoor dat disulfiram aanwezig is tijdens de behandelsessie.
2. De hulpverlener laat de monitor weten hoe belangrijk het is dat deze een steunende positie inneemt tijdens het overhandigen van de disulfiram.
3. De hulpverlener vertelt het koppel dat het cruciaal is om de procedurestappen nauwkeurig te volgen:
   a. Check of de pil daadwerkelijk een disulfirampil is.
   b. Doe een pil van 250 mg in een glas (de dosis kan per individu verschillen; het is in de eerste week ook gebruikelijk om een pil van 500 mg in te nemen).
   c. Voeg water toe totdat het glas bijna halfvol is.
   d. Laat de pil gedurende een minuut oplossen. Roer het mengsel zodat alle disulfiram in het water oplost.
   e. Geef het glas aan de cliënt en kijk toe hoe hij het opdrinkt. Als er iets aan de zijkant van het glas achterblijft, voeg dan opnieuw water toe, en laat de cliënt opnieuw drinken.

4. Complimenteer de cliënt met het innemen van de disulfiram en voor alles wat hij heeft bereikt sinds hij gestopt is met drinken.
5. De hulpverlener geeft voorbeelden van complimenten die het koppel elkaar kan maken tijdens de procedure.
6. De hulpverlener vraagt het koppel om de procedure van het verstrekken in een rollenspel te oefenen, geeft feedback en zorgt voor positieve bekrachtiging.
7. Het koppel wordt gevraagd om hun gevoelens tijdens het proces te beschrijven.
8. De hulpverlener instrueert de monitor om de eerste dosis disulfiram exact volgens de procedures te verstrekken.
9. Opnieuw geeft de hulpverlener feedback en positieve bekrachtiging.
10. Er wordt een vast tijdstip afgesproken voor de uitgifte van disulfiram, zodat het een ritueel kan worden. Het moet een tijdstip zijn waarop het koppel altijd samen is (bijv. ontbijt of bedtijd). Het koppel wordt gevraagd om de pillen naar de volgende behandelsessies mee te nemen, zodat hun ritueel besproken kan worden.

H:	Ik waardeer jullie inzet. Martha, ik wil je laten zien hoe disulfiram eruitziet. Bekijk deze pil goed. Dit is de pil die je dagelijks aan Mike zult uitreiken.

Let op: De hulpverlener instrueert de monitor de pil te onderzoeken om te bepalen of het daadwerkelijk om disulfiram gaat. Dit is het gemakkelijkst wanneer de naam van de medicatie op de pil staat. Cliënten verwisselen disulfirampillen wel eens met andere pillen, zoals vitaminepillen.

H:	Laten we eerst de procedure van het verstrekken van disulfiram bespreken en vervolgens uitvoeren. Als jullie vragen hebben, stel ze dan. We doorlopen elke stap op een positieve, steunende manier. Niemand speelt voor politieagent of waakhond. Jullie doen dit omdat jullie van elkaar houden en omdat deze procedure zeer effectief is.

Let op: Het koppel moet weten dat de procedure het effectiefst is, wanneer ze gevolgd wordt zoals voorgeschreven.

H:	Mike, je gaat ermee akkoord dat Martha als je disulfirammonitor fungeert, correct?
C:	Ja, dat klopt. Zij kijkt toe als ik de medicatie inneem.
H:	Zij ondersteunt jou als je de medicatie inneemt. Begrijp je het verschil?
C:	Het klinkt alsof jullie er niet op vertrouwen dat ik het alleen ook inneem.
H:	We hebben uit ervaring geleerd dat een partner die erbij betrokken wordt, ondersteuning kan bieden. Bovendien kunnen we zo tegelijkertijd aan jullie relatie werken.
E:	Maar ik denk niet dat ik hem zou kunnen vertrouwen als hij het zelf zou moeten innemen.
H:	Tja, dat is begrijpelijk, gezien het verleden. Maar ik zou je willen vragen om even niet aan het verleden te denken. Daar kunnen we het later over hebben. Het is zeer belangrijk om ondersteuning te bieden als je de disulfiram uitreikt. Je moet je ervan bewust zijn dat Mike iets nieuws probeert wat erg moeilijk voor hem is. Als hij deze pil inneemt, kan hij niet drinken. Hij wordt erg ziek als hij toch iets drinkt. Hij is dus serieus bereid om iets aan zijn alcoholprobleem te doen. Nu zou ik graag van jou een serieuze toezegging willen om

E:	Mike op een positieve manier te steunen en geen negatieve dingen te benoemen. We kunnen op een ander moment over de negatieve zaken als gevolg van zijn drankgebruik praten. Kun je hiermee akkoord gaan?
E:	Oké.

Let op: De hulpverlener zal in een later stadium aan het wantrouwen van de echtgenote werken. Het is van groot belang dat ze de disulfiram op een positieve, ondersteunende manier verstrekt.

H:	Ik waardeer je inzet. Ik weet dat het raar is, maar je zult er later de vruchten van plukken. Oké, eerst wil ik dat Mike jou de disulfiram geeft, zodat je de pil goed kunt bekijken. Prima. Doe de pil nu in een glas en voeg water toe totdat het glas bijna halfvol is. Laat de pil nu oplossen. Roer langzaam door het glas totdat de disulfiram helemaal opgelost is. Laten we nu het gesprek oefenen dat je met Mike zult hebben. Ik wil dat je Mike aankijkt tijdens het gesprek. Vertel hem hoe je je voelt. Je zou kunnen zeggen: Mike, ik waardeer het enorm dat je disulfiram inneemt. Ik geef om je en ben blij dat je wilt stoppen met drinken. Gaat dat lukken, Martha? Probeer het maar.
E:	Ik kan het niet verwoorden zoals u dat zojuist deed. (Kijkend naar haar man): Uhm… Mike, ik ben echt blij dat je van de drank wilt afblijven. Ik ben blij dat je de disulfiram inneemt en aan onze relatie wilt werken.
H:	Dat was uitstekend. Je keek hem aan, je was positief en je vertelde hem hoe je je voelt. Je hebt het prima gedaan. Mike, nu doe je alsof Martha jou de disulfiram overhandigt. Drink het op, en oefen hoe je Martha kunt bedanken. Je zou kunnen zeggen: Martha, ik ben erg blij dat je me steunt en dat je me wilt helpen. Het betekent veel voor me. Ik geef echt om jou. Gaat dat lukken, Mike? Probeer het maar.
C:	(Kijkend naar zijn vrouw.) Martha, ik ben blij dat je me nog een kans hebt gegeven. Ik ga deze keer echt proberen om te stoppen met drinken. (Tegen de hulpverlener): Wat nog meer?
H:	Dat was prima. Wat zou je nog meer kunnen zeggen?
C:	Ik ben blij dat jij me de disulfiram geeft.
H:	Prima. Je hebt het goed gedaan, en het zal nog beter gaan wanneer ik er niet bij ben. Je hebt haar gezegd hoe je je voelt, waarom je je zo voelt en je hebt haar bedankt voor het uitreiken van de disulfiram.

Let op: Het is belangrijk dat u het koppel achteraf feedback geeft. Zorg voor positieve bekrachtiging waar mogelijk.

H:	Martha, hoe was het voor jou om Mike te vertellen hoe je je voelt?
E:	Het voelde erg goed. Ik bedoel, ik dacht dat ik boos zou worden, maar ik krijg het gevoel dat deze poging gaat slagen. Ik ben echter nog niet honderd procent overtuigd.
H:	Het is nog maar de eerste dag en de eerste stap. Mike, hoe voelde jij je eronder?
C:	Het voelde best goed, alsof we het echt opnieuw proberen. Ze geeft me een nieuwe kans. En ook al weet ik dat ze me nog niet volledig vertrouwt, ik ben ervan overtuigd dat ze zich beter zal voelen wanneer ze me de disulfiram geeft.
H:	Prima. Dat is hoe ik gehoopt heb dat je je zou voelen. Na verloop van tijd wil ik dat jullie een gesprek voeren over waarom je disulfiram inneemt en hoe je je er dagelijks bij voelt. Het is van belang om een vast tijdstip te vinden waarop je de disulfiram in kunt nemen. Probeer het medicijn ook op dezelfde plaats in te nemen. Maak er een positief, dagelijks ritueel van.

E:	Tuurlijk. We zullen er tijd voor vrijmaken.
H:	Goed. En Mike?
C:	Maakt het verschil of ik de medicatie overdag of 's avonds inneem?
H:	Dat maakt geen verschil, als er maar regelmaat in zit, zodat je de pil niet kunt vergeten.
C:	Wat vind jij ervan, Martha? Zullen we het 's avonds doen, net voordat we naar bed gaan?
E:	Ja, dat is prima.

Let op: De hulpverlener vraagt het koppel naar hun gevoelens tijdens de procedure, en laat hen een geschikt tijdstip kiezen voor het uitreiken van de medicatie.

H:	Oké. Laten we nu overgaan tot het echte werk. De disulfiram ligt voor jullie. Doe maar alsof ik er niet bij ben. Kijk elkaar aan en doorloop de procedure zoals jullie die thuis zullen doorlopen.
C:	Moeten we niet tot vanavond wachten?
H:	Nee, dat hoeft niet. Probeer het maar. Breng de disulfiram vervolgens mee naar elke sessie, zodat ik kan zien hoe het gaat.

Zoals eerder gezegd is er geen reden om het innemen van disulfiram uit te stellen wanneer er bereidheid tot inname is getoond. Nadat de cliënt de medische keuring goed heeft doorstaan, is het verstandig om de cliënt de eerste dosis tijdens de sessie te laten innemen. Het is tevens van belang dat de cliënt de disulfiram meeneemt naar vervolgsessies en in uw bijzijn inneemt. Hierdoor weet u dat de cliënt nog steeds bereid is om de disulfiram in te nemen. Ook geeft het u de kans om het proces van het uitreiken te observeren, en feedback en positieve bekrachtiging te geven.

4.4   Tot besluit

Dit hoofdstuk bevat een volledige beschrijving van het onderdeel disulfiram binnen CRA. Hoewel het een optioneel onderdeel van de behandeling is, wordt het in sommige gevallen sterk aanbevolen. Er zijn veel voordelen verbonden aan het innemen van disulfiram. Deze voordelen komen het beste tot uiting wanneer de uitreikingsprocedure nauwkeurig gevolgd wordt. Bedenk wel dat de inname van disulfiram slechts een onderdeel van de CRA-behandeling is en dat het doorgaans alleen gedurende de eerste drie maanden van de behandeling wordt ingezet. In de volgende hoofdstukken worden nog andere procedures beschreven die in een CRA-behandeling toegepast dienen te worden.

4.5   Bijlage

■■   Bijlage 4.1 Toestemmingsformulier disulfiram

Ik, ondergetekende, ga akkoord met een disulfirambehandeling als ondersteunend middel om alcoholgebruik tegen te gaan. Disulfiram is sinds 1948 internationaal op de markt. Het is in Nederland op recept verkrijgbaar onder de merknamen Antabus® en Refusal®. De werking van disulfiram zorgt ervoor dat bij de afbraak van alcohol in het lichaam acetaldehyde ontstaat. Deze stof veroorzaakt onaangename lichamelijke effecten. Men start met disulfiram na stoppen met het gebruik van alcohol.

U neemt disulfiram alleen in als u ten minste **de afgelopen twaalf uur geen alcohol** hebt gebruikt.

Twaalf uur na inname van de eerste tablet bent u zeker van een onaangename reactie op alcoholgebruik. De reactie bestaat uit blozen, bonzende hoofdpijn, kloppen van het hoofd en de nek, hartkloppingen, zweten, benauwdheid, duizeligheid, misselijkheid, braken, dorst, angst en verwardheid. Deze verschijnselen ontstaan doorgaans al binnen een kwartier na het alcoholgebruik. Het drinken van alcohol in combinatie met disulfiram kan in zeldzame gevallen tot de dood leiden.

Ik ben op de hoogte van de gevaren die verbonden zijn aan het drinken van alcohol in welke vorm dan ook, of het nu gaat om drankjes, hoestsiroop, vitaminedrankjes of andere substanties die alcohol bevatten in combinatie met de inname van disulfiram. Ik realiseer me ook, dat naast alcohol, er medicijnen/stoffen zijn die tot (ernstige) problemen kunnen leiden tijdens het gebruik van disulfiram. Het gaat om propyleenglycol (soms in homeopathische druppels en drankjes, sommige hiv-medicatie), acenocoumarol en fenprocoumon (bloedverdunners), fenytoïne (anti-epilepsiemiddel), theofylline (benauwdheidsklachten) en metronidazol (infecties). Daarom zal ik een arts altijd op de hoogte stellen van het gebruik van disulfiram, zodat hij/zij kan voorkomen dat ik medicatie krijg die niet samengaat met disulfiram.

Daarom stel ik ook *belangrijke anderen* ervan op de hoogte dat ik deze medicatie gebruik, zodat ik niet per ongeluk alcohol binnenkrijg. Als ik aanhoudend onbekende gevoelens ervaar, neem ik contact op met mijn voorschrijvend (huis)arts, zodat hij kan vaststellen of deze gevoelens gerelateerd zijn aan het gebruik van de medicatie.

Ik ben me ervan bewust dat er mogelijk een aantal dagen durende reactie (tot veertien dagen) optreedt na het stoppen met disulfiram, mocht ik in die periode alcohol nuttigen. Als ik weer zou willen beginnen met disulfiram, dan moet ik wachten totdat alle alcohol uit mijn lichaam is (meestal enkele dagen na het laatste drankje).

Naam van cliënt: _____

Handtekening cliënt: _____

CRA-behandelplan

Op het moment dat u een behandelplan gaat samenstellen, moet u reeds bekend zijn met de informatie uit het assessment van de cliënt, zodat u kunt aansluiten op de doelen die de cliënt zelf heeft benoemd en u zich kunt richten op zijn/haar specifieke bekrachtigers. CRA biedt diverse procedures en formulieren, inclusief de *Tevredenheidslijst* en het formulier *Behandeldoelen*, om een behandelplan te ontwikkelen. Dit hoofdstuk behandelt de diverse componenten die gebruikt kunnen worden bij het opstellen van een behandelplan en beschrijft hoe men deze componenten het beste kan hanteren.

5.1   Tevredenheidslijst

De cliënt de *Tevredenheidslijst voor het verbeteren van de levenskwaliteit* (▶ bijlage 5.1) laten invullen, is de eerste stap in het opstellen van een behandelplan dat nauw aansluit bij leefgebieden waar de cliënt aan wil werken. De lijst bestaat uit verschillende leefgebieden: alcoholgebruik, huishouden, werk & opleiding, financiën, sociaal leven, persoonlijke gewoonten, relatie met partner, familie, justitie, emotioneel, communicatie, gezondheid, spiritualiteit & religie en algemeen.

De cliënt beoordeelt elke categorie met een cijfer. De score loopt van 1 (zeer ontevreden) tot 10 (zeer tevreden). De cliënt geeft op deze manier aan hoe gelukkig of tevreden hij is met het desbetreffende leefgebied.

5.1.1 Doelen

De Tevredenheidslijst dient verschillende belangrijke doelen:
1. Hij geeft aan welke leefgebieden onmiddellijke aandacht behoeven.
2. Hij motiveert de cliënt door precies aan te geven welke specifieke gebieden verandering behoeven.
3. Hij evalueert vooruitgang van de behandeling.
4. Hij helpt de cliënt probleemgebieden te onderscheiden van niet-probleemgebieden.

5.1.2 Toelichting op de Tevredenheidslijst

In de volgende dialoog geeft een CRA-hulpverlener (H) uitleg aan een cliënt (C) over de Tevredenheidslijst. Er worden duidelijke instructies gegeven. Vervolgens checkt de hulpverlener of de cliënt de taak begrijpt door de eerste leefgebieden samen met hem door te nemen. De relatie tussen het drankgebruik van de cliënt en de ontevredenheid op andere leefgebieden wordt, indien van toepassing, benoemd.

| H: | Cees, om een behandelplan op te stellen moeten we eerst een paar formulieren invullen. Het eerste formulier heet de Tevredenheidslijst. Het doel ervan is om een beeld te krijgen van hoe tevreden jij bent op verschillende leefgebieden. Het zal ons laten zien aan welke gebieden we aandacht moeten besteden om je levenskwaliteit te verbeteren. Ik zal je elke sessie zo'n formulier laten invullen, zodat we de vooruitgang kunnen zien. Ga je hiermee akkoord? |

C:	Ja... maar wat moet ik dan doen?
H:	Dat ga ik je nu uitleggen. Ik zal je het formulier laten zien.

De hulpverlener heeft het doel van de Tevredenheidslijst uitgelegd.

H:	Je ziet dat er verschillende categorieën op het formulier staan. Deze categorieën omvatten specifieke leefgebieden, bijvoorbeeld Werk & opleiding en Sociaal leven. De laatste categorie vraagt naar je algehele tevredenheid. Die categorie vullen we als laatste in omdat ze gaat over de algemene tevredenheid met je leven. Laten we nu iedere categorie een cijfer geven gebaseerd op je gevoel van vandaag. Je kunt cijfers tussen 1 en 10 geven. Het cijfer 1 betekent dat je zeer ontevreden bent met dat leefgebied. Een cijfer aan het andere einde van de schaal, een 10, betekent dat je zeer tevreden bent op dat specifieke leefgebied. Met andere woorden: een 10 betekent dat dit leefgebied geen verbetering of verandering behoeft. Je bent blij met de dingen zoals ze zijn. Alle cijfers tussen 1 en 10 geven minder extreme versies van je gevoel weer. Cijfers die dichter bij 1 liggen, staan voor relatief ontevreden en cijfers in de buurt van 10 staan voor relatief tevreden. Laten we deze categorie samen invullen: Alcoholgebruik. Welk cijfer geeft het beste weer hoe tevreden of hoe ontevreden je op dit moment bent met dat gedeelte van je leven?
C:	Ik denk dat ik het een 2 geef.
H:	Dat is goed. Kun je mij uitleggen hoe je bij een 2 komt, zodat ik kan zien of je het toekennen van cijfers goed begrepen hebt?
C:	Ik weet niet wat ik aan moet met dat gedeelte van mijn leven; ik ben in de war. Ik drink graag een biertje, maar sinds ik een boete heb gehad voor rijden onder invloed maak ik me elke keer zorgen als ik een biertje drink. Ik kan er niet meer van genieten. Maar als ik niet drink, dan gaan mijn vrienden moeilijk doen. Vervolgens vraag ik me dan af of dit wel geschikte vrienden voor mij zijn.
H:	Het klinkt alsof je nog steeds niet weet hoe je met dit onderdeel van je leven om moet gaan.
C:	Ik weet wel dat ik moet stoppen met drinken. Er zijn de laatste tijd te veel nare dingen gebeurd door mijn drankgebruik. Daarom heb ik het cijfer 2 gegeven. Ik moet er echts iets mee doen.
H:	Het cijfer 2 betekent dat je erg ontevreden bent met dit onderdeel van je leven, dat het bijna niet erger kan. Klopt dat?
C:	Ja, dat kun je wel stellen.
H:	Cees, zo meteen gaan we doelen koppelen aan deze gebieden en ideeën bedenken hoe we deze doelen kunnen bereiken. Maar laten we eerst alle categorieën op de Tevredenheidslijst een cijfer geven. Laten we naar de volgende categorie gaan. Hoe tevreden ben jij op dit moment op het gebied van Huishouden?
C:	Wel tevreden, ik geef het een 7.
H:	Over je huishouden ben je kennelijk redelijk tevreden. Kun je me vertellen hoe je op een 7 bent gekomen?
C:	Ik red mezelf best aardig. Ik kan redelijk koken. Ik ga twee keer per week naar de supermarkt voor boodschappen en iedere zaterdag stofzuig ik het huis. Eén keer per maand komt de vrouw van mijn broer mij ook nog helpen met het huis schoon te maken.
H:	Cees, je vertelt dat het huishouden je prima afgaat. Dat is mooi. Laten we doorgaan naar de volgende categorie. Hoe tevreden ben jij op dit moment over Werk & opleiding?
C:	Niet echt tevreden, ik geef het een 3.
H:	En waarom geef je een 3? Dat geeft aan dat je behoorlijk ontevreden bent op dit gebied.

Let op: U weet op dit moment nog niet of de ontevredenheid van de cliënt te maken heeft met werkloosheid, met de aard van het werk, zijn werkomgeving, zijn wens om een opleiding te volgen, of zijn salaris. In een poging om te bepalen of dit cijfer een juiste weergave van zijn gevoel is, zou u kort moeten vragen naar de aard van de ontevredenheid. Later wordt dit ook duidelijk met het invullen van het formulier *Behandeldoelen*.

C:	In feite ben ik ontevreden met mijn salaris, niet met mijn werk. Ik wil graag opslag, maar durf hier niet op aan te dringen bij mijn leidinggevende. Er gaat namelijk een gerucht dat mijn baas op de hoogte is van mijn drankprobleem. Misschien werd zijn argwaan gewekt doordat ik me een aantal dagen ziek heb gemeld.
H:	Het cijfer dat je toekent, geeft aan dat je hier erg mee in je maag zit. Klopt dat?
C:	Ja, dat klopt.
H:	Het is interessant om te zien hoe de categorieën Werk & opleiding en Alcoholgebruik met elkaar in relatie staan. Ik ben ervan overtuigd dat je werksituatie zal verbeteren als er op het gebied van je alcoholgebruik verbeteringen optreden.

Let op: Het is aan te bevelen om de relatie tussen het drankgebruik en de ontevredenheid van de cliënt op andere leefgebieden te leggen.

H:	Ga maar verder met het invullen van het formulier. Vervolgens zal ik ernaar kijken.

Let op: ▶ Bijlage 5.2 geeft een voorbeeld van een volledig ingevulde Tevredenheidslijst.

Zodra een cliënt dit formulier heeft ingevuld, moet u het kort met hem/haar bespreken. Soms begrijpen cliënten de instructies niet voldoende en kennen als gevolg daarvan bijvoorbeeld alleen maar het cijfer 1 toe. Het is echter zeer onwaarschijnlijk dat een cliënt op alle leefgebieden zeer ontevreden is. Wanneer dit wel het geval is, worden probleemoplossende vaardigheden (▶ H. 6) ingezet om een prioriteit aan te brengen in de problemen. Soms kent een cliënt overal het cijfer 10 toe. Dit kan op een vorm van weerstand duiden.

5.1.3 Gebruik van de Tevredenheidslijst in de behandeling

Zoals al eerder gezegd kan informatie uit de eerste ingevulde Tevredenheidslijst bruikbaar zijn bij het opstellen van een behandelplan. Dit wordt nog duidelijker wanneer de relatie met de behandeldoelen wordt gelegd. Wanneer er op elk leefgebied doelen zijn gesteld, kan vooruitgang van de levenskwaliteit worden gemeten door de cliënt aan het begin van elke sessie opnieuw een Tevredenheidslijst te laten invullen. Ongeacht of het cijfer hoger of lager wordt in de desbetreffende categorie, is het van belang om de redenen achter de verandering vast te stellen. Het gedrag dat bijdraagt aan de verandering kan aangemoedigd of juist ontmoedigd worden.

Bij het gebruik van de Tevredenheidslijst komen er soms nieuwe moeilijkheden aan het licht. Een cliënt kan gedurende de behandeling hetzelfde of een lager cijfer geven aan een bepaald leefgebied. Hoewel dit op een achteruitgang kan duiden, zijn er ook nog andere verklaringen:

1. De cliënt past zijn referentiepunten aan naarmate zijn verwachtingen veranderen. Als gevolg hiervan is de interpretatie van de schaal ook veranderd.
2. Alternatieve gedragingen van de cliënt hebben ervoor gezorgd dat *belangrijke anderen* op een onverwachte of ongemakkelijke manier reageren, wat tot tijdelijk verergerde relatieproblemen kan leiden. Bespreek dergelijke potentiële complicaties met de cliënt in een vroeg stadium, zodat hij hiervan op de hoogte is.

5.2   Behandeldoelen

De tweede stap in het ontwikkelen van een behandelplan is het invullen van het formulier *Behandeldoelen* (▶ bijlage 5.3) met de cliënt. Dezelfde leefgebieden die op de Tevredenheidslijst genoemd worden, zijn ook terug te vinden op het formulier Behandeldoelen.

5.2.1   Doel van het formulier

Het doel van dit formulier is om de cliënt te helpen voor elk probleemgebied specifieke doelen te formuleren en om een plan op te stellen om het ongewenste gedrag te veranderen.

Een van de voordelen van dit formulier is dat duidelijk wordt dat alcoholgebruik slechts een van de gebieden is die aandacht behoeft. Soms wordt dit pas duidelijk gedurende het proces, omdat onderliggende problemen pas tot uiting komen wanneer er geen alcohol meer wordt gebruikt. Veel cliënten zijn zich bewust van deze problemen: excessief drankgebruik wordt vaak ingezet om deze problemen te negeren of te 'vergeten'.

5.2.2   Basisregels voor het invullen van het formulier Behandeldoelen

De richtlijnen voor het invullen van het formulier zijn in overeenstemming met de positieve aanpak van CRA. Cliënten moeten zich aan drie basisregels houden wanneer zij doelen stellen en interventies ontwikkelen:
1. Houd formuleringen kort zodat de kans op verwarring minimaal is.
2. Formuleer doelen en strategieën op een positieve manier. Dit betekent dat doelen geformuleerd zijn in termen van wat de cliënt wil doen, en niet in termen van wat de cliënt *niet* wil doen.
3. Gebruik specifieke, meetbare gedragingen, zodat de vooruitgang zichtbaar kan worden gemaakt.

Tijdens het invullen van het formulier kan gebruik worden gemaakt van gedragsoefeningen om het gedrag van de cliënt te helpen vormen. In plaats van te beginnen met het invullen van het meest complexe probleemgebied van de cliënt, kunt u beter starten met een categorie uit de Tevredenheidslijst waaraan de cliënt een redelijke mate van tevredenheid heeft toegekend. Zo krijgt de cliënt de mogelijkheid om te oefenen met het stellen van doelen en het ontwikkelen van interventies bij relatief hanteerbare problemen. Geef de cliënt een aantal mogelijkheden en laat hem/haar er één uitkiezen.

De dialoog tussen Cees en de hulpverlener gaat verder. De Tevredenheidslijst is ingevuld en de basisregels voor het stellen van doelen en het ontwikkelen van interventies zijn uitgelegd.

H:	We gaan nu het formulier Behandeldoelen invullen. Ik wil beginnen met de gebieden die je een relatief hoog cijfer hebt gegeven op de Tevredenheidslijst. Met andere woorden: laten we eerst oefenen met doelen te stellen bij een probleem dat redelijk hanteerbaar voor je is. Je hebt relatief hoge cijfers gegeven aan de gebieden Huishouden, Financiën, Sociaal leven, Persoonlijke gewoontes en Familie. Naar welk gebied wil je het eerst kijken?
C:	Ik denk Sociaal leven. Welk cijfer heb ik dat gegeven?
H:	Een 6. Dat suggereert dat je over bepaalde zaken in je sociale leven tevreden bent en over andere zaken niet. Laten we het hebben over de zaken waarover je minder tevreden bent.
C:	Dat is gemakkelijk. Ik heb geen relatie en dat zou ik wel graag willen. Ik heb wel af en toe een afspraak met een vrouw, maar de meesten drinken allemaal behoorlijk veel alcohol. Ik denk dat ik misschien wel iemand moet zoeken die niet drinkt, of tenminste niet zo veel drinkt.
H:	Prima. Kun je me in je eigen woorden vertellen wat een redelijk doel zou zijn om naartoe te werken?
C:	Ik heb er genoeg van om met vrouwen uit te gaan die de hele tijd alcohol drinken. Dat wil ik niet meer.
H:	Oké. Laten we de drie basisregels erbij halen en kijken of we je doel wat anders kunnen formuleren. Je formulering is kort, dus je hebt je aan regel 1 gehouden. Heb je het doel op positieve wijze geformuleerd? Ik denk dat je het beter om kunt draaien.
C:	Ik weet niet wat u bedoelt.
H:	Je kunt ook zeggen: Ik wil uitgaan met vrouwen die niet drinken.
C:	Oh, oké. Het moet iets zijn wat ik wel ga doen in tegenstelling tot iets wat ik niet ga doen.
H:	Precies. Maar voordat we dit op het formulier noteren, kijken we nog even naar regel 3. Is je doel specifiek genoeg geformuleerd? Met andere woorden, kunnen we achteraf meten of je je doel hebt bereikt? Gebruik aantallen waar mogelijk.
C:	Tja, ik kan niet zeggen dat ik één of twee keer per week ga afspreken met een leuke vrouw, want ze kan natuurlijk ook weigeren. Dan zou ik mijn doel niet bereiken, maar dat zou dan niet echt mijn fout zijn, of wel?
H:	Dat klopt. Wat heb je wel onder controle? Dan formuleren we daar een doel omheen.
C:	Ik denk dat het goed zou zijn als ik voortaan alleen een afspraak probeer te maken met een vrouw die niet drinkt. Dat zou mijn doel kunnen zijn. Dan maakt het niet uit of ze wel of niet akkoord gaan.
H:	Prima idee! Probeer dit nu eens op een positieve, meetbare wijze te formuleren.
C:	Ik ga één keer per twee weken proberen een afspraak te maken met een vrouw, die geen alcohol drinkt, om mee uit te gaan.
H:	Uitstekend! Laten we dit bij het gebied Sociaal leven opschrijven.

Let op: De hulpverlener vormde het aanvankelijk niet-specifieke doel van de cliënt om in een doel dat voldoet aan de drie basisregels voor het stellen van doelen. Het is van belang om de cliënt te ondersteunen in dit proces, in plaats van het over te nemen. Zorg voor voldoende positieve bekrachtiging en beoordeel of de doelen een realistisch karakter hebben.

5.2.3 Een geschikte interventie bepalen

Zodra er een haalbaar doel is gesteld, helpt u de cliënt bij het ontwikkelen van een plan om dit doel te realiseren. De basisregels voor het formuleren van een interventie zijn dezelfde als die voor het stellen van een doel: kort maar krachtig, positief en specifiek (meetbaar). Hoewel sommige doelen meer dan één interventie behoeven, moet u voorzichtig zijn en de cliënt niet met te veel taken ineens overstelpen. Noteer een tijdpad voor elke interventie in de laatste kolom op het formulier Behandeldoelen. De dialoog tussen Cees en zijn hulpverlener gaat verder.

H:	In de volgende stap gaat het erom dat je bepaalt op welk leefgebied je je doel kunt verwezenlijken. We kunnen kijken of je dat alleen kunt doen, of dat je mijn hulp nodig hebt, bijvoorbeeld in de vorm van een vaardigheidstraining. Wat denk je zelf? Hoe kunnen we de kans op slagen zo groot mogelijk maken?
C:	Ten eerste moet ik niet meer naar een café gaan. Dat is vaak niet de aangewezen plaats om iemand te vinden die niet drinkt.
H:	Daar heb je een goed punt. Dus wat moet je doen?
C:	Ik weet het niet. Ik weet niet zo goed waar ik anders vrouwen kan ontmoeten.
H:	Laten we eerst naar jouw alcoholvrije activiteiten kijken en zien of een van deze activiteiten de mogelijkheid biedt om vrouwen te ontmoeten. Hier is je functieanalyse met alcoholvrije activiteiten: woensdagavond eet je bij je oudere broer. Weet je nog wat je daar leuk aan vond?
C:	Ja. Mijn broer, zijn vrouw en kinderen zijn zeer aardig voor me. Meestal kaarten we na het eten. Mijn oudere broer drinkt geen alcohol, dus ik ook niet wanneer ik bij hen op visite ben.

Let op: De hulpverlener verwijst naar de CRA-functieanalyse van de cliënt (besproken in ► H.2) om een alcoholvrije activiteit te vinden waarbij de cliënt wellicht een leuke vrouw kan ontmoeten.

H:	Is er een mogelijkheid om tijdens het eten bij je broer een leuke vrouw te ontmoeten?
C:	Misschien. Een aantal weken geleden wilde mijn broer een vriendin van zijn vrouw uitnodigen, maar ik heb hem gevraagd dit niet te doen. Ik werd er nerveus van en het voelde te veel als een blind date.
H:	Dus je wilt het eten bij je broer niet openhouden als optie om je doel te verwezenlijken?
C:	Dat heb ik niet gezegd. Ik bedoel, je hebt gelijk. Een paar maanden geleden zou ik dat niet hebben gewild. Maar het voelt nu anders.
H:	Oké, laten we dan een korte, positieve, meetbare interventie bedenken.

Let op: Net als de doelen moet ook de interventie op een korte, positieve en meetbare wijze worden geformuleerd.

C:	Ik zou twee dingen kunnen doen. Ten eerste zou ik sowieso elke woensdag naar mijn broer kunnen gaan. Ik ging namelijk eerder niet wanneer ik te veel gedronken had. Als tweede kan ik hen laten weten dat het prima is om die vriendin uit te nodigen, althans als ze niet drinkt.
H:	Dat klinkt goed. Ik zal het opschrijven. We moeten er ook een tijdpad aan toevoegen. Hoe vaak zul je dit doen en voor hoe lang?
C:	Ik zal elke week naar mijn broer gaan, op woensdagavond, voor onbepaalde tijd.
H:	Prima. En hoe vaak zul je hem zeggen dat het prima is als hij dan ook die vriendin van zijn vrouw uitnodigt?
C:	(Lachend.) Ik denk dat het behoorlijk monotoon wordt als ik dit maandenlang elke week blijf herhalen. Ik denk dat ik het hem de eerste maand wekelijks zal vragen.

Let op: Zie ▶ bijlage 5.4, item 5 voor de doelen en interventies van deze cliënt op dit levensgebied.

H:	Perfect. Laten we verder gaan. We moeten nog een back-upplan verzinnen. We kunnen er niet zomaar van uitgaan dat het lukt om deze vriendin uit te nodigen. Heb je nog ideeën?
C:	Soms lees ik wat tijdschriften in het Grand Café in de stad en drink daar een cappuccino. Dat doe ik om onder de mensen te komen, bovendien drink ik er nooit alcohol. Ik zou er ook een vrouw kunnen aanspreken.
H:	Lijkt me een goed plan. Kun je het specificeren?
C:	Natuurlijk. Ik ga naar Grand Café Central op zaterdag- of zondagochtend en ik spreek elke week ten minste één vrouw aan.
H:	Heb je ook een tijdpad? Dit is het back-upplan. Wil je niet twee weken wachten voordat je dit plan in werking stelt?

Let op: De hulpverlener waakt ervoor dat de cliënt niet te veel interventies tegelijkertijd op zijn bord krijgt.

C:	Nee, ik denk dat ik beide interventies wel kan uitvoeren. Ik ga sowieso al elke week naar Grand Café Central en ken daar al wat mensen. Het zou in eerste instantie dan alleen gaan om het aanknopen van een gesprek.
H:	Prima. Maar weet je, Cees, een gesprek aanknopen is niet hetzelfde als een afspraakje met iemand maken. Er moet veel gebeuren in zo'n gesprek wil het uiteindelijk leiden tot een afspraakje.
C:	Dat klopt. Maar dan bestaat mijn voornemen er alleen uit dat ik een vrouw aanspreek. Alleen wanneer het zo uitkomt, vraag ik haar mee uit. Ik bedoel, ik zou haar niet uitnodigen voor een afspraakje als we niet eerst een goed gesprek zouden hebben. En als ik haar later die week dan weer zou ontmoeten bij een kop koffie, dan lijkt het niet eens een officieel afspraakje.
H:	Oké. Je hebt me overtuigd, ik zal deze interventie op het formulier Behandeldoelen invullen. Maar ik vul ook in dat we rollenspelen gaan oefenen voor het geval je na een maand ontevreden bent over het verloop van de gesprekken.

Als de hulpverlener er niet van overtuigd was dat de cliënt de sociale vaardigheden heeft om een gesprek aan te knopen, zou hij dit meteen in een rollenspel geoefend hebben. Gedrag oefenen en feedback geven zijn vaak cruciale onderdelen van deze plannen.

Daarnaast blijft het belangrijk om in de volgende sessie met de cliënt de status van de gekozen interventies te bespreken. Het omgaan met onverwachte moeilijkheden kan worden geoefend in rollenspelen en vervolgens worden bijgesteld.

5.2.4 Een vaardigheidstraining plannen

Vaak vraagt een interventie of de aanpak van een specifiek probleem om vaardigheden waarover de cliënt niet beschikt. In een vroeg stadium kan de hulpverlener de geschikte CRA-procedure op het formulier Behandeldoelen noteren, evenals het tijdpad. Sommige hulpverleners plaatsen de interventies waarbij de cliënt hulp nodig heeft tussen haakjes, of het nu gaat om oefening van het gedrag of het aanleren van nieuwe vaardigheden. Het dient als reminder voor nog uit te voeren CRA-procedures. In de volgende dialoog tussen Cees en de hulpverlener wordt een tweede probleem besproken. Deze keer is het duidelijk dat er vaardigheidstraining nodig is. Merk op dat de hulpverlener nu de verantwoordelijkheid voor het stellen van doelen en het ontwikkelen van een interventie meer bij de cliënt legt.

H:	Ik geef je een kopie van het formulier Behandeldoelen. Zo kun je jezelf er af en toe aan herinneren wat je doelen zijn en hoe je ze wilt verwezenlijken. Laten we nu nog een keer de aanpak van een haalbaar doel oefenen. Welk probleem wil je aanpakken?
C:	Laten we eens beginnen met het leefgebied Familie.
H:	Een goede keuze. Nu laat ik het hele proces aan jou over. Wat doe je eerst?
C:	Ik zou het willen hebben over de relatie met mijn jongere broer Olivier. Soms gaat het goed tussen ons en soms is het een complete ramp. Maar ik moet dus een doel stellen.
H:	Precies. En waar moet je dan aan denken?
C:	Het doel moet kort, specifiek en positief geformuleerd zijn.
H:	Heel goed… je moet er wel bij stilstaan dat 'specifiek' hier meetbaar betekent.

Let op: De hulpverlener zorgt ervoor dat de cliënt zich bewust is van de drie basisregels voor het formuleren van doelen en interventies.

C:	Mijn doel is om beter overweg te kunnen met Olivier, maar dat is niet meetbaar.
H:	Nee, maar het is wel een korte, positieve formulering, dus je bent op de goede weg.

Let op: De hulpverlener benut elke kans om de cliënt positief te bekrachtigen.

C:	Dit is moeilijk. Ik moet eerst een doel stellen om hem te zien, voordat ik een doel kan stellen met betrekking tot onze relatie. Ik heb hem de laatste tijd namelijk genegeerd, omdat hij mij lastigvalt over mijn alcoholgebruik maar me wel steeds biertjes toeschuift wanneer we samen zijn.
H:	Het is interessant om te zien hoeveel problemen gerelateerd lijken te zijn aan jouw drinkpatroon.

Let op: De hulpverlener wijst op de relatie tussen het drankgebruik van de cliënt en problemen op de genoemde alcoholvrije leefgebieden.

H:	Denk je dat hij stopt jou lastig te vallen nu je actief bezig bent om je drinkgedrag te veranderen?
C:	Nee, want hij zal blijven doorgaan over de 'verschrikkelijke dingen' die het drinken me gebracht heeft, en over wat voor puinhoop mijn leven is. Vervolgens zal hij me een biertje aanbieden. Zo gaat het altijd!
H:	We moeten een manier vinden waarop we Olivier duidelijk kunnen maken dat je echt niet meer in drank geïnteresseerd bent en dat hij het verleden moet laten rusten.
C:	Maar dat heb ik al geprobeerd. Het werkt niet. Begrijp me niet verkeerd, Olivier is een goede jongen. Ik raak alleen geïrriteerd wanneer hij dit soort dingen doet.

Let op: Het is de hulpverlener duidelijk dat de cliënt een vaardigheidstraining nodig heeft om te werken aan een doel op het gebied van familierelaties. Afhankelijk van het tijdpad dat voor dit probleem gesteld wordt, kan de hulpverlener ervoor kiezen om nu de vaardigheidstraining te introduceren of een afspraak hiervoor te maken op een later moment. Dit plan moet tussen haakjes in de kolom *Interventie* op het formulier Behandeldoelen worden genoteerd, omdat de relevante CRA-technieken nog geleerd moeten worden.

H:	Ik weet dat je broer veel voor je betekent. Daarom is het belangrijk om anders met hem om te gaan wanneer hij het je moeilijk maakt. Ik wil je een techniek laten zien die specifiek ontworpen is om anderen te laten weten dat je serieus wilt stoppen met drinken. Daarnaast leer ik je een techniek die bedoeld is om op een effectievere wijze te communiceren. Maak je dus nu geen zorgen over hoe je de doelen gaat verwezenlijken. Laten we verder gaan en eerst een aantal doelen stellen.

Let op: De hulpverlener introduceert het belang van een training communicatieve vaardigheden alsmede een training om te leren drank te weigeren. Maar eerst moeten er duidelijke doelen worden gesteld voordat er verdere uitleg over de trainingen wordt gegeven.

C:	Oké. Het eerste doel heeft te maken met het aanhalen van het contact met Olivier. Ik ga hem uitnodigen om elke veertien dagen een avond bij mij tv te komen kijken.
H:	Dit doel is kort, positief en meetbaar, dat is dus uitstekend. Ik herinner me echter van je functieanalyse dat tv-kijken een risicovolle situatie is, of niet?

Let op: De hulpverlener bekrachtigt de cliënt op positieve wijze en verwijst vervolgens naar de functieanalyse.

C:	Eigenlijk drink ik niet altijd alcohol als ik tv kijk; het gebeurt alleen bij sportwedstrijden die worden uitgezonden. Met mijn broers en vrienden dronken we bijna altijd bier voor de buis tijdens het voetbalseizoen.
H:	Denk je dan dat het verstandig is om tv kijken als eerste activiteit te kiezen die je met je broer wilt doen? Hij zal je misschien toch willen overhalen een biertje met hem te drinken.
C:	Ik denk dat het wel goed zal gaan. Zoals ik al zei, ik kijk ook tv zonder alcohol te drinken als ik alleen ben. Als ik mijn broer Olivier bij mij uitnodig, dan is het veilig. Ik heb namelijk geen alcohol meer in huis. En Olivier zou nooit wat meebrengen, daar is hij veel te gierig voor!
H:	Dat klinkt meer dan redelijk.

Let op: ▶ Bijlage 5.4, item 8, voor de doelen en interventies van deze cliënt op dit levensgebied.

H:	Laten we het over de interventie hebben. Hoe ga je dit doel verwezenlijken?
C:	Ik ga hem vanavond bellen, nu ik er nog mee bezig ben. Ik zal hem vragen of hij bij mij langs wil komen om een avondje samen wat te praten en tv te kijken.
H:	Oké, Cees, dat lijkt me een goed plan, het gaat uitstekend! Laten we verder gaan met het volgende doel op dit gebied. Je gaf aan beter met Olivier te willen kunnen opschieten.
C:	Ja. Ik wil geen ruzie meer met hem hebben over mijn drankgebruik. Ik wil niet van hem horen wat voor problemen het heeft veroorzaakt en ik wil niet meer voor de bijl gaan als hij me in de toekomst toch nog een biertje aanbiedt.

5.2.5 Complexe doelstellingen vereenvoudigen

Normaliter omvat een doel verschillende onderdelen. Het verwezenlijken van zo'n doel is gemakkelijker voor de cliënt wanneer de hulpverlener hem helpt dit doel op te splitsen in kleinere, haalbare en hanteerbare doelen. Zo worden tevens de nog te ontwikkelen interventies eerder zichtbaar. De hulpverlener helpt Cees bij dit proces.

H:	Laten we dit doel vereenvoudigen door het op te delen in twee doelen. Waar wil je aan werken met betrekking tot het eerste deel van de doelstelling: het aanhoren van zijn verhaal over hoe jouw drankgebruik problemen heeft veroorzaakt?
C:	Ik zou hem op een rustige manier willen stoppen wanneer hij er weer over begint.
H:	Oké, dat klinkt prima! Heb je ook aan de drie basisregels gedacht?

Let op: De hulpverlener helpt de cliënt bij het omvormen van zijn antwoord in een kort, positief en meetbaar doel.

C:	Eens kijken. Het doel is kort en positief geformuleerd. Ik wil eraan toevoegen dat ik dit elke keer doe, wanneer hij erover begint. Nu is het ook meetbaar.
H:	Ik zal dit op het formulier noteren. Laten we nu een plan bedenken zodat je je doel gemakkelijker kunt bereiken.
C:	Ik zou niet weten hoe, want elke keer eindigt zo'n gesprek met Olivier in geruzie.
H:	Dus dat betekent dat je vaardigheden moet ontwikkelen waardoor je je broer assertiever te woord kunt staan. Daarvoor bestaan een aantal basisregels die je kunt oefenen in rollenspelen. Ik zal dit tussen haakjes op het formulier noteren. Wat het tijdpad betreft, wil ik graag de volgende keer beginnen met een communicatietraining. Daar zullen we een maand mee doorgaan. Hoe zullen we het tweede onderdeel van je doel formuleren; ervoor zorgen dat je broer jou geen alcohol meer aanbiedt?
C:	Ik wil hem gewoon kunnen zeggen dat ik niet geïnteresseerd ben, punt.
H:	Goed. Dat zal ik noteren. Heb je hulp nodig om uit te zoeken hoe je hem het beste kunt vertellen dat je geen interesse hebt?
C:	Absoluut.
H:	Dan zullen we ook het weigeren van drank oefenen. Dit is een andere vaardigheid, maar het heeft wel overeenkomsten met de communicatietraining. We kunnen met beide aan de slag in dezelfde sessie, dus ik zal hetzelfde tijdpad aanhouden. We hebben vandaag erg veel gedaan. Heel goed!

Let op: ▶ Bijlage 5.4, item 8, voor de doelen en interventies van deze cliënt op dit levensgebied.

Hoewel het formulier Behandeldoelen meestal tijdens de eerste of tweede sessie wordt ingevuld, wordt een gedeelte van het invulwerk soms als huiswerk meegegeven. Als u hiervoor kiest, is het wel zaak dat u een of twee leefgebieden samen met de cliënt behandelt, zodat hij weet hoe hij te werk moet gaan. Zorg ervoor dat u de cliënt niet overstelpt met het opgeven van te veel categorieën. In het voorbeeld van Cees hebben we te maken met een sociaal vaardige en gemotiveerde cliënt die tijdens de sessie laat zien dat hij in staat is om zelfstandig doelen te stellen en interventies te bedenken. De hulpverlener zou hem met een gerust hart een aantal huiswerktaken mee kunnen geven, zoals het formuleren van een doel en een interventie voor elk probleemgebied dat nog niet is besproken. In de volgende sessie wordt dan alles met de cliënt doorgenomen en waar nodig bijgesteld.

Het formulier Behandeldoelen moet ten minste eens per maand worden nagelopen. Geef de cliënt erkenning voor de doelen die hij verwezenlijkt heeft en bekrachtig de cliënt positief voor al zijn pogingen. Als bepaalde doelen na enkele weken niet zijn verwezenlijkt, is het nodig om de interventie opnieuw te bekijken en wellicht aan te passen. In dit stadium kan de cliënt ook nieuwe doelen toevoegen.

5.2.6   Potentiële problemen bij het invullen van de behandeldoelen

In de dialoog tussen de hulpverlener en Cees zijn de meest voorkomende moeilijkheden behandeld die kunnen optreden bij het invullen van het formulier Behandeldoelen:
1. De drie basisregels toepassen op problemen uit het dagelijkse leven. Als het om problemen gaat, laten mensen zich vaak uit in algemene, onduidelijke, negatieve en niet-meetbare termen.
2. Te complexe, niet-haalbare doelen en interventies formuleren, met als gevolg dat ze verwarrend en moeilijk te realiseren zijn.
3. Belangrijke stappen die nodig zijn om daadwerkelijk doelen te verwezenlijken achterwege laten.
4. Interventies bedenken waarover de cliënt feitelijk zelf geen controle heeft.
5. Zichzelf onnodig in een risicovolle situatie plaatsen.

Naast deze algemene problemen komt u soms cliënten tegen die problemen op andere leefgebieden niet aan willen pakken. Zij zijn ervan overtuigd dat deze problemen automatisch zullen verdwijnen nadat hun drankprobleem opgelost is. Hoewel dit zelden het geval is, zal de CRA-hulpverlener de cliënt dit meestal zelf laten ervaren en dus instemmen om vooralsnog alleen maar te werken aan het leefgebied Alcoholgebruik.

5.3   Tot besluit

Tot zover heeft dit boek zich gericht op de assessmentfase en de ontwikkeling van het behandelplan. Het volgende hoofdstuk start met CRA-procedures die betrekking hebben op verschillende vaardigheidstrainingen. U zult echter bemerken dat het assessment en het behandelplan een cruciale rol spelen gedurende de hele CRA-behandeling.

5.4   Bijlage

▪ ▪   Bijlage 5.1 Tevredenheidslijst voor het verbeteren van de levenskwaliteit[1]

Deze schaal beoogt een idee te geven van uw tevredenheid met uw leven op dit moment. Pas als men weet wat goed gaat en wat minder, kan op zinvolle wijze verandering worden aangebracht.

Omcirkel op ieder gebied de score die het beste uw tevredenheid op dat gebied aangeeft. Hoe hoger het cijfer dat u geeft, hoe tevredener u bent. Het cijfer 1 geeft aan dat het leven absoluut niet slechter kan. Het cijfer 10 geeft aan dat het leven vandaag een absoluut hoogtepunt heeft bereikt en dat het niet beter kan. Slechts zelden komen dergelijke extremen voor!

Alcoholgebruik*	1	2	3	4	5	6	7	8	9	10
Huishouden	1	2	3	4	5	6	7	8	9	10
Werk & opleiding	1	2	3	4	5	6	7	8	9	10
Financiën	1	2	3	4	5	6	7	8	9	10
Sociaal leven	1	2	3	4	5	6	7	8	9	10
Persoonlijke gewoonten	1	2	3	4	5	6	7	8	9	10
Relatie met partner	1	2	3	4	5	6	7	8	9	10
Familie	1	2	3	4	5	6	7	8	9	10
Justitie	1	2	3	4	5	6	7	8	9	10
Emotioneel	1	2	3	4	5	6	7	8	9	10
Communicatie	1	2	3	4	5	6	7	8	9	10
Gezondheid	1	2	3	4	5	6	7	8	9	10
Spiritualiteit & religie	1	2	3	4	5	6	7	8	9	10
Algemeen	1	2	3	4	5	6	7	8	9	10

* In recentere versies is dit item verplaatst in de lijst.

Naam: _____

Datum: _____ ‒ _____ ‒ _____

1   Bewerkt door Roozen.

■■ Bijlage 5.2 Tevredenheidslijst voor het verbeteren van de levenskwaliteit (Cees)

Deze schaal beoogt een idee te geven van uw tevredenheid met uw leven op dit moment. Pas als men weet wat goed gaat en wat minder, kan op zinvolle wijze verandering worden aangebracht.

Omcirkel op ieder gebied de score die het beste uw tevredenheid op dat gebied aangeeft. Hoe hoger het cijfer dat u geeft, hoe tevredener u bent. Het cijfer 1 geeft aan dat het leven absoluut niet slechter kan. Het cijfer 10 geeft aan dat het leven vandaag een absoluut hoogtepunt heeft bereikt en dat het niet beter kan. Slechts zelden komen dergelijke extremen voor!

Alcoholgebruik	1	②	3	4	5	6	7	8	9	10
Huishouden	1	2	3	4	5	6	⑦	8	9	10
Werk & opleiding	1	2	③	4	5	6	7	8	9	10
Financiën	1	2	3	4	5	⑥	7	8	9	10
Sociaal leven	1	2	3	4	5	⑥	7	8	9	10
Persoonlijke gewoonten	1	2	3	4	5	6	⑦	8	9	10
Relatie met partner **n.v.t.**	1	2	3	4	5	6	7	8	9	10
Familie	1	2	3	4	5	6	⑦	8	9	10
Justitie	1	2	③	4	5	6	7	8	9	10
Emotioneel	1	2	3	4	⑤	6	7	8	9	10
Communicatie	1	2	3	4	⑤	6	7	8	9	10
Gezondheid	1	2	3	4	5	6	⑦	8	9	10
Spiritualiteit & religie	1	2	3	④	5	6	7	8	9	10
Algemeen	1	2	3	④	5	6	7	8	9	10

Naam: *Cees*

Datum: *01*   – *06*   – *2007*

■ ■   **Bijlage 5.3 CRA-formulier Behandeldoelen**

Naam: _____   Datum: _____

Leefgebieden / doelen	Interventie	Tijdsbestek
Op het gebied van alcoholgebruik zou ik graag willen:		
Op huishoudelijk gebied zou ik graag willen:		
Op het gebied van werk & opleiding zou ik graag willen:		
Op het gebied van financiën zou ik graag willen:		
Op sociaal gebied zou ik graag willen:		
Op het gebied van persoonlijke gewoonten zou ik graag willen:		
Op het gebied van de relatie met mijn partner zou ik graag willen:		
Op het gebied van mijn familie zou ik graag willen:		
Op het gebied van justitie zou ik graag willen:		
Op emotioneel gebied zou ik graag willen:		
Op het gebied van communicatie zou ik graag willen:		
Op het gebied van gezondheid zou ik graag willen:		
Op het gebied van spiritualiteit & religie zou ik graag willen:		
In het algemeen zou ik graag willen:		

■ ■   **Bijlage 5.4 CRA-formulier Behandeldoelen Cees**

Naam: _Cees_____ Datum: _01 – 06 – 07_____

Leefgebieden / doelen	Interventie	Tijdsbestek
Op het gebied van **alcoholgebruik** zou ik graag willen:		
90 dagen abstinent blijven	(1) Wekelijkse behandelsessie	1/6 – 1/9; wekelijks
	(2) Training probleemoplossende vaardig- heden om te leren omgaan met moeilijkhe- den in relatie met abstinent blijven	8/6 – 8/7
	(3) Training weigeren van drank	8/6 – 1/7; wekelijks
	(4) Innemen van disulfiram onder toezicht van oudere broer (monitor) als ik komende week toch alcohol drink (hulpverlener checkt tijdens volgende sessie)	check 8/6
Op **huishoudelijk** gebied zou ik graag willen:		
De afwas doen op de doordeweekse dagen	(1) Na het eten meteen een kwartiertje inplannen voor de afwas	1/6 – 1/7; de komende maand op doordeweekse dagen
	(2) Training probleemoplossende vaardig- heden, zodat het me lukt de obstakels die mij hierin hinderen te verwijderen	1/7
Op het gebied van **werk & opleiding** zou ik graag willen:		
5% opslag volgend jaar	(1) Niet meer ziek melden, ook al heb ik te veel gedronken	1/6 – 1/12
	(2) Assertiviteitstraining in relatie met het vragen van opslag	1/1 – 1/12
	(3) Mijn baas om opslag vragen	1/12
Op het gebied van **financiën** zou ik graag willen:		
Mijn budget leren beheren zodat ik elke maand de rekeningen kan betalen	(1) Afspreken met schoonzus om te zien hoe zij het inkomen beheert	voor 15/6
	(2) Achterhalen hoeveel geld ik wekelijks aan alcohol besteedde en bepalen waar ik dat geld nu voor zou kunnen gebruiken	voor 15/6
Op **sociaal** gebied zou ik graag willen:		
Een keer per twee weken een vrouw mee uit vragen die niet drinkt	(1) Elke woensdagavond eten bij broer thuis	1/6 – ?; wekelijks
	(2) Mijn broer en zijn vrouw laten weten dat ze die vriendin uitnodigen bij het eten	1/6 – 1/7; wekelijks

Leefgebieden / doelen	Interventie	Tijdsbestek
	(3) Elke zaterdag- of zondagmiddag naar Grand Café Central	1/6 – ?; wekelijks
	(4) Elke keer minstens één vrouw aanspreken	1/6 – 1/7; wekelijks
	(5) Oefenen van rollenspel met hulpverlener (indien nodig)	check 1/7
Op het gebied van **persoonlijke gewoonten** zou ik graag willen: *Mijn auto schoonhouden: een keer per week wassen en stofzuigen en twee keer per maand waxen*	(1) Training probleemoplossende vaardigheden, zodat het me lukt om met obstakels om te gaan die gepaard gaan met deze taak	1/7
	(2) Vooruitgang checken	8/7 – 8/8; wekelijks
Op het gebied van de **relatie met mijn partner** zou ik graag willen: *Zie bij Sociaal*		
Op het gebied van mijn **familie** zou ik graag willen: (A) Olivier één avond per week uitnodigen om tv te komen kijken	(1) Olivier bellen en hem uitnodigen	1/6 – ?; tweewekelijks
(B) Hem kalm kunnen toespreken wanneer hij begint over problemen die mijn drankgebruik hebben veroorzaakt	(2) Training communicatieve vaardigheden	8/6 – 8/7; wekelijks
(C) Hem rustig kunnen zeggen dat ik geen alcohol meer drink en dat ook weigeren	(3) Training voor het weigeren van drank	8/6 – 8/7; wekelijks
Op het gebied van **justitie** zou ik willen: (A) Geen overtredingen meer begaan	(1) Alleen rijden zonder alcohol op	1/6 – ?
(B) Mijn boetes afbetalen	(2) Zie bij Financiën.	15/6
	(3) Gebruik het geld dat ik anders zou hebben opgemaakt aan alcohol om mijn boetes te betalen	1/7 – 1/9
Op **emotioneel** gebied zou ik graag willen: *Een of twee vrienden willen hebben die niet drinken*	(1) Maak een lijst van tien alcoholvrije sociale activiteiten	1/6 – 8/6
	(2) Continu aanmoediging en zoeken naar bekrachtigers om behandeltrouw te bewerkstelligen	8/6 – 8/7
	(3) Probeer elke week een nieuwe, alcoholvrije activiteit	8/6 – 8/8

Leefgebieden / doelen	Interventie	Tijdsbestek
	(4) Probleemoplossende vaardigheden voor moeilijkheden die naar voren komen tijdens deze activiteiten	*8/6 – 8/8*
Op het gebied van **communicatie** zou ik graag willen:		
Op een rustige manier met mijn ouders praten zonder in een discussie te belanden	*(1) Training probleemoplossende vaardigheden om de tien veiligste onderwerpen te bepalen*	*15/6*
	(2) Training communicatieve vaardigheden om rustig te blijven en van onderwerp te kunnen veranderen als er een ruzie dreigt te ontstaan	*22/6 – 22/7; wekelijks*
Op het gebied van **gezondheid** zou ik graag willen:		
In de komende 3 maanden, na de ontwenningsfase, geen gerelateerde alcoholklachten ervaren (hoofdpijn, overgeven, concentratieproblemen etc.)	*(1) Zie bij Alcoholgebruik*	*8/6– 8/9*
Gezonder eten	*(2) Training probleemoplossende vaardigheden. Op zaterdag plannen wat ik de rest van de week ga eten en direct boodschappen doen op zaterdagmiddag*	*8/6 – 8/9*
	(3) Proberen elke week meer groente en fruit te eten (5 keer per week)	*8/6 – 8/9*
Op het gebied van **spiritualiteit en religie** zou ik graag willen:		
De komende maand contact zoeken met iemand van de buurtkerk als mogelijke uitbreiding van een alcoholvrije activiteit	*(1) Ten minste twee keer proberen binnen de komende maand*	*1/7 – 1/9*
	(2) (Communicatievaardighedentraining) oefenen in het aangaan van dergelijke gesprekken en doorzetten	*8/6 – 8/7*
In het **algemeen** zou ik graag willen:		
Tevreden zijn met mijn werkprestaties	*Zie bij Werk en opleiding*	*voor 1/12*
Een aantal vrienden hebben die nuchter zijn	*Zie bij Sociaal en Emotioneel*	*voor 1/10*
Me op mijn gemak voelen bij ouders en broers	*Zie bij Sociaal en Communicatie*	*voor 1/10*

Training gedragsvaardigheden

In de meeste behandelprogramma's voor verslaving aan alcohol of drugs is tegenwoordig een training gedragsvaardigheden opgenomen. Voorbeelden hiervan zijn te vinden bij alcoholverslaving (Monti et al., 1989), cannabisverslaving (Hawkins et al., 1989), en cocaineverslaving (Childress et al., 1993). Bij de behandeling vanuit CRA-perspectief was het trainen van vaardigheden van meet af aan een essentieel behandelonderdeel. Dit hoofdstuk beschrijft een combinatie van originele CRA-trainingsprocedures en succesvolle behandeltechnieken van andere onderzoekers.

6.1   Training communicatieve vaardigheden

Veel alcoholafhankelijke cliënten hebben moeite om op een positieve en constructieve manier te communiceren. Opmerkelijk is dat velen van hen niet eens door hebben dat hun communicatievaardigheden gebrekkig zijn. Wellicht kunt u het probleem aan het licht brengen met concrete voorbeelden van gesprekken die ofwel te agressief, ofwel te passief verliepen. Motiveer deze cliënten om aan hun gedrag te werken door hen uit te leggen dat positieve en constructieve communicatie de kans op het bereiken van hun doelen vergroot.

Volgens de CRA-methode bestaat effectieve communicatie uit drie basisonderdelen:
1. begrip tonen;
2. verantwoordelijkheid delen;
3. hulp aanbieden.

Begrip tonen introduceert gevoelens in de discussie, vooral empathische gevoelens. Een uitspraak over het delen van verantwoordelijkheid laat zien dat de cliënt accepteert dat hij een rol heeft in het creëren en oplossen van het probleem. Een laatste manier om een gesprek te beginnen is door hulp aan te bieden. Deze onderdelen samen geven aan dat er een verandering nodig is, maar dat degene die om de verandering verzoekt, ook actief betrokken wil zijn bij dit proces. Hierdoor zal degene die aangesproken wordt beter openstaan voor communicatie en zich minder verdedigend opstellen.

We zullen de drie basisonderdelen illustreren aan de hand van een dialoog. Het gesprek tussen een hulpverlener (H) en cliënte Marleen (C) gaat over een verzoek aan een ander. Marleen zou willen dat haar vriend meegaat naar een aantal behandelsessies. Ze is er vrij zeker van dat haar vriend hier niet veel zin in heeft. Desondanks zijn Marleen en haar hulpverlener ervan overtuigd dat de aanwezigheid van Paul tijdens de sessies van belang is. In eerste instantie zal de hulpverlener via een rollenspel de communicatievaardigheden van Marleen evalueren. Gaandeweg de vaardigheidstraining introduceert hij de relevante stappen om de verschillende aspecten van de communicatie vorm te geven.

H:	Laten we een rollenspel doen over het gesprek met Paul, waarin je hem vraagt mee te gaan naar een sessie. Ik zal de rol van Paul op me nemen. Begin maar zoals je zelf het gesprek zou beginnen. Ik zal je aanwijzingen geven over hoe het gesprek positiever kan verlopen.
C:	Oké. Paul, weet je nog dat ik je heb verteld over de hulp die ik heb gezocht voor mijn drankgebruik?

H:	(In de rol van partner.) O ja, dat. Je bent weer bij een of andere hulpverlener geweest. Wat zei hij?
C:	Hij heeft veel interessante punten genoemd. Ik denk dat deze behandeling een goede kans van slagen heeft. Ik heb alleen wel jouw hulp nodig.
H:	(In de rol van partner.) Hier gaan we weer! Dus nu wil je dokter mij erbij betrekken?
C:	(Tegen de hulpverlener.) Nu word ik dus zenuwachtig.
H:	Zeg hem maar wat je graag van hem zou willen en waarom het belangrijk voor je is. Ik zal zijn rol spelen en ik zal het je niet gemakkelijk maken, zodat ik je nog een paar belangrijke onderdelen van een goed gesprek kan laten zien.

Let op: De hulpverlener evalueert tijdens deze eerste pogingen de communicatieve vaardigheden van de cliënte. Hij zal waar nodig de relevante stappen introduceren.

C:	Ik zou graag willen dat je meegaat naar enkele behandelsessies. Dat zou goed zijn voor mij en ook voor onze relatie.
H:	(In de rol van partner.) Ik ga er geen groot probleem van maken, waarschijnlijk zal het toch maar om een week gaan. Meestal houd je dit soort programma's niet lang vol.
C:	(Tegen de hulpverlener.) Help! Op dit punt ontstaat er meestal ruzie.
H:	Oké. Dan moeten we vanaf dit punt iets nieuws proberen. Begin met begrip tonen. Weet je wat ik bedoel? Leg hem uit dat je zijn reactie begrijpt. Het helpt vaak om aan een vergelijkbare situatie te denken. Je kunt deze situatie zelfs aanhalen.

Let op: De hulpverlener introduceert het tonen van begrip. Hierdoor weet de partner dat zijn twijfel om bij de behandeling betrokken te worden helemaal niet vreemd is en wordt geaccepteerd.

C:	Paul, ik begrijp waarom je zo sceptisch bent. Ik herinner me dat ik ook sceptisch was toen Jessica wilde afvallen. Ze probeerde elk dieet dat ze kon vinden. Het was moeilijk om enthousiast te blijven bij elke nieuwe poging. (Tegen de hulpverlener.) Ja… nu weet ik zeker dat hij niet mee wil.
H:	Maar we zijn nog niet klaar! Maar een goed begin is het halve werk. Ik kan je garanderen dat je nu zijn volle aandacht hebt, omdat je laat zien dat je je in hem probeert in te leven. Nu is het tijd om de verantwoordelijkheid te delen voor het probleem ofwel de oplossing.

Let op: Hier instrueert de hulpverlener de cliënte om het tweede basisonderdeel van effectieve communicatie toe te passen: de verantwoordelijkheid delen. Hiermee wordt het verzoek milder.

C:	Gedeelde verantwoordelijkheid. Is het niet allemaal mijn fout?
H:	Daar zouden we over kunnen discussiëren, maar het komt neer op wat je als probleem definieert. Het probleem waar we nu mee te maken hebben, is Pauls twijfel betrokken te worden bij jouw behandeling. Je moet hem niet verwijten dat hij je nooit steunt. Ik kan me voorstellen dat jullie het daarover oneens kunnen zijn.
C:	Ik snap wat u bedoelt, oké. Dus ik moet gedeeltelijk de verantwoordelijkheid op me nemen. Wat vindt u van het volgende: Paul, ik kan me voorstellen dat het gemakkelijker zou zijn om met mijn verzoek in te stemmen als ik niet al eerder met behandelingen gestopt zou zijn. Maar toch is jouw aanwezigheid belangrijk voor me, omdat ik zoveel om je geef.
H:	Dat gaat goed! Je hebt gedeeltelijk de verantwoordelijkheid voor zijn twijfel genomen en je hebt je gevoelens geuit. Prima. Nu gaan we over tot het derde basisonderdeel: hulp aanbieden. Zou je iets kunnen doen waardoor het voor Paul gemakkelijker wordt om in te stemmen met je verzoek?
C:	Ik kan aanbieden om hem op te halen voor de sessie. En misschien kan ik hem achteraf op koffie of iets anders trakteren.
H:	Dat is een goed idee. Dan doen jullie beiden iets positiefs voor elkaar.

De hulpverlener doet dit rollenspel enkele keren met de cliënte. Zo wordt de cliënte voorbereid op verschillende mogelijke reacties van haar partner. Vervolgens geeft de hulpverlener de cliënte de opdracht om een vergelijkbaar gesprek te houden met haar partner. De hulpverlener bespreekt de resultaten van het gesprek in de volgende sessie.

De dialoog illustreerde de effectiviteit van de drie basisonderdelen van effectieve communicatie aan de hand van een verzoek. Maar er zijn nog veel meer toepassingen mogelijk. Bijna elke probleemsituatie zou binnen dit kader op een effectieve manier besproken kunnen worden. Laat uw cliënt in verschillende rollenspelen oefenen met deze drie onderdelen, zodat de brede toepasbaarheid duidelijk wordt. Laat de cliënt vervolgens thuis of op het werk een positief gesprek houden over een van tevoren afgesproken onderwerp. Bespreek de resultaten in de volgende sessie.

6.2   Training probleemoplossende vaardigheden

Probleemoplossende vaardigheden zijn waardevol in de behandeling van probleemgedrag of moeilijke situaties. Het belangrijkste doel van de probleemoplossende procedure voor alcoholafhankelijke cliënten is leren omgaan met de dagelijkse moeilijkheden in hun leven, zonder terug te vallen op alcohol of drugs. Maar CRA stopt niet bij het introduceren van een nieuwe techniek. De CRA-methode leert cliënten om hun moeilijkheden te conceptualiseren, ongeacht hoe onoverkomelijk de problemen lijken. Deze probleemoplossende aanpak is geschikt voor verschillende soorten dilemma's, en niet alleen voor de problemen die gerelateerd zijn aan alcohol- of drugsgebruik. De training bereidt cliënten voor op het zelfstandig kunnen omgaan met moeilijkheden.

6.2.1 Probleemoplossend stappenplan

Binnen CRA wordt een aangepaste versie van de probleemoplossende aanpak gebruikt die geïntroduceerd werd door D'Zurilla en Goldfried (1971). Dit zijn de stappen:

1. *Definieer het probleem:*
   a. Definieer het probleem zo specifiek mogelijk.
   b. Verwijder gerelateerde problemen.
2. *Genereer alternatieven:*
   a. Brainstorm om potentiële oplossingen te genereren.
   b. Laat kritiek op de potentiële oplossingen achterwege.
   c. Ga voor kwantiteit; hoe meer potentiële oplossingen, hoe beter!
   d. Focus op het probleemgebied.
   e. Beschrijf de potentiële oplossingen kernachtig.
3. *Kies een oplossing:*
   a. Elimineer iedere oplossing waar je je moeilijk in kunt vinden. Uitleg is niet nodig.
   b. Evalueer de uitvoerbaarheid van ieder alternatief dat overblijft, waarbij ook gelet wordt op de mogelijke consequenties.
   c. Besluit tot een alternatief en beschrijf zo precies mogelijk de uitvoering.
   d. Beschouw mogelijke obstakels die de uitvoering kunnen hinderen.
   e. Genereer back-upplannen om deze obstakels te kunnen omzeilen.
   f. Probeer de geselecteerde oplossing in de periode tot de volgende sessie een aantal malen te toetsen.
   g. Besluit ook gebruik te maken van een alternatieve oplossing als dit nodig mocht zijn.
   h. Loop voor ieder overgebleven alternatief opnieuw stap b t/m f langs om ieder alternatief te beschouwen.
4. *Evalueer het resultaat:*
   a. Bespreek het resultaat in een volgende sessie en geef het resultaat een cijfer.
   b. Pas de oplossing aan indien nodig.
   c. Indien een nieuwe oplossing nodig is, doorloop dan opnieuw het hele stappenplan.

CRA-hulpverleners presenteren deze informatie aan de cliënt meestal door de stappen op een bord te schrijven of door de cliënt een kopie te geven. Vragen stellen wordt aangemoedigd. Nadat u het proces hebt uitgelegd, is het tijd om het stappenplan toe te passen op een bestaand probleem.

Vraag uw cliënt om enkele problemen te noemen die hij/zij zou willen oplossen. Verwijs indien nodig naar het formulier Behandeldoelen. Kies een relatief eenvoudig en specifiek probleem. Demonstreer stap voor stap de probleemoplossende procedure. Vraag om input van de cliënt, maar vergeet niet om hem/haar voldoende te helpen. U kunt de antwoorden van de cliënt op het bord noteren.

De onderstaande dialoog is een voorbeeld van een training probleemoplossende vaardigheden. De hulpverlener heeft het stappenplan toegelicht en illustreert het nu aan de hand van een probleem.

H:	Evelien, eerder vandaag heb je gezegd dat je bezorgd bent over het feit dat je niet gemakkelijk inslaapt. In het verleden dronk je twee tot drie glazen alcohol om beter in te kunnen slapen. Zou je met dit probleem aan de slag willen gaan?
C:	Ja, heel graag. Ik kan nooit goed in slaap komen. Ook niet als ik een paar glazen drink.
H:	We gaan eerst je slaapprobleem analyseren. Kun je het probleem beschrijven? Ik zal de belangrijkste dingen op het bord noteren.
C:	Ik val gewoon niet in slaap. Ik blijf denken aan dingen of ik pieker. Als ik eenmaal in slaap ben gevallen, is er niets meer aan de hand. Maar het lijkt wel eeuwen te duren. Het lijkt wel alsof ik me niet kan ontspannen.
H:	Dat is inderdaad vervelend. Ik heb een paar dingen opgeschreven. Kun je het probleem nog specifieker maken? Kun je bijvoorbeeld aangeven hoe vaak dit voorkomt?
C:	Bijna elke nacht.

Let op: De hulpverlener helpt de cliënte met de eerste stap: het probleem definiëren. Zie ▶ bijlage 6.1 voor een presentatie van deze training probleemoplossende vaardigheden.

H:	Laten we kijken of er gerelateerde problemen spelen. Evelien, zijn er zaken die direct van invloed kunnen zijn op je slaapprobleem? Is het lawaaiig of te licht?
C:	Niet echt. Ik woon alleen en mijn slaapkamer voldoet aan al mijn eisen.
H:	Kun je beschrijven wat je zoal doet na het avondeten totdat je naar bed gaat? Denk aan roken, drinken, eten en andere activiteiten.
C:	Vaak eet ik na mijn werk bij de cafetaria op de hoek. Meestal een dagmenu met wat patat en salade. Ik drink dan cola. Ik ga naar huis, zet een pot koffie, kijk televisie tot het nieuws is geweest en ga rond 23.00 uur naar bed. O ja, ik rook in die tijd ongeveer tien tot vijftien sigaretten. Ik ging ook altijd een paar avonden naar een café. Maar nu ik niet meer drink, blijf ik thuis.
H:	Zijn er nog andere activiteiten?
C:	Nee, niet echt. Soms komt er een vriend op bezoek, maar dit gebeurt niet meer zo vaak nu ik niet meer drink.
H:	Je slaapprobleem kan mede veroorzaakt worden door je levensstijl. Zowel cola als koffie bevatten cafeïne. Cafeïne is een oppeppende stof. Sigaretten bevatten nicotine, ook een oppeppende stof. Ook televisie kijken is niet bevorderlijk voor een goede nachtrust. Dit moeten we in gedachten houden bij het bedenken van mogelijke oplossingen. Ik noteer ze op het bord onder het kopje Gerelateerde problemen.

Let op: De hulpverlener heeft beide onderdelen van stap 1 ingevuld. Hij kan overgaan tot stap 2: alternatieven genereren.

H:	In de volgende stap gaan we proberen allerlei oplossingen te verzamelen. Dit noemen we brainstormen. We gaan kijken hoe lang de lijst wordt. Een van de regels van brainstormen is dat we elke mogelijkheid die wordt geopperd ook noteren. Het maakt niet uit of je het al eerder hebt geprobeerd. Daar zullen we later naar kijken. Dus in deze fase uiten we geen kritiek. Hoe meer potentiële oplossingen, hoe beter! Probeer wel specifiek te zijn en zorg dat de mogelijke oplossing gerelateerd is aan het slaapprobleem.
C:	Iemand heeft me ooit verteld over een soort thee waarvan je beter gaat slapen.

H:	Goed zo, Evelien. Dit is een goed begin. Wat zou je nog meer kunnen doen?
C:	Ik zou kunnen gaan wandelen. En ik zou ook minder kunnen roken en minder koffie kunnen drinken 's avonds.
H:	Prima, wat nog meer?
C:	Ik weet verder niets meer.
H:	Ik zal er ook een paar noemen. Voor sommige mensen is een heet bad erg ontspannend, of een boek lezen voor het slapen gaan. Andere cliënten hebben baat gehad bij meditatie. Zou je nog een aantal dingen kunnen bedenken?
C:	Oké. Ik zou meer kunnen drinken of valium kunnen nemen (lachsalvo). Grapje.
H:	Gelukkig maar. Maar om het leuk te houden zetten we deze opties erbij. Ik reken er echter op dat je deze niet als oplossing kiest.
C:	Ik weet nog een mogelijke oplossing; luisteren naar rustgevende muziek. Dat zou ook kunnen helpen.

Let op: De hulpverlener is nu klaar met alternatieven genereren en gaat verder met stap 3, een oplossing kiezen.

H:	Het wordt tijd om een besluit te nemen. Kijk eens naar de lijst met oplossingen. Streep alle mogelijkheden door waarvan jij weet dat die niet effectief zullen zijn, of waarin je totaal geen interesse hebt. Ik zal hier verder geen vragen over stellen. Je hoeft dus niet uit te leggen waarom je bepaalde oplossingen wegstreept.
C:	Ik denk niet dat ik een heet bad ga nemen, een boek ga lezen of ga mediteren. En natuurlijk kies ik ook niet voor de alcohol of de valium.
H:	Goed. Laten we nu de overgebleven opties bekijken. Denk aan de gevolgen van de keuzes. Denk je dat je ze zou uitvoeren? Denk je dat ze effectief zijn? Misschien kun je zo nog een aantal mogelijkheden wegstrepen.
C:	Ik streep ook naar rustgevende muziek luisteren weg. In het verleden heb ik dit geprobeerd, maar vaak kon ik de desbetreffende cd niet vinden. Bovendien heb ik momenteel geen goede cd-speler in huis.
H:	Prima. Kies nu een oplossing die je zou willen proberen. Welke oplossing zie je jezelf wel een paar keer per week doen?
C:	Ik zou de thee willen proberen. Dan ga ik automatisch ook minder koffie drinken. Na het avondeten wil ik helemaal geen koffie meer drinken.
H:	Dat klinkt goed. Beschrijf nu hoe je dit gaat aanpakken. Wanneer koop je bijvoorbeeld de thee?
C:	Vandaag, op weg naar huis. En ik laat de thee op het aanrecht staan, zodat ik deze niet kan vergeten.
H:	Zou je ook een obstakel kunnen bedenken?

Let op: De hulpverlener probeert eventuele obstakels te achterhalen die de opdracht kunnen bemoeilijken. Zo kunnen eventuele problemen tijdig aangepakt worden.

C:	Nee. Ik heb voldoende geld om thee te kopen en ik heb het in de winkel al zien liggen. Er is geen probleem.
H:	En wat doe je als de thee in de winkel vandaag uitverkocht is? Wat is dan plan B?
C:	Ik ken nog een winkel waar ze veel verschillende soorten thee en koffie verkopen. Ik zou naar die winkel kunnen gaan om te zien of zij de thee hebben. Ik weet zeker dat ze een aantal soorten thee zonder cafeïne (theïne) verkopen.
H:	Goed. En hoe vaak ga je deze thee drinken komende week?

Let op: De hulpverlener vraagt eerst naar een back-upplan en wil vervolgens weten hoe vaak de gekozen oplossing zal worden toegepast.

C:	Ik ga de thee elke avond drinken. Of liever gezegd, vijf avonden per week. En op die avonden zal ik geen koffie drinken. Dit weekend ben ik niet thuis, dus ik kan niet toezeggen dat ik zeven avonden deze thee zal drinken.
H:	Dit is een goed en doordacht plan. We kunnen het nu hierbij laten, of we kunnen nog twee mogelijke oplossingen bespreken.
C:	Ik zou graag verdergaan. Ik heb echt last van mijn slaapprobleem. Ik zou bijvoorbeeld ook niet meer dan vijf sigaretten kunnen roken na het avondeten.
H:	Denk je dat je dat vol kunt houden? Stel jezelf voor dat je nog maar vijf sigaretten rookt na het eten. Is dat een realistisch doel? Wat zou het gevolg zijn?

Let op: De hulpverlener doorloopt nu voor deze tweede mogelijke oplossing de punten b tot en met f van stap 3: een oplossing kiezen.

C:	Misschien moet ik het op acht sigaretten houden. Dat klinkt beter. Ik denk niet dat ik aan vijf sigaretten genoeg heb.
H:	Goed. Kun je me nu nauwkeurig beschrijven hoe je dit gaat aanpakken?
C:	Als ik maar acht sigaretten mee naar huis neem van mijn werk, kan ik er ook maar acht roken. Daar zal ik aan denken. Ik heb er vaak over gedacht om minder sigaretten mee naar huis te nemen.
H:	Zou je een obstakel kunnen bedenken? Dit is een cruciaal onderdeel van de oplossing.
C:	Eens even kijken. Ik zal het in mijn agenda schrijven. Hier kijk ik altijd in voordat ik naar huis ga. En als ik dat om een of andere reden niet doe, dan zal ik de sigaretten aan mijn buurvrouw geven.

Let op: De hulpverlener moedigt de cliënte aan om na te denken over mogelijke obstakels. De cliënte bedenkt back-upplannen.

| H: | Hoe vaak zul je deze week maar acht sigaretten roken na het eten? |
| C: | Vijf dagen, gedurende de week. |

Let op: Opnieuw laat de hulpverlener de cliënte uitspreken hoe vaak zij deze oplossing gaat toepassen.

H:	Veel succes, Evelien! In de volgende sessie zullen we de oplossingen die je hebt geprobeerd, bespreken. Als ze hebben geholpen, prima! Maar misschien moeten we hier en daar nog wat aanpassen. Maar dat bespreken we de volgende keer wel.

Het is essentieel om stap 4, het resultaat evalueren, in de volgende sessie te introduceren. Zorg ervoor dat u de pogingen van de cliënt positief bekrachtigt. Pas oplossingen aan als dat nodig is. Als de cliënt niet heeft geprobeerd om de oplossing toe te passen, kunt u dit benaderen als een probleem dat aandacht behoeft. De hele probleemoplossende procedure kan hierop afgestemd worden.

Wanneer de cliënt de techniek begrijpt, bespreek dan een ander probleem van de cliënt aan de hand van het stappenplan. Voor het beëindigen van de behandeling dienen deze probleemoplossende vaardigheden ontwikkeld te zijn, zodat de cliënt adequaat met toekomstige probleemsituaties kan omgaan.

6.3   Training in vaardigheden: drank weigeren

De derde vaardigheidstraining die in dit hoofdstuk wordt besproken is een training voor het weigeren van drank en/of drugs. Deze vaardigheidstraining bestaat uit vier onderdelen:
1. familie en vrienden bij het probleem betrekken;
2. risicovolle situaties bespreken;
3. op assertieve wijze alcoholhoudende drank leren weigeren;
4. negatieve gedachten herstructureren.

6.3.1 Sociale contacten bij het probleem betrekken

CRA gaat ervan uit dat mensen deel zullen nemen aan activiteiten waarvoor zij positieve bekrachtiging ontvangen vanuit hun sociale omgeving. Het lijkt dan ook logisch om alcoholafhankelijke cliënten te omgeven met mensen die abstinentie stimuleren.

Vraag uw cliënt om familieleden en vrienden op de hoogte te stellen van zijn beslissing om te stoppen met zijn drankgebruik. De meeste cliënten verwachten verschillende reacties, uiteenlopend van positieve, motiverende reacties tot negatieve, wantrouwige reacties. De cliënt moet ongeacht de reactie duidelijk maken dat hij wil dat zijn beslissing gerespecteerd wordt en dat hij de steun van familie en vrienden zou waarderen. U kunt rollenspelen houden om deze interacties te oefenen.

Tijdens de rollenspelen oefent u eerst de interactie met mensen die afwijzend staan ten opzichte van de beslissing van de cliënt. Overtuig uw cliënt ervan dat deze mensen meestal wat tijd nodig hebben om aan het idee te wennen. De cliënt moet consistent zijn in het weigeren van alcohol, zonder er een punt van te maken. U zou uw cliënt ook moeten adviseren om vrienden die nog steeds alcohol gebruiken, niet te veroordelen. Wel of niet drinken is een persoonlijke keuze en wederzijds respect voor de beslissing van de ander is de basis voor vriendschap.

Maar dit is slechts het begin. Onderzoek heeft veelvuldig aangetoond dat alcoholafhankelijke cliënten die abstinent zijn, redelijk gemakkelijk terugvallen in gebruik als er sociale druk wordt uitgeoefend (Brownell, et al., 1986). Dit is begrijpelijk aangezien het sociaal geaccepteerd is om met vrienden te drinken. Iemand kan de cliënt een alcoholhoudend drankje aanbieden omdat hij/zij niet op de hoogte is van het drankprobleem. Soms bieden mensen die er wel van afweten, de cliënt een drankje aan. Zij gaan ervan uit dat één drankje geen kwaad kan. Dit hoeft niet kwaadaardig bedoeld te zijn: deze mensen zijn vaak niet op de hoogte van de schadelijke effecten die alcohol, zelfs in de kleinste hoeveelheden, heeft op de cliënt. Helaas zijn er ook 'kwaadaardige' mensen die de cliënt bewust uitdagen om weer alcohol te drinken.

Soms gaat het om een subtiele vorm van sociale druk. Als de vrienden van Emanuel bijvoorbeeld stevige drinkers zijn, kunnen zij zich ongemakkelijk voelen wanneer hij niet meer drinkt. Als gevolg hiervan gaan zij hem steeds meer buitensluiten. Emanuel wordt niet meer uitgenodigd voor kaartavonden, visuitjes, of voor het kijken van voetbal. De boodschap is duidelijk: als je niet met ons meedrinkt, dan ben je niet langer welkom in de groep. Dit is nog een reden waarom sociale contacten en vrijetijdsbesteding al in het beginstadium van de behandeling veel aandacht behoren te krijgen. Het is te hopen dat cliënten nieuwe vrienden en activiteiten zoeken. Het aanhalen van vriendschappen met vroegere drinkmaatjes kan leiden tot risicovolle situaties.

Het zijn echter niet alleen vriendschappen die de pogingen van een cliënt om te stoppen met alcoholgebruik kunnen ondermijnen. Soms komt de druk van de partner van de cliënt. Dit was bijvoorbeeld het geval bij Henry, die zijn vrouw Renée meebracht naar de eerste behandelsessie. Henry's drankgebruik had voor serieuze problemen gezorgd. En ondanks drie eerdere, mislukte pogingen om zijn drankgebruik onder controle te krijgen, was Henry fel tegen het tijdelijke gebruik van disulfiram. Toen het stel terugkwam voor de tweede sessie, kondigde Henry aan dat hij toch bereid was disulfiram te gaan gebruiken. Hij had ervaren dat het toch moeilijker was dan dat hij aanvankelijk had gedacht om van de alcohol af te blijven. Tot verbazing van de hulpverlener was Renée tegen de beslissing om disulfiram te gaan gebruiken. Zij uitte haar bezorgdheid over de eventuele schadelijke bijwerkingen en gezondheidsrisico's. Ten slotte sprak zij uit dat ze wilde dat Henry zich als een 'normale' echtgenoot zou gedragen. Hij zou haar mee uit moeten nemen voor een hapje, een drankje en af en toe een bezoek aan de bioscoop. Ze klaagde dat er niet veel aan zou zijn zonder een drankje ter ontspanning. De hulpverlener wees haar erop dat ze dingen verwachtte van haar man die hij in dit stadium van de behandeling nog niet aan zou kunnen. In een latere sessie kwam de ambivalentie van Renée over hun huwelijk nog sterker naar voren.

De genoemde voorbeelden illustreren hoe subtiele of minder subtiele druk vanuit de sociale omgeving van de probleemdrinker abstinentie kan bemoeilijken. Vrienden en familie op de hoogte brengen van de situatie en hun steun vragen is slechts het eerste stadium van de training in alcohol weigeren. Het aanleren van daadwerkelijke strategieën voor het weigeren en het oefenen met het weerstaan van druk zonder schuldgevoel zijn belangrijke elementen, waar we later dieper op in zullen gaan.

6.3.2 Risicovolle situaties in kaart brengen

De tweede fase van de training gaat over het vaststellen van risicovolle situaties voor drankgebruik. Verwijs naar de functieanalyse voor drankgebruik. Laat uw cliënt externe triggers voor drankgebruik in kaart brengen, dat wil zeggen de omgevingsfactoren die geassocieerd worden met drankgebruik. Vraag uw cliënt tevens om vijf tot tien verschillende situaties te noemen waarin een terugval mogelijk is. Vaak helpt het om de cliënt tien veelbezochte plaatsen te laten noemen waar hij dronk voordat hij in behandeling kwam. Ondanks deze hulpmiddelen zullen er nog steeds cliënten zijn die beweren geen toekomstige situaties te kunnen bedenken waarin zij eventueel tot drankgebruik verleid zouden worden. Zelfs na aandringen kunnen zij slechts een of twee van dergelijke risicosituaties benoemen. Als dit het geval is, kunt u de cliënt situaties voorleggen die door andere cliënten in het verleden zijn genoemd. Sommige CRA-hulpverleners noteren de suggesties op indexkaarten, die ze aan de cliënt overhandigen. Ze vragen de cliënt vervolgens om de kaarten te bekijken en de kaarten met relevante scenario's apart te leggen. Deze kaarten vormen de basis voor eventuele rollenspelen. Hierna vindt u enkele mogelijk risicovolle situaties die op indexkaarten genoteerd kunnen worden:

1. U en uw partner zijn met vrienden uit eten in een leuk restaurant. Iedereen neemt een alcoholisch drankje vooraf.
2. U bent op een kerstborrel van het werk. Uw baas is niet op de hoogte van uw alcoholprobleem en overhandigt u samen met de beste kerstwensen een glas rode wijn.
3. U bent uitgenodigd voor een bruiloft. De moeder van de bruid overhandigt u een glas champagne. Hoewel u het drankje afslaat, zegt de moeder dat één glaasje geen kwaad kan en dat u moet toasten op het bruidspaar.
4. U rijdt elke dag met dezelfde groep mensen naar het werk. Op vrijdagmiddag wordt er bij een slijterij gestopt om bier te halen, dat verderop bij de picknickplaats wordt opgedronken. U zit in de auto wanneer een collega u een biertje aanbiedt. Iedereen weet dat u gestopt bent met drinken.
5. U had een probleem op het werk en u vindt dat uw baas u oneerlijk heeft behandeld. Een van uw collega's ziet hoe boos u bent en zegt: 'Zo te zien kun je wel een biertje gebruiken. Het is bijna vijf uur. Laten we naar het café aan de overkant gaan.'
6. U arriveert op een feestje en u voelt zich ongemakkelijk. Iedereen lijkt het naar zijn zin te hebben, maar u voelt zich er niet thuis. Er komt een vriend naar u toe die zegt dat u zich moet ontspannen. Hij wijst naar de keuken en zegt: 'Ga je gang. De whisky en de wijn staan op de keukentafel, het bier staat in de koelkast.'
7. Een oude bekende die je een paar jaar niet hebt gezien, staat opeens voor je deur. Hij heeft bier bij zich om jullie weerzien te vieren. U zegt hem dat u niet meer drinkt, maar hij staat erop dat jullie, net als vroeger, er samen eentje drinken.

8. Uw nieuwe partner heeft u uitgenodigd voor een etentje bij zijn ouders thuis. Zij weten niet dat u in therapie bent. Zijn moeder serveert wijn bij het avondeten en schenkt zonder vragen een glas wijn voor u in.
9. U bent intiem met uw vriendin en zou graag gemeenschap met haar hebben. Plotseling bespringt u de angst dat u nuchter niet in staat bent om de liefde te bedrijven. Uw vriendin ziet dat u nerveus bent en biedt een drankje aan.

Deze negen scenario's zijn simpelweg voorbeelden van risicovolle situaties van andere cliënten. U kunt zelf nog voorbeelden toevoegen, of u kunt uw cliënten op andere manieren motiveren. Wanneer er een aantal risicovolle situaties in kaart zijn gebracht, is het tijd om het weigeren van drank te oefenen in rollenspelen.

6.3.3 Assertief drank weigeren

Dit onderdeel van de training drank weigeren is mede gebaseerd op het werk van Monti et al. (1989). De vaardigheden kunnen het beste stap-voor-stap aangeleerd worden. Afhankelijk van de cliënt en de situatie kunnen de volgende stappen getraind worden:
1. Zeg: 'Nee, dank je.'
2. Let op lichaamstaal.
3. Suggereer alternatieven.
4. Verander van onderwerp.
5. Confronteer de agressor.

De eerste stap bij assertief drank weigeren lijkt gemakkelijker dan hij is: een cliënt nee leren zeggen wanneer hem een drankje wordt aangeboden. Dit is het succesvolst als u een cliënt vraagt te denken aan de negatieve gevolgen van drankgebruik. Vervolgens laat u uw cliënt in gedachten een lijst maken met positieve effecten van het stoppen met drinken.

Uw cliënt hoeft onbekenden en vage bekenden geen reden te geven waarom hij drank weigert. Een simpel 'Nee, dank je', is doorgaans voldoende. Er zijn voortdurend mensen die een drankje weigeren. Niet-probleemdrinkers voelen zich nooit verplicht om uit te leggen waarom ze een drankje afslaan. Cliënten verbazen zich hierover. Ze voelen zich meestal verplicht om hun weigering toe te lichten. Sommige cliënten voelen zich daarom beter bij een antwoord als: 'Nee, dank je, ik drink niet meer.' Variaties hierop zijn ook mogelijk, zolang de cliënt de boodschap maar op een positieve, assertieve en krachtige manier overbrengt.

Drankjes weigeren van familieleden en goede vrienden gaat iets anders in zijn werk, omdat zij de cliënt waarschijnlijk zullen vragen om uitleg. Vaak reageren cliënten met een excuus als: nu niet, misschien straks; vandaag niet, ik heb last van mijn maag, of: ik slik medicatie, dus het is beter van niet. Door dit soort redenen te geven loopt de cliënt het risico dat hem op een later moment opnieuw drank wordt aangeboden.

De tweede stap van de training Drank weigeren is de cliënt te leren zich bewust te zijn van zijn lichaamstaal. Ook lichaamstaal moet het besluit van de cliënt ondersteunen. Als de cliënt begint te zweten of te stotteren, of als hij oogcontact vermijdt, dan gaat de aanbieder van het drankje ervan uit dat het besluit van de cliënt nog niet vaststaat. Een zelfverzekerd, krachtig nee, dat ook door lichaamstaal wordt ondersteund, is veel overtuigender.

Een derde techniek om drank te weigeren is het geven van alternatieven. Een cliënt kan bijvoorbeeld zeggen: 'Nee, dank je, ik drink geen alcohol, maar een kop koffie is prima.' Zorg ervoor dat de cliënt een goede lijst met alternatieven tot zijn beschikking heeft en oefen deze techniek in rollenspelen.

Een vierde manier om drank te weigeren is van onderwerp veranderen. De cliënt kan het gesprek bijvoorbeeld brengen op het weer, wederzijdse vrienden of sport.

In de volgende dialoog wordt geïllustreerd hoe een cliënt de vier tot dusver genoemde technieken kan gebruiken. Merk op dat er geen 'juiste' volgorde is waarin de stappen toegepast dienen te worden.

H:	Oké, Dirk. Ik zal de rol van aanbieder op me nemen en je een drankje aanbieden. Ik ben je baas en we hebben een feestje bij mij thuis. Nu loop je de keuken in waar alle drankjes geserveerd worden. Ik wil dat je een drankje met me drinkt. Het is de bedoeling dat je het drankje weigert met behulp van de eerder besproken strategieën.
C:	Dat zal niet gemakkelijk zijn. Ik kan bijna niet weigeren omdat het over mijn baas gaat. Ik moet aardig zijn. Oké, ik ben er klaar voor. Ik ga het proberen.
H:	(In de rol van baas.) Ik ben blij dat je er bent, Dirk. Hier, neem een biertje. Ik heb deze speciaal voor het feest gekocht. Het is heerlijk, koud bier.
C:	Nee, dank u. Ik zie dat u een veranda hebt. Hebt u die zelf gebouwd?
H:	Kom, neem je een biertje mee? Dan laat ik je de veranda zien.
C:	Nee, dank u, maar een cola lust ik wel. Zeg, is de veranda gemaakt van eikenhout?
H:	Goed gedaan, Dirk. Je wijkt niet af van je standpunt. Je veranderde van onderwerp, maar toen ik aandrong, gaf je niet toe en vroeg je om een cola. Vervolgens wisselde je opnieuw van onderwerp. Je stond echt achter je besluit. Heel goed.

Let op: De cliënt gebruikt de eerste vier technieken voor het weigeren van de drank. Hij zei op overtuigende wijze: nee, dank u, vroeg om een cola en veranderde van onderwerp. Cliënten kunnen gebruikmaken van enkele of alle genoemde stappen, afhankelijk van hun voorkeur en de houding en positie van de aanbieder.

Helaas zullen deze vier methoden niet iedereen die alcohol aanbiedt, ontmoedigen. In deze gevallen dient de cliënt een steviger standpunt in te nemen. Als laatste redmiddel kan de cliënt de confrontatie aangaan met de aanbieder van de drank. Bij de confrontatie vraagt de cliënt waarom het zo belangrijk is dat hij de drank aanneemt, bijvoorbeeld:

1. Ik heb nu meerdere keren gezegd dat ik geen alcohol drink, maar jij blijft maar aandringen. Ik begrijp dat niet. Waarom is het zo belangrijk voor jou dat ik drink?
2. Ik wil geen alcohol. Ik begrijp niet goed wat daaraan niet duidelijk is. Waarom blijf je toch aandringen?

In principe zou het niet nodig moeten zijn dat de cliënt zijn weigering moet verdedigen. Door de aanbieder te confronteren, richt de cliënt de aandacht op het motief van de aanbieder. Meestal zal de aanbieder hierna stoppen. De cliënt moet echter voorbereid zijn op eventuele tegenaanvallen en in sommige gevallen op het verlies van een vriendschap.

Er zijn veel mogelijkheden om alcoholhoudende drank op een assertieve manier te weigeren. Maar zelfs wanneer een cliënt die heeft toegepast, kan hij schuldgevoelens overhouden aan het weigeren van drank. De cliënt kan zichzelf incapabel vinden omdat hij niet kan drinken als een 'normaal' mens. Hij kan drank weigeren ook moeilijk vinden omdat hij daardoor het gevoel krijgt dat hij zijn vrienden teleurstelt. Deze gevoelens worden minder wanneer de cliënt inziet dat het een goed recht is om drank te weigeren. Hoe langer een cliënt gestopt is met het drinken van alcohol en hoe meer positieve bekrachtiging hij ontvangt op andere leefgebieden, hoe gemakkelijker het schuldgevoel naar de achtergrond verdwijnt.

6.3.4 Negatieve gedachten herstructureren

Het laatste onderdeel van de training Drank weigeren omvat een cognitieve procedure die het gedachtepatroon van de cliënt onder de loep neemt. In essentie leert deze procedure de cliënt nee te zeggen wanneer de verleiding om alcoholhoudende drank te drinken zich aandient.

Verwijs opnieuw naar de CRA-functieanalyse van de cliënt (▶ bijlage 2.1), maar focus nu op de interne triggers van de cliënt. Dit zijn de gedachten en gevoelens die leiden tot drankgebruik. Cognitieve herstructurering behelst het onderzoeken van elke gedachte die geassocieerd wordt met drankgebruik. De achterliggende reden van de gedachte moet bestudeerd worden en moet vervangen worden door een positieve gedachte die niet in verband wordt gebracht met drankgebruik. U kunt de cliënt hiermee laten oefenen. Uw cliënt dient de negatieve gedachte in de ene kolom te noteren en een positieve gedachte in de andere kolom. Bespreek vervolgens met uw cliënt hoe realistisch elke gedachte is. Laat zien hoe de cliënt de oude, negatieve gedachte kan vervangen door een nieuwe, positieve gedachte. Laat uw cliënt de nieuwe gedachte meerdere keren herhalen. Terwijl de cliënt oefent met 'gedachtevervanging', moet hij een voorstelling maken van positieve gevoelens die bij deze gedachten horen. Hier volgt een korte demonstratie van deze techniek.

H:	Barbara, uit de functieanalyse blijkt dat de volgende gedachte drankgebruik triggert: Wat een verschrikkelijke dag. Ik heb een drankje nodig om te ontspannen. Zie je hoe je jezelf op deze manier tot drankgebruik aanzet? Heb je echt een drankje nodig om te ontspannen? Kun je iets anders bedenken wat je tegen jezelf zou kunnen zeggen als je je zo voelt?
C:	Ik zou misschien ook kunnen zeggen: Wat een verschrikkelijke dag! Misschien moet ik mezelf vanavond op ijs trakteren.
H:	Dat is een goed begin. Je gaat de uitdaging aan met de gedachte dat je een drankje nodig hebt om te kunnen ontspannen. Als je in plaats van alcohol ijs zou nemen, hoe zou jij je daarna voelen, denk je?
C:	Waarschijnlijk wel goed. Misschien in het begin niet, maar aan het einde van de avond ben ik vast trots op mezelf.

H:	Ik weet zeker dat je nog veel meer dingen kunt bedenken die je helpen ontspannen. Maar laten we nogmaals je gedachtegang bestuderen op momenten dat drankgebruik tot jouw opties behoort. Wat voor aardigs en positiefs zou je tegen jezelf kunnen zeggen aan het einde van een slechte dag; iets waardoor je je meteen beter voelt?

Let op: De hulpverlener zoekt nu naar immateriële 'beloningen', zoals positieve gedachten, waardoor de cliënte meer zelfvertrouwen krijgt. Deze manier van bekrachtigen heeft vaak onmiddellijk resultaat.

C:	Ik denk dat ik zou kunnen zeggen: Ik heb geen alcohol nodig om me beter te voelen. Het gaat nog steeds prima zonder alcohol, dus waarom zou ik dat nu in de war schoppen. Oké, ik heb een slechte dag gehad, maar wat dan nog. Ik weet al dat er morgen twee leuke dingen staan te gebeuren.
H:	Dat zijn een heleboel goede redenen om geen alcohol te gebruiken. Als je deze dingen tegen jezelf zou zeggen, hoe zou je je dan voelen, denk je?
C:	Ik denk dat ik me dan veel beter zou voelen.

Cognitieve herstructurering behoeft veel oefening. Help uw cliënt tijdens de sessie om te gaan met negatieve, drankgerelateerde gedachten en die gedachten positief te veranderen. Zo is de cliënt beter voorbereid om dit de komende week zelf te doen. Herinner uw cliënt eraan om te focussen op de gevoelens die voortvloeien uit de positieve gedachten. Bespreek het resultaat in een volgende sessie.

6.4 Tot besluit

Dit hoofdstuk heeft drie belangrijke vaardigheidstrainingen besproken: training van communicatieve vaardigheden, training van probleemoplossende vaardigheden en training van vaardigheden om drank te weigeren. De meeste alcoholafhankelijke cliënten hebben behoefte aan een combinatie van deze trainingen. Dit wordt duidelijk aan de hand van het individuele behandelplan van de cliënt. Noteer de specifieke vaardigheidstraining(en) in de kolom *Interventie* op het formulier met behandeldoelen en schrijf de trainingsperiode erbij. Additionele technieken om vaardigheden te ontwikkelen die als interventie kunnen worden beschouwd, worden besproken in het volgende hoofdstuk.

6.5   Bijlage

■ ■   Bijlage 6.1 Presentatie op 'white board' van een training probleemoplossende vaardigheden

Casus Evelien		

Definitie van het probleem:
kan niet inslapen
onrustige gedachten
kan niet ontspannen
Gerelateerde problemen:
cafeïne (cola-, koffie-inname)
nicotine (sigaretten in de avond)
hangen voor de tv in de avond
Brainstorm:
cafeïnevrije thee
's avonds een wandeling maken
's avonds minder sigaretten roken
's avonds minder koffie drinken
warm bad nemen voor het slapen gaan
boek lezen
ontspannings-, relaxatie-cd'tje
meditatie
alcohol drinken
valium nemen
rustige new age-muziek
Oplossingen (alternatief gedrag):
cafeïnevrije thee (5 keer per week)
geen koffie meer drinken na het avondeten (5 keer per week)
maximaal 8 sigaretten op een doordeweekse avond (5 keer per week)

Additionele CRA-technieken

CRA beoogt het ongewenste drinkgedrag van de cliënt te vervangen door alternatief gedrag en aangepaste copingstrategieën. Dit hoofdstuk geeft een overzicht van technieken die door CRA-hulpverleners gebruikt worden om dit doel te bereiken. Meestal worden deze technieken gebruikt in combinatie met reeds eerder besproken procedures, zoals de training probleemoplossende vaardigheden en de training communicatieve vaardigheden. CRA gaat er echter van uit dat de meeste technieken en strategieën weinig tot geen effect zullen hebben, zolang een cliënt die afhankelijk is van alcohol en/of drugs geen (passend) werk of een zinvolle dagbesteding heeft.

7.1   Loopbaanbegeleiding[1]

Bevredigend werk en financiële zekerheid zijn echt belangrijke aspecten van het dagelijkse leven. Een goede baan zorgt voor veel waardevolle bekrachtiging: zelfvertrouwen, structuur, stimulerende uitdagingen, complimenten van leidinggevenden, plezierige sociale interacties met collega's en financiële beloning. Inkomsten bieden daarnaast toegang tot diverse materiële bekrachtigers, zoals een huis, auto en vermaak. Een ander voordeel van een reguliere baan is dat er minder kans is op excessief drank- en drugsgebruik, omdat een baan structuur in de dag aanbrengt. Er zijn veel redenen te bedenken waarom alcoholafhankelijke cliënten baat hebben bij een baan. Echter, een baan vinden kan een tijdrovende aangelegenheid zijn.

7.1.1   Algemene beschrijving

In CRA-perspectief maakt men gebruik van een stap-voor-stapaanpak om cliënten te ondersteunen bij het krijgen en houden van een bevredigende baan. De training is van origine gebaseerd op Azrin en Besalels *Job Club Counselor's Manual* (1980). Voor de Nederlandse praktijk raden wij onder andere aan *Waardevol werk: Richting geven aan je loopbaan* (Kuijpers, 2000).[2] In dit boek worden veel aspecten van loopbaanbegeleiding behandeld, maar het gaat ook in op sollicitatietraining en het opstellen van een cv. Het boek beschrijft elke procedure nauwkeurig en verschaft uitstekende overzichten die gemakkelijk op de cliënt en het programma toegesneden kunnen worden.

De *Job Club Counselor's Manual* is ontwikkeld voor het gebruik in een club of groep. Helaas beschikken de meeste behandelprogramma's vandaag de dag noch over een equivalent van een *Job Finding Club*, noch over de middelen voor een intensief programma voor het vinden van een baan. Daarom is het noodzakelijk dat hulpverleners minimaal bekend zijn met de fundamentele procedures bij het zoeken naar een baan. Voor het verwerven van vaardigheden op het gebied van sollicitatietrainingen, vacaturekennis, competenties en dergelijke is het aan te bevelen samen te werken met een specialist (bijvoorbeeld een

---

1   In diverse hulpverleningsinstellingen heeft men specifieke hulpverleners die de cliënt begeleiden bij arbeidsre-integratie en financiële problemen (arbeidsconsulenten). Het is aan te raden om deze kennis en expertise in de CRA-behandeling te integreren of gebruik te maken van de aanwezige expertise.

2   M. Kuijpers (2000). *Waardevol werk: Richting geven aan je loopbaan.* Amsterdam: Uitgeverij Nieuwezijds.

arbeidsconsulent). De richtlijnen die hierna worden besproken, zijn aangepast en daardoor individueel toepasbaar.

7.1.2 Een curriculum vitae (cv) opstellen

Een cv opstellen is een belangrijke eerste stap in het proces van het vinden van een baan. Het doel van een cv is een positieve indruk creëren, zodat de sollicitant uitgenodigd wordt voor een sollicitatiegesprek. Met dit in gedachten is het aan te bevelen dat in een cv zo min mogelijk gaten vallen tussen banen, zelfs wanneer de cliënt tijdelijk werkloos was als gevolg van zijn drank- of drugsgebruik. Deze gaten kunnen wellicht creatief omschreven worden als periodes waarin de cliënt voor zichzelf aan het werk was of waarin de cliënt zijn carrièredoelen aan het overdenken was. Bij sommige cliënten in de verslavingszorg is de periode van werkloosheid dusdanig lang, dat gaten in een cv niet meer verklaard kunnen worden met bovenstaande toevoegingen. Bedenk in die gevallen dat een cv de relevante opleidingen, ervaringen en vaardigheden geeft, maar niet volledig hoeft te zijn. Als een cliënt eenmaal is uitgenodigd voor een gesprek, kan hij zijn situatie beter toelichten.

Om te bepalen welke informatie in het cv opgenomen moet worden, bespreekt u met de cliënt alle banen en trainingen die hij gehad heeft. Vaak zien cliënten bepaalde vaardigheden over het hoofd, of ze kiezen ervoor om bepaalde eigenschappen niet te noemen. Moedig uw cliënt aan om zijn eerdere werkzaamheden uitgebreid te beschrijven en stel een lijst met alle vaardigheden samen. Herinner uw cliënt eraan dat persoonlijke eigenschappen zoals geduld, loyaliteit of doorzettingsvermogen ook in een cv vermeld dienen te worden. In een oefening waarbij de cliënt in een rollenspel de complimenten van een collega naspeelt, kunnen deze persoonlijke eigenschappen aan het licht worden gebracht.

Het cv moet nauwkeurig worden samengesteld en hoort vergezeld te gaan van een begeleidende sollicitatiebrief.[3] Het is raadzaam arbeidsconsulenten in te schakelen om dit deel van het traject te ondersteunen.

7.1.3 Banen met een terugvalrisico vermijden

Bij het opstellen van het cv van uw cliënt hebt u een duidelijk overzicht gekregen van de banen die uw cliënt in het verleden heeft gehad. Vervolgens bespreekt u de kans op een terugval in alcoholgebruik bij elk van deze functies. Het doel is om cliënten weg te houden van risicovolle banen. Ook de functieanalyse kan geraadpleegd worden. Soms dient er een heroverweging gemaakt te worden als blijkt dat de cliënt een redelijk goed salaris krijgt bij een bepaalde baan, maar dat deze baan duidelijk geassocieerd wordt met drankgebruik. Vaak zullen cliënten aanvankelijk vooral interesse tonen in een werkveld waarmee ze bekend zijn, omdat ze verwachten daar sneller een baan te vinden. Het idee om van werkveld

---

3   Formulieren voor het opstellen van cv's en brieven zijn ruimschoots te vinden op internet, zie bijvoorbeeld de site van het Centrum voor Werk en Inkomen (► www.werk.nl). Andere handige internetsites zijn ► www.sollicitatieinfo.nl en ► www.leren.nl; zij geven een online handleiding voor het opstellen van een cv.

te wisselen kan in eerste instantie overweldigend zijn, maar het is in sommige gevallen echt nodig om abstinentie te handhaven.

7.1.4 Sollicitatieformulieren invullen

Vervolgens moet de cliënt leren om sollicitatieformulieren in te vullen. Hiertoe behoort het diplomatiek leren antwoorden op moeilijke vragen, zodat de cliënt in een goed daglicht blijft staan. In bepaalde gevallen dient de cliënt tijdens de sollicitatieprocedure de werkgever, bijvoorbeeld aan de hand van een medische verklaring, te informeren over zijn gezondheid. Deze meldingsplicht geldt alleen als de medische klachten problemen kunnen veroorzaken tijdens het werk. Vragen over de gezondheid mogen feitelijk alleen worden gesteld tijdens een aanstellingskeuring (medische keuring) en zijn slechts voor een beperkt aantal functies toegestaan. Stel dat in een dergelijke situatie bij het invullen van een medische verklaring toch gevraagd wordt of de sollicitant een drank- of drugsprobleem heeft. Het is dan verstandig die vraag niet te beantwoorden, in de hoop dat het antwoord erop in een eventueel gesprek met een arts toegelicht kan worden. Zo krijgt de cliënt de kans om uit te leggen dat hij in behandeling is en dat hij het probleem onder controle heeft en eraan werkt.

Verzamel eventueel verschillende sollicitatieformulieren bij bedrijven in de omgeving, zodat de cliënt kan oefenen met de verschillende vragen. Geef aan dat de cliënt deze formulieren duidelijk leesbaar moet invullen. Vaak wordt een sollicitatieformulier aan de kant gelegd omdat het onleesbaar is, vol staat met spelfouten of slordig is vormgegeven. De zorg die aan een brief of sollicitatieformulier is besteed, zegt iets over de cliënt.

7.1.5 Vacatures genereren

Nadat de cliënt een cv heeft opgesteld en bedreven is in het invullen van sollicitatieformulieren (indien van toepassing), kan hij op zoek gaan naar vacatures. Laat de cliënt hierbij een vaste procedure hanteren. Eerst stelt hij een lijst met vacatures op. Vervolgens noteert hij alle telefoonnummers. Vaak staan cliënten in eerste instantie afwijzend tegenover een gestructureerde methode om werk te zoeken. Ze geven er meestal de voorkeur aan om willekeurig te solliciteren. Maar dan stuit hij op twee problemen: (1) Er is geen tijd om het sollicitatiegesprek voor te bereiden. (2) Er is geen mogelijkheid om te bespreken of de functie geschikt is met het oog op mogelijke terugval.

U kunt op verschillende manieren informatie krijgen over openstaande vacatures. De meeste banen worden ingevuld via het informele circuit. Een manier om vacatures te achterhalen in het informele circuit is om vrienden en familie van de cliënt te laten weten dat de cliënt op zoek is naar werk. Ook voormalige werkgevers of collega's kunnen u en de cliënt op de hoogte stellen van vacatures. Bovendien kan uw cliënt verschillende (online) vacaturebanken raadplegen. De cliënt dient dan niet alleen een hoofdcategorie te checken, maar ook gerelateerde categorieën. Stel dat de cliënt werk zoekt als verkoper in een houthandel, dan dient hij te zoeken onder houthandel, maar ook onder houtdistributeurs en houtbewerking. Zo wordt het aanbod van mogelijke banen binnen het interessegebied van de cliënt groter.

De cliënt vult vervolgens de mogelijke werkgevers in op een formulier. Op dit formulier staan de naam van het bedrijf, de datum waarop het bedrijf telefonisch is benaderd, de naam van de persoon die het personeel aanneemt, het telefoonnummer, het adres en het resultaat van het telefoongesprek. Het formulier moet ook ruimte bevatten om informatie uit tweede en derde telefoongesprekken te noteren, zodat follow-up telefoongesprekken automatisch onderdeel uitmaken van het proces. Naast het raadplegen van vacaturebanken kunnen vacatures in de krant en bij uitzendbureaus leiden tot het vinden van een baan. Voordat de cliënt overgaat tot het aanschrijven, e-mailen en/of bellen van bedrijven, moet hij ten minste tien vacatures genoteerd hebben. Ook bij dit onderdeel geldt dat de arbeidsconsulent u en uw cliënt kan ondersteunen en nauw met u kan samenwerken.

7.1.6 Training telefoonvaardigheden

De cliënt zal moeten beschikken over basale telefoonvaardigheden om effectief te kunnen solliciteren. Zo is de sollicitant vaak afhankelijk van de telefoon voor het regelen van een gesprek, het plaatsen van een open sollicitatie (wat overigens steeds vaker via e-mailcontact en internet gebeurt), maar ook als hij nog wat aanvullende informatie wil verwerven over een specifieke vacature. Voordat de cliënt echter begint met bellen, moet hij positief kunnen communiceren via de telefoon. Bij een telefoongesprek kan uw cliënt het volgende format hanteren:

1. Stel uzelf voor.
2. Vraag naar degene die als contactpersoon vermeld staat in de advertentie (of van de persoon die verantwoordelijk is voor de aanname van personeel).
3. Spreek deze persoon met zijn/haar naam aan en stel uzelf voor.
4. Vertel in het kort over uw kwalificaties.
5. Stel uw aanvullende vragen over de vacature (of informeer naar mogelijke vacatures als het een open sollicitatie betreft en verzoek om een gesprek).
6. Als er geen vacatures zijn en er geen gesprek wordt toegezegd voor de functie waarnaar u op zoek bent, informeer dan naar de mogelijkheden voor een gesprek als er in een later stadium een vacature vrijkomt.
7. Als dit verzoek ook wordt afgewezen, vraag dan naar vacatures op een gerelateerd vakgebied.
8. Vraag toestemming om de naam van de persoon met wie u nu spreekt, te gebruiken wanneer u terugbelt in verband met vacatures.
9. Vraag wanneer u kunt terugbellen voor eventuele toekomstige vacatures.

Oefen deze negen stappen in rollenspelen totdat de cliënt de telefonische procedure onder de knie heeft, of werk dit onderdeel uit met de arbeidsconsulent. Wat ook kan, is dat u samen met de cliënt standaardformuleringen voor sollicitaties via internet en e-mailcontact opstelt en hem op deze wijze behulpzaam bent bij het proces van solliciteren.

7.1.7   Een sollicitatiegesprek oefenen

Stel dat uw cliënt een sollicitatiegesprek heeft, dan is het erg belangrijk hem te ondersteunen bij de voorbereiding door met hem het belang van punctualiteit, kleding en persoonlijke hygiëne te bespreken. Zorg ervoor dat er vervoer geregeld is. Richt u vervolgens specifiek op het verbeteren van de gespreksvaardigheden van de cliënt door gedragsoefeningen met hem te doen. In diverse handboeken (onder andere het eerder genoemde *Waardevol werk: Richting geven aan je loopbaan*) treft u oefeningen en voorbeelden aan van vragen die tijdens een sollicitatiegesprek gesteld worden en geschikte antwoorden daarop. Oefen deze vragen in rollenspelen. Zo zal uw cliënt goed voorbereid zijn op de vragen die toekomstige werkgevers kunnen stellen. Zorg voor positieve bekrachtiging waar nodig; dit zorgt ervoor dat de cliënt meer zelfvertrouwen krijgt. Het oefenen en vormgeven van dit onderdeel gebeurt vaak in overleg en samenwerking met de arbeidsconsulent van de instelling.

Werk zoeken kan moeilijk en frustrerend zijn. Uw cliënt moet voorbereid zijn op afwijzingen tijdens het proces. Als u hem hierop voorbereidt, zal hij minder snel ontmoedigd raken en langer gemotiveerd blijven. Cliënten moeten begrijpen dat afwijzingen horen bij het proces van werk zoeken. Herinner hen eraan dat dit slechts een probleem is dat een oplossing behoeft.

7.1.8   Een baan houden

De meeste mensen die in behandeling zijn voor problemen die gerelateerd zijn aan alcoholmisbruik, hebben er meer moeite mee om hun baan te houden dan om een baan te vinden. Daarom stopt de begeleiding niet als de cliënt een baan heeft gevonden. U dient de oorzaak van voormalige moeilijkheden op het werk te achterhalen. Een oefening die daarbij kan helpen, is om uw cliënt een lijst te laten opstellen met problemen die hij associeert met voormalige werkzaamheden en die mogelijk ook in de huidige baan een rol kunnen gaan spelen.

Bespreek vervolgens signalen van deze problemen. Zorg er bijvoorbeeld voor dat u op de hoogte bent van de relatie met leidinggevenden en andere collega's. Zoek uit of drankgebruik op het werk of andere omstandigheden zoals ziekteverzuim, te laat komen, slecht functioneren en dergelijke, factoren waren die een rol speelden bij het beëindigen van het dienstverband. Speelden juist emotionele problemen een rol bij het verlies van de baan? Het komt erop neer dat u de interne en externe triggers moet vaststellen die tot moeilijkheden op het werk hebben geleid.

Als alle mogelijke problemen en de oorzaken ervan zijn genoteerd, kan de probleemoplossende interventie, zoals beschreven in ► H. 6, gebruikt worden om positieve en/of meer constructieve oplossingen te vinden. Schrijf alle mogelijke oplossingen in de kolom naast de probleemomschrijvingen. Overtuig de cliënt ervan om verschillende oplossingen te proberen. Ga verder met rollenspelen als er problemen zijn die te wijten zijn aan een slechte communicatie. Bespreek wekelijks de positieve en negatieve ontwikkelingen met de cliënt.

De overige onderdelen van dit hoofdstuk beschrijven vijf additionele CRA-procedures die als een aanvulling beschouwd kunnen worden op de basistraining gedragsvaardigheden.

7.2 Oplossingsgerichte oriëntatie

Het is niet ongebruikelijk voor hulpverleners om een sessie te beginnen met een algemene vraag als: hoe gaat het ermee? of: waar zou je vandaag mee willen beginnen? In het belang van efficiëntie, en gebaseerd op resultaten uit het verleden, moeten CRA-hulpverleners zulke openingszinnen proberen te vermijden. Een hulpverlener die werkt vanuit CRA-principes is immers vastbesloten om snel door te gaan met het bespreken van oplossingen voor specifieke, relevante problemen. Openingszinnen gaan vaak over gedefinieerde doelen en opgegeven huiswerk. U kunt bijvoorbeeld een sessie openen met de vraag: Is het gelukt om je ouders te bezoeken? Of: Heb je sinds vorige week nog geoefend met drank weigeren? De sessie wordt besteed aan bepaalde taken, zoals het uitleggen van of oefenen met nieuwe procedures. Indien nodig probeert u te achterhalen waarom de cliënt afgesproken procedures niet goed heeft gevolgd. Het uiteindelijke doel is dat de cliënt voorzien wordt van probleemoplossende strategieën die later toegepast kunnen worden op een breed scala aan moeilijkheden. In essentie is het hele behandelproces meer oplossingsgericht dan probleemgericht, maar niet ten koste van empathie. De volgende dialoog laat zien hoe de hulpverlener (H) aan het begin van de sessie de cliënt (C) van een probleemgerichte oriëntatie in de richting leidt van een oplossingsgerichte oriëntatie. De hulpverlener moet hierbij letten op de volgende punten:

1. Vraag naar huiswerkopdrachten of andere vooruitgang met betrekking tot behandeldoelen.
2. Verzeker uzelf ervan dat de cliënt de redenen voor elke verandering begrijpt; ongeacht of het een succes betreft.
3. Bekrachtig de cliënt positief voor zijn pogingen.
4. Toon empathie.
5. Ga door met een oplossing voor een nieuw probleem in plaats van te blijven hangen in de probleembeschrijving zelf.
6. Kijk naar vergelijkbare problemen in het verleden van de cliënt om te bepalen welke oplossingen effectief waren.
7. Gebruik de probleemoplossende of een andere relevante procedure om hangende kwesties aan te pakken.

H:	Anne, wat voor vooruitgang heb je afgelopen week geboekt met betrekking tot de behandeldoelen?
C:	Ik heb weliswaar geen alcohol aangeraakt, maar ik moet wel zeggen dat mijn baas het me niet gemakkelijk maakt. Hij zit constant op me te vitten. Iedereen komt overal mee weg, en ze werken nog niet half zo hard als ik. Maar als ik ook maar iets fout doe, dan krijg ik de wind van voren.

H:	Oké. We zullen het zo over je baas hebben. Maar eerst wil ik je feliciteren dat je geen alcohol hebt gedronken. Dat is een hele prestatie, laten we er niet al te licht over doen! Wat heeft je het meest geholpen om deze week geen alcohol te drinken?
C:	Ik weet het niet. Het was deze week niet zo moeilijk. John leek me echt te steunen. Het zou best kunnen dat de huwelijkstherapie er iets mee te maken heeft.
H:	Dat is heel goed mogelijk. Je man ziet hoe hard je je inzet en jullie leren beter met elkaar communiceren. Het ziet ernaar uit dat deze sessies jullie wat dat betreft goed doen.

Let op: Omdat het nieuwe probleem niet echt een incident of een terugval is, besluit de hulpverlener om eerst de vooruitgang te bespreken. Ze zorgt voor positieve bekrachtiging voor de prestaties van de cliënt en verzekert zich ervan dat Anne weet waarom het deze week gemakkelijker was om geen alcohol te nuttigen. Als er bijvoorbeeld een terugval plaats zou hebben gevonden, dan zou deze bespreking uitgesteld zijn tot later in de sessie.

H:	Laten we nu verdergaan met probleemoplossende strategieën voor de kwestie met je baas. Het klinkt alsof je er erg gefrustreerd door bent.
C:	Ik kan hem niet uitstaan, hij is zo vervelend. Hij heeft die baan volgens mij alleen maar gekregen omdat hij familie is van de eigenaar van het bedrijf.
H:	Anne, ik zie dat je boos bent, en waarschijnlijk om een goede reden. Maar laten we eens kijken of we verder kunnen gaan en dit probleem anders kunnen aanpakken. We kunnen je baas niet veranderen. Maar als je je probleemoplossende vaardigheden traint, kun je misschien in de toekomst beter met hem overweg. Misschien krijgen we wat ideeën als we kijken hoe je een vergelijkbare situatie met je broer destijds hebt aangepakt.
C:	Oké. Ik begrijp het, maar mijn baas is nog steeds een nare man.

Hoewel de hulpverlener de gevoelens van Anne wil erkennen, wil ze haar niet aanmoedigen om nog meer tijd te steken in een negatieve en klagerige houding. Dit betekent niet dat Annes gevoelens onterecht zijn. Maar het doel is om de cliënt in een richting te sturen waarbij de aandacht ligt op oplossen van het probleem. De hulpverlener herinnert Anne eraan dat ze een vergelijkbaar probleem met haar broer heeft opgelost. De succesvolle oplossing wordt opnieuw besproken en indien mogelijk toegepast op het huidige probleem. De hulpverlener baseert zich hierbij op de probleemoplossende strategie, ongeacht of de eerdere oplossing wordt aangepast of dat een geheel nieuwe oplossing wordt bedacht.

7.3   Prompt rule[4]

Soms komt u cliënten tegen die aanvankelijk niet willen of niet kunnen meewerken aan het opstellen van hun behandeldoelen. Het kan gaan om ontoegankelijke cliënten of om cliënten die niet zeker weten wat ze willen bereiken met de behandeling. Er bestaat een

---

4   *Prompt rule* is samengesteld uit *to prompt* (aansporen) en *rule* (gedragsregel) en betekent in dit verband aansporen tot gewenst gedrag.

methodiek (*prompt rule*) waarmee een ontoegankelijke of besluiteloze cliënt aangemoedigd wordt om specifieke behandeldoelen te formuleren.

De aanpak wordt in de volgende dialoog gedemonstreerd. De hulpverlener probeert eerst een reactie los te krijgen door multiplechoicevragen te stellen. De antwoorden worden vervolgens omgevormd tot informelere antwoorden. Merk op dat de hulpverlener meestal niet de mate van structuur aangeeft zoals in onderstaand voorbeeld. Dit gebeurt normaal gesproken alleen in extreme gevallen.

H:	Oké Johanna, je hebt op het formulier Behandeldoelen ingevuld dat je je sociale leven wilt verbeteren door middel van nieuwe, alcoholvrije activiteiten. Welke activiteiten zou je willen doen?
C:	(Lange pauze.) Ik heb geen idee.
H:	Je lijkt moeite te hebben om te kiezen. Zal ik je hierbij helpen?
C:	Maakt me niet uit.

Let op: Nu zou u een specifieke activiteit moeten voorstellen in een poging om de cliënt bij het proces te betrekken.

H:	Volgens je functieanalyse houd je van tuinieren in het weekend. Zou je dit tot een sociale activiteit willen maken?
C:	Ik weet niet zeker of ik dat wel wil.

Let op: Op dit punt is het handig om een multiplechoicevraag te introduceren.

H:	Alle begin is moeilijk. Laat ik je een aantal opties geven. Welke van de volgende opties zou je willen proberen? Tuinieren tot een sociale bezigheid maken. Lid worden van een wandelgroep. Een cursus pottenbakken volgen. Gaan zwemmen.
C:	Ik weet het niet.

Let op: Als de cliënt nog steeds geen keuze kan maken, stel dan twee opties per keer voor.

H:	Je kunt ook kiezen uit twee alternatieven. Als je zou moeten kiezen tussen tuinieren of wandelen, Johanna, waar zou je dan de voorkeur aan geven?
C:	Ik weet niet zeker hoe ik van tuinieren een sociale bezigheid moet maken.

Let op: De cliënt laat doorschemeren dat zij geïnteresseerd is in tuinieren. Als de hulpverlener dit ook een reële optie vindt, kan hij probleemoplossende vaardigheden toepassen om de details uit te werken.

De *prompt rule*-methodiek helpt de cliënt om verantwoordelijkheid te nemen voor de behandeling, wat weer leidt tot een grotere motivatie. Als de cliënt na een aantal pogingen nog steeds niet wil deelnemen aan het behandelproces, kunt u besluiten de weerstand te onderzoeken of te bespreken, of over te gaan tot omkering van motivatie (▶ par. 7.5). Zoals al eerder is uiteengezet, is *prompt rule* een techniek die bij de meeste therapievormen niet voorkomt, omdat het keuzes forceert in plaats van genereert. CRA gaat alleen in uitzonderlijke gevallen over tot een dergelijke methodiek.

7.4   Training beperkte blootstelling

Het is niet gemakkelijk, maar in de meeste gevallen wel noodzakelijk, om cliënten ervan te overtuigen dat zij niet terug moeten gaan naar plaatsen waar zij vroeger vaak alcohol dronken. De externe triggers voor drankgebruik in deze omgevingen zijn vaak te krachtig. Toch zal zelfs de meest gemotiveerde cliënt zich soms in een omgeving bevinden waar hij voorheen drank gebruikte. Als de cliënt ervoor kiest om voor langere tijd in zo'n risicovolle omgeving te verblijven, kan dit opnieuw leiden tot excessief drankgebruik. Daarom lijkt het logisch om de tijd die de probleemdrinker doorbrengt in een dergelijke omgeving te beperken. Dit onderdeel is ontworpen om de tijd die wordt doorgebracht met alcoholgerelateerde activiteiten en in alcoholgerelateerde omgevingen te beperken.

Begin ermee te bepalen in welke gelegenheid de cliënt buitenshuis vaak alcohol nuttigde, zoals een café of het huis van een vriend. Vraag hem vervolgens om te schatten hoeveel tijd hij hier doorbrengt. Daarna onderzoekt u of de cliënt bereid is om minder tijd door te brengen in deze omgeving, en zo ja, hoeveel minder. Idealiter ziet de cliënt volledig van deze activiteit af, maar sommige cliënten kiezen ervoor om de tijd die zij eraan besteden te beperken. Bij het laatste scenario moet de cliënt zich voorstellen dat hij zich in deze omgeving bevindt en dat het tijd is om te vertrekken. De cliënt moet oefenen met het aankondigen van zijn vertrek en de voordelen hiervan in gaan zien. Het is vaak de moeite waard om een *in vivo*-trainingsfase in te lassen. Indien mogelijk vindt deze fase plaats op het moment dat de cliënt disulfiram inneemt en sociale ondersteuning krijgt. Hierdoor zal de kans op mislukking afnemen en de kans op sociale bekrachtiging voor het succesvol afronden van deze activiteiten toenemen.

Het tweede gedeelte van dit onderdeel van de training bestaat uit het beperken van de tijd die de cliënt doorbrengt in omgevingen die ook geassocieerd worden met drankgebruik, maar die ook veel positieve, niet aan drank gerelateerde aspecten bevatten. Het kan hier gaan om sportieve bezigheden, familie-uitjes en andere gestructureerde evenementen waarbij alcohol aanwezig is. Idealiter zou de cliënt ook deze activiteiten vervangen door nieuwe, alcoholvrije activiteiten. Maar dit is meestal een onrealistisch doel en daarom dient u de cliënt te helpen manieren te vinden om minder tijd door te brengen met deze activiteiten.

De volgende dialoog laat zien hoe de duur van blootstelling aan alcoholgerelateerde activiteiten kan worden verkleind. Het is van cruciaal belang om een goed plan achter de hand te hebben.

H:	Louise, je zei net dat je zondag bij je schoonfamilie gaat eten. Is dat niet een risicovolle activiteit voor jou?
C:	Ja, maar wat kan ik eraan doen? Het is de verjaardag van mijn schoonmoeder. Als ik niet ga, krijg ik nog meer problemen.
H:	Is het mogelijk om maar kort bij je schoonfamilie op bezoek te gaan, zodat je niet in de verleiding wordt gebracht om te drinken? Herinner je je de probleemoplossende procedure? Kun je een oplossing bedenken?
C:	Ik heb over de mogelijkheden nagedacht. Ik zou meteen na het eten weg kunnen gaan. Zo kan ik de drank vermijden.
H:	En hoe zou je dat aanpakken, wat zou je zeggen?
C:	Ik zou kunnen zeggen dat ik me niet lekker voel. Of dat ik andere plannen heb en dat ik eerder weg moet.
H:	Dat klinkt allebei goed. Welke reden wil je geven?
C:	Ik denk dat ik zal zeggen dat ik nog andere dingen te doen heb. Dat zeg ik liever dan dat ik zeg dat ik ziek ben.
H:	Goed. Wat zou een obstakel kunnen vormen om direct na het eten weg te gaan?
C:	Niets, ik heb het nu zo besloten. Ik heb het eerder gedaan en het werkt prima als Bert daarna met de kinderen nog iets langer blijft.

De cliënt genereert een aantal opties en kiest er een uit om de confrontatie met alcoholgebruik te ontlopen in een onvermijdelijke, risicovolle situatie. De hulpverlener checkt hoe
goed zij deze optie en de gevolgen heeft overdacht. In dit geval weet Louise dat er na het
eten alcoholhoudende drank zou worden aangeboden. Ze wil zo min mogelijk tijd doorbrengen in deze risicovolle situatie en ze weet precies wat ze moet vermijden en hoe. De
hulpverlener zal de volgende sessie naar de resultaten vragen en, indien nodig, helpen het
plan aan te passen voor toekomstige situaties.

7.5   Omkering van motivatie

Omkering van motivatie is een techniek die vergelijkbaar is met een *paradoxale interventie*. Binnen CRA wordt deze techniek gebruikt bij cliënten die weinig therapietrouw zijn
en ontelbare excuses hebben voor hun gebrek aan vooruitgang. Deze procedure bestaat
uit het achterwege laten van alle directe, duidelijke pogingen om de cliënt te motiveren.
In plaats daarvan wordt de verantwoordelijkheid voor verandering volledig bij de cliënt
gelegd en, in sommige gevallen, verlegd naar de *belangrijke ander*. Vaak doen zich dan
interessante ontwikkelingen en veranderingen in motivatie en attitude voor.

Kijk bijvoorbeeld eens naar de casus waarin de echtgenote van een nieuwe cliënt meldt
dat zij de inname van disulfiram door haar man niet heeft bijgehouden. Ook geeft het
koppel aan dat ze wekelijkse behandelsessies onnodig vinden. Als u gebruikmaakt van
omkering van motivatie, zult u aanvankelijk de eigen beslissing om het behandelplan te
veranderen toejuichen. U zult de positieve veranderingen van de echtgenoot benadrukken
en aangeven dat de echtgenote waarschijnlijk wel het beste zal weten wat goed is voor haar

man, omdat zij zo veel contact met elkaar hebben. Dan bespreekt u de problemen uit het verleden, waarna u vertelt hoe zij in de toekomst deze problemen zelf kunnen oplossen. Zodra u uw eigen aandeel in de behandeling begint te verkleinen, zal het koppel onrustig worden. Ze zullen zich realiseren dat zij nog niet zover zijn dat zij de problemen alleen aankunnen en willen niet in de steek gelaten worden. Op dit moment kunt u voorwaarden stellen voor het vervolg van de therapie.

Het is van belang dat de hulpverlener voor de effectiviteit van deze procedure goed op de hoogte is van de problematiek van de cliënt. Ook is het van belang dat er een redelijke relatie bestaat tussen hulpverlener en cliënt. Het eerste punt kan worden bewerkstelligd door het invullen van een functieanalyse.

Een tweede illustratie van dit onderdeel is te zien in de volgende dialoog tussen een hulpverlener en een door de rechtbank doorverwezen cliënt die niet openstaat voor welke gedragsverandering dan ook. Belangrijke elementen van de techniek komen terug in het gesprek en worden uiteengezet in de conclusie.

H:	Hallo Marcel, hoe gaat het vandaag?
C:	Het gaat redelijk goed.
H:	Oké, maar ik ben wel een beetje verbaasd dat te horen. We werken al ruim vijf weken aan bepaalde kwesties, maar er lijkt niet zo veel te veranderen.
C:	Tja, ik kom naar de behandelsessies. Ik doe wat de reclasseringsambtenaar me gezegd heeft te doen. Hij zei dat ik hier moest komen, en dat doe ik.
H:	Je reclasseringsambtenaar vertelde me dat je andere aanbevelingen niet hebt opgevolgd. Je hebt bijvoorbeeld niet serieus naar een baan gezocht. Dat is wel een voorwaarde van de reclassering, dat je weer aan het werk gaat. De andere optie is om vijf of zes maanden lang je straf uit te zitten in de gevangenis. En je hebt ook Nicole nog niet meegenomen.

Let op: Hier confronteert de hulpverlener de cliënt ermee dat hij geen werk heeft gezocht en zijn vrouw niet heeft meegebracht naar de behandelsessies. Hij herinnert de cliënt aan de mogelijke consequenties, namelijk omzetting van een voorwaardelijke straf in een gevangenisstraf.

C:	Ik wil niet terug naar de gevangenis, maar ik kom toch hier?
H:	Je hebt ook de huiswerkopdrachten niet gemaakt. Het enige wat je doet is op komen dagen bij de afgesproken behandelsessies. En dat is niet zo effectief op dit moment. Eerlijk gezegd weet ik niet waar dit zal eindigen. Je trekt nog steeds op met dezelfde mensen. Je gaat nog steeds naar cafés.
C:	Maar ik drink niet.
H:	Nee, en daar ben ik blij om. Maar hoelang zal dit nog duren? Marcel, dit lijkt raar, maar ik denk dat het beter voor ons is om met de behandeling te stoppen.
C:	Wat, hoe bedoelt u?

H:	Ik denk dat we op een punt gekomen zijn waarop ik twijfel aan de effectiviteit van de behandeling. Het lijkt erop dat jij gewoon je eigen dingen doet. Ik zal een brief schrijven naar de reclasseringsambtenaar om hem te laten weten dat wij geen goed team vormen en niet voldoende vooruitgang boeken. Jullie zullen dan samen vast en zeker tot een andere oplossing komen. Het kan zijn dat je meer gebaat bent bij een andere vorm van behandeling. De samenwerking tussen ons loopt op dit moment niet. Ik hoop dat je een hulpverlener vindt die wel accepteert dat jij je eigen programma samenstelt.
C:	Tja, ik weet niet of ik dat wel wil, want er is mij gezegd dat ik deze behandeling moet ondergaan. En ik wil niet naar AA-bijeenkomsten.
H:	Marcel, ik wil je niet steeds moeten aansporen. Misschien is dit niet het juiste moment voor jou om veranderingen door te voeren. In het begin heb je beloofd dat je werk en nieuwe vrienden zou gaan zoeken en dat je Nicole mee zou brengen naar de sessies. Maar je doet geen van deze dingen. Misschien heb je gelijk en zijn deze dingen van onderge-schikt belang op dit moment. Maar ik ben bang voor een terugval omdat bepaalde basis-veranderingen niet hebben plaatsgevonden. Dus ik zal de reclasseringsambtenaar moeten inlichten over de huidige situatie. Bespreek met hem de mogelijkheden van een ander behandelprogramma en eventueel een andere hulpverlener. Ik kan niet met je blijven werken als jij niet meewerkt en ik onvoldoende in staat ben je hiermee te helpen.

Let op: De hulpverlener gebruikt omkering van motivatie. Merk op dat hij niet zomaar de cliënt de schuld geeft van het gebrek aan vooruitgang. In plaats daarvan neemt hij gedeel-telijk de verantwoordelijkheid op zich door te zeggen dat zij geen goed team vormen. Hij spreekt uit dat de cliënt mogelijk een nieuwe hulpverlener kan vinden die beter past bij de 'zelfstandige' stijl van de cliënt. Op dit moment ligt de verantwoordelijkheid voor het vervolg van de behandeling weer bij de cliënt.

C:	Tja, ik weet niet of ik wel wil deelnemen aan een ander behandelprogramma. Ik voel me hier op mijn gemak. Ik kom hier al meer dan een maand. Waarom moet ik ergens anders naartoe? Het is niet nodig om mijn reclasseringsambtenaar te bellen.
H:	Maar we boeken geen vooruitgang, Marcel.
C:	Ik ben net pas begonnen, en ik drink niet eens!

Let op: Dit is een gebruikelijke reactie bij omkering van motivatie. De cliënt realiseert zich dat alle verantwoordelijkheid voor de behandeling nu bij hem ligt. Hoewel hij blij is met deze 'vrijheid' is hij niet in staat om de consequenties ervan te accepteren.

H:	Maar Marcel, je weet wat ik van je verwacht. Waarom vertel je me niet wat je op dit mo-ment wilt doen om in behandeling te blijven? Werk zoeken?

Let op: De hulpverlener realiseert zich dat er onderhandelingsruimte is ontstaan. Hij be-sluit van de gelegenheid gebruik te maken door de cliënt enkele minimale toezeggingen te laten doen.

C:	Tja… als… uh… ik heb wel rondgekeken.
H:	Je hebt veel banen afgewezen omdat je het salaris te laag vond. We hebben het gehad over het belang van een baan. Bovendien maakt het deel uit van je reclasseringstraject. Je hebt geweigerd om deel te nemen aan het programma Werk Vinden. Je zei dat je daarbij geen hulp nodig had. Zou je vanaf morgen wel willen deelnemen aan dit programma?
C:	Tja, ja, dat zou kunnen. Ik denk dat ik dat maar moet doen.
H:	Oké. En ben je bereid om Nicole mee te nemen naar de behandelsessie komende week?
C:	Ik denk van wel. Ik zal wel moeten.
H:	Niet twijfelen. Dit is jouw beslissing.
C:	Betekent dit dat ik hier in behandeling kan blijven?
H:	Ja, maar alleen als jij je toezeggingen nakomt, zal ik de situatie opnieuw bekijken. Ik wil graag met je samenwerken. Maar ik wil niet gebruikt worden als iemand die tijd schrijft voor jou en rapporten verstuurt waarin alleen maar staat dat je aanwezig bent geweest. Want realistisch gezien zou je kunnen terugvallen in alcoholgebruik en opnieuw in de problemen kunnen komen. En dat zie ik niet graag gebeuren. En je vrouw trouwens ook niet.
C:	Oké, je hebt gelijk, ik zal meer mijn best gaan doen.

Let op: Toen duidelijk werd dat de cliënt geen nieuwe hulpverlener wilde zoeken, stelde de behandelaar eisen aan voortzetting van de behandeling. Dit is een manier om de motivatie van de cliënt te vergroten. Hoewel deze manier van confronteren niet gebruikelijk is binnen CRA, wordt hij af en toe gebruikt. Er zijn een aantal unieke aspecten verbonden aan dergelijke confrontaties:

1. De confrontatie wordt aangegaan op een niet-neerbuigende en niet-verwijtende manier. In plaats van de cliënt te bekritiseren wordt de aandacht gericht op gedragingen die de cliënt wel of niet heeft uitgevoerd.
2. De confrontatie gaat ook over de belangrijkste bekrachtiger van de cliënt: vrijheid (gevangenisstraf vermijden).
3. De confrontatie is erop gericht om de cliënt zover te krijgen dat hij probeert aan enkele eisen van de behandeling te voldoen: werk zoeken en met relatietherapie beginnen.
4. De confrontatie bevat geen directe dreiging van de hulpverlener om de proeftijd van de cliënt in gevaar te brengen.
5. De hulpverlener neemt gedeeltelijk de verantwoordelijkheid op zich door uit te spreken dat hij denkt dat ze geen goed team vormen.
6. De hulpverlener formuleert positief als hij de weerstand van de cliënt benoemt als een 'zelfstandige' stijl.
7. De verantwoordelijkheid voor de behandeling wordt bij de cliënt gelegd.
8. Er wordt afgesproken dat de cliënt bij deze hulpverlener in behandeling kan blijven indien hij voldoet aan bepaalde eisen.

U dient deze techniek alleen te gebruiken wanneer u goed op de hoogte bent van de problematiek van de cliënt en kennis hebt van zijn bekrachtigers. De techniek zal niet succesvol zijn als de cliënt geen beloning ontvangt voor zijn keuze om in therapie te blijven. Het is tevens cruciaal om te interveniëren op het moment dat de cliënt een keuze moet maken. Meestal kiest een cliënt de weg van de minste weerstand en blijft hij bij zijn huidige hulpverlener.

Een van de richtlijnen van de procedure omkering van motivatie is dat deze techniek alleen toegepast moet worden als de hulpverlener er vrij zeker van is dat de cliënt ervoor zal kiezen om in behandeling te blijven. Desondanks moet de hulpverlener er altijd rekening mee houden dat de cliënt kan kiezen om te vertrekken. Om onvermijdelijke terugval te voorkomen kunt u in het laatste geval pogen de cliënt te verwijzen naar een ander programma.

7.6   Zelfstandigheidstraining

Een van de doelen van CRA is cliënten of koppels basisvaardigheden te leren zodat zij in de toekomst hun eigen problemen kunnen oplossen. Zelfstandigheidstraining is een manier om cliënten voor te bereiden op de toepassing van deze vaardigheden in het dagelijkse leven. De training bestaat voornamelijk uit gedragsoefeningen en feedback tijdens de behandelsessies en uit huiswerkopdrachten. Cliënten ervaren dat ze de meeste problemen zelf kunnen opsporen en oplossen, maar in geval van nood kunnen zij altijd terugvallen op de CRA-behandeling of programmaonderdelen.

Zelfstandigheidstrainingen zijn in veel vormen beschikbaar. In het eerste stadium van behandeling kan de training inhouden dat de hulpverlener de kamer verlaat terwijl het koppel zijn eigen problemen probeert op te lossen. De hulpverlener checkt de vooruitgang bij terugkomst en geeft feedback en positieve bekrachtiging. Het opzetten en uittesten van een vroegtijdig waarschuwingssysteem (▶ H. 10) maakt ook deel uit van de zelfstandigheidstraining. Deze procedure stelt het koppel in staat om zelf triggers voor drankgebruik te identificeren en terugval te voorkomen door probleemoplossende vaardigheden toe te passen. Een ander onderdeel behelst het ontwikkelen van een alcoholvrij sociaal en recreatief plan. Idealiter ziet de cliënt de anderen als rolmodel en zal hij steeds verder integreren in een alcoholvrije omgeving. Nog een onderdeel van de zelfstandigheidstraining is ervoor te zorgen dat koppels of individuele cliënten zich aanmelden bij bijvoorbeeld zelfhulpgroepen.

In een later stadium van de behandeling bestaat zelfstandigheidstraining uit een proces waarbij sessies steeds verder uit elkaar gepland worden. Het is gebruikelijk om over te gaan van wekelijkse sessies naar tweewekelijkse en vervolgens naar maandelijkse sessies. Vaak worden cliënten op een bepaald moment onzeker. Een manier om hiermee om te gaan is een zogenaamd open-deurbeleid. De hulpverlener is telefonisch (of per e-mail) beschikbaar om te helpen bepaalde moeilijkheden op te lossen. Bovendien vinden er elke twee tot drie maanden vervolgsessies plaats.

De laatste fase van de zelfstandigheidstraining bestaat uit de sessie waarin de behandeling beëindigd wordt. In zo'n laatste behandelsessie kunnen de volgende punten aan bod komen:

1. Bespreek de vooruitgang van de cliënt. Benoem de problemen en de huidige status ervan.
2. Bespreek wat u en de cliënt als meest waardevolle aspect van de behandeling ervaren.
3. Check of de cliënt begrijpt hoe hij de relevante procedures moet uitvoeren.

4. Geef de cliënt positieve bekrachtiging voor zijn pogingen en harde werk.
5. Bespreek alle niet-behaalde doelstellingen op het formulier Behandeldoelen en formuleer plannen om deze wel te behalen.
6. Onderzoek of de cliënt een gezond steunsysteem om zich heen heeft ontwikkeld.
7. Bespreek alle twijfels die de cliënt heeft om verder alleen door te gaan.
8. Herinner de cliënt eraan dat hij altijd telefonisch of per e-mail contact kan opnemen en eventueel een nieuwe sessie kan plannen.
9. Plan een definitieve vervolgafspraak binnen twee tot drie maanden.
10. Laat de cliënt weten dat u tot aan de vervolgafspraak ten minste eens per maand contact opneemt, dat kan telefonisch contact zijn, maar ook per e-mail. Dit verhoogt de kans dat de cliënt u ook belt of e-mailt wanneer er problemen ontstaan en dat hij op de vervolgafspraak zal verschijnen.

7.7   Tot besluit

Dit hoofdstuk heeft een aantal nuttige procedures gepresenteerd die de cliënt helpen een positieve, alcoholvrije levensstijl te ontwikkelen. Bovenaan de lijst staan handvatten voor het vinden en behouden van een baan. Deze procedures vormen slechts een aanvulling op de basisstrategieën: communicatieve vaardigheden, probleemoplossende vaardigheden en een training voor het weigeren van drank. Het volgende hoofdstuk richt zich specifiek op methoden voor het ontwikkelen van een nieuw en alcoholvrij sociaal leven.

Sociale activiteiten en vrijetijdsbesteding

Dit hoofdstuk is in het Engelstalige handboek geschreven door John H. Mallams.

Een belangrijk onderdeel van CRA is de cliënt ondersteunen bij het ontwikkelen van een bevredigend scala aan sociale en recreatieve activiteiten die meer bekrachtigend zijn dan het gebruik van alcohol. Als cliënten voor het eerst om hulp vragen, zijn ze vaak verstrikt geraakt in een 'drinkcultuur' waarin vriendschappen en recreatieve activiteiten zich gecentreerd hebben rond drankgebruik. In feite is drankgebruik veelal een vereiste om deze sociale relaties te onderhouden, oftewel sociaal faciliterend. Het is niet ongebruikelijk dat cliënten die stoppen met drankgebruik door deze vrienden negatief worden bejegend of zelfs worden geweerd uit het contact. Gezien de invloed die leden van een peergroup (en de sociale interacties die daarmee samenhangen) hebben op het drinkgedrag, kunnen ze fungeren als een trigger voor terugval. Het veranderen van vrienden en peergroup, maar ook het ontwikkelen van een andere en gezondere, alcoholvrije leefstijl, is moeilijk en vereist veel training en begeleiding in het beginstadium van de CRA-behandeling.

8.1   Een prosociale leefstijl ontwikkelen

Begin het gesprek met een bespreking van het belang van de ontwikkeling van sociale en recreatieve activiteiten die de gezondheid kunnen bevorderen. Om de relatie tussen drankgebruik en sociale activiteiten en vriendschappen te illustreren, vraagt u de cliënt vrienden en activiteiten te noemen die met alcohol zijn geassocieerd. Meestal zal de cliënt activiteiten noemen als het bezoeken van cafés, discotheken, nachtclubs, poolcafés, verenigingen, kaarten, het eten in bepaalde restaurants, of 'rondhangen' met vroegere drinkmaatjes. Vraag de cliënt vervolgens om mensen en sociale situaties te noemen die niet in verband staan met alcohol. Dit kunnen familie-uitstapjes, kerkactiviteiten, film kijken, sportactiviteiten en dergelijke zijn. Wanneer de cliënt het verband ziet tussen zijn drinkgedrag en zijn sociale leven, moedig hem dan aan om nieuwe vriendschappen te sluiten en alternatieve sociale activiteiten te ontwikkelen en uit te proberen.

8.1.1   Interessegebieden achterhalen

Uw volgende taak is om de interesses van uw cliënt te achterhalen. Tijdens dit proces moet u erop letten dat u niet uw eigen mening over recreatieve activiteiten ventileert. Identificeer activiteiten die de cliënt positief bekrachtigen. Een van de moeilijkste onderdelen is een nieuwe activiteit vinden die de cliënt wil uitproberen. De sociale activiteiten moeten ook toepasbaar en inpasbaar zijn zodra situaties met een hoog risico zich voordoen, zoals omstandigheden waarbij de cliënt een grote behoefte ervaart om te gaan drinken.

Soms komt het voor dat een cliënt geen enkele wenselijke alternatieve activiteit kan bedenken. Een manier waarmee ideeën gegenereerd kunnen worden, is de cliënt te vragen: Kun je van drie personen die jij zeer bewondert activiteiten noemen die zij leuk vinden om te doen in hun vrije tijd? Als de cliënt geen antwoord heeft op deze vraag, maakt u er een opdracht van. De opdracht zal meestal resulteren in een lijst met potentieel plezierige activiteiten. Ook kan gebruik worden gemaakt van de Plezierige Activiteiten Lijst (PAL)[1] om ideeën op te doen.

Een andere bruikbare techniek is om de cliënt vijf tot tien recreatieve activiteiten te laten opschrijven. Vraag de cliënt vervolgens om een van de activiteiten een week lang uit te voeren. Het idee hierachter is: probeer het eens, misschien vind je het leuk. Deze techniek wordt besproken in ▶ par. 8.1.3.

Meestal is het de moeite waard om toegankelijke, lokale activiteiten te bespreken, zoals een bezoek aan de bioscoop, een toneelstuk, een concert of sportwedstrijden. Dit zouden activiteiten moeten zijn die losstaan van alcoholgebruik en waarmee de cliënt mogelijk een nieuw sociaal netwerk kan opbouwen. Het lidmaatschap van een kerkgemeenschap, maatschappelijke organisatie, buurtvereniging of lokale zelfhulpgroep kan eveneens prima leiden tot nieuwe, alcoholvrije activiteiten.

Veel activiteiten vragen om betrokkenheid van *belangrijke anderen*. Vandaar dat het gedurende het veranderproces nodig is om de cliënt geregeld aan zijn doel te herinneren: het ontwikkelen en in stand houden van bevredigende relaties met *belangrijke anderen* die tevens alcoholabstinentie van de cliënt zullen steunen. Met dit doel in gedachten moet de cliënt worden aangemoedigd om te beginnen met een activiteit waarbij iemand betrokken is die zijn abstinentie steunt. De cliënt moet deze persoon, evenals andere vrienden, op de hoogte stellen van zijn doelstelling om abstinent te blijven en daarbij om steun vragen. Indien de cliënt niet beschikt over een sociaal vangnet en niet de vaardigheden heeft om zo'n vangnet te ontwikkelen, dient er in het beginstadium van de behandeling reeds aandacht besteed te worden aan training van communicatieve vaardigheden (▶ H. 6).

8.1.2 Activiteiten in de directe leefomgeving

Een belangrijke doelstelling van CRA is de cliënt ondersteunen bij het ontwikkelen van alternatieve sociale interacties en recreatieve activiteiten die drankgebruik ontmoedigen en abstinentie bevorderen. Terwijl normaal gesproken allerlei activiteiten die geschikt zouden kunnen zijn vaak al plaatsvinden in de directe omgeving of leefgemeenschap van de cliënt, ontbreekt het de cliënt meestal aan relevante kennis over dergelijke activiteiten. Om de toegankelijkheid tot deze activiteiten te verbeteren dient u, of de instelling, ten minste op de hoogte te zijn van geschikte activiteiten in de buurt. Dit houdt meer in dan alleen een beknopte activiteitengids onder handbereik houden. Zo'n gids zou ook gedetailleerde informatie moeten bevatten over de mate waarin elke activiteit kan tegemoetkomen aan de behoeftes en de mogelijkheden van de cliënt en zou ook informatie moeten bevatten over vrijwilligerswerk en zelfhulpgroepen. In de Verenigde Staten is het bijvoorbeeld vaak het geval, dat lokale AA-zelfhulpgroepen verbonden zijn met een kerkelijke gemeenschap. Hun overtuiging hoeft natuurlijk niet te passen bij de beleving van een cliënt. Het komt erop neer dat een niet goed doordachte en onderzochte aanbeveling van u kan resulteren

1   Roozen, H.G., Wiersema, H., Strietman, M., Feij, J.A., Lewinsohn, P.M., Meyers, R.J., Koks, M., & Vingerhoets, J.J. (2008). Development and psychometric evaluation of the pleasant activities list. *The American Journal on Addictions, 17*, 422-35.

in een negatieve ervaring voor uw cliënt. Het kan ertoe leiden dat uw cliënt minder vertrouwen in u krijgt en uiteindelijk sessies gaat afzeggen.

8.1.3 Bekrachtigers zoeken

De interessegebieden van de cliënt vaststellen is slechts het begin. Veel cliënten hebben er moeite mee om daadwerkelijk deel te nemen aan een nieuwe activiteit, vooral wanneer zij gestopt zijn met drinken. Om abstinentie te continueren dienen cliënten te experimenteren met alternatieve activiteiten, zodat ze daadwerkelijk kunnen bepalen of zij er plezier aan beleven. De kans om een bevredigende activiteit te vinden wordt groter naarmate men meer activiteiten uitprobeert.

Bij het opnieuw ontwikkelen van een sociaal netwerk kan weerstand ontstaan. Onderzoek waar die weerstand vandaan komt. Bespreek de vrees om niet te worden geaccepteerd door vreemden en geef goede suggesties voor activiteiten waarbij de kans op afwijzing klein is. De cliënt kan bijvoorbeeld aangemoedigd worden om deel te nemen aan een cursus in een van zijn interessegebieden. Als een cliënt bijvoorbeeld geïnteresseerd is in fotografie, zou hij kunnen deelnemen aan een cursus fotografie. Leg uit dat er tussen de cliënt en de rest van de deelnemers al een grote gemeenschappelijke factor is: een voorliefde voor fotografie. Hierdoor is er direct een gespreksonderwerp voorhanden. Dit zal de cliënt helpen om de nieuw aangeleerde communicatieve vaardigheden te gebruiken in een niet-bedreigende, alcoholvrije omgeving.

Omdat het moeilijk kan zijn om nieuwe activiteiten te ontwikkelen, is het verstandig om als hulpverlener geduld in acht te nemen en geen onrealistische verwachtingen te hebben. Oefening baart kunst, dus adviseer cliënten om regelmatig nieuwe activiteiten te plannen. Veel cliënten zullen deelname aan nieuwe activiteiten beter volhouden indien er sprake is van een structuur, zoals vooraf geplande bijeenkomsten.

8.1.4 Systematisch aanmoedigen

Zoals al eerder gezegd kunnen welwillende cliënten weliswaar toezeggen om deel te nemen aan een nieuwe sociale activiteit, maar blijken zij er vervolgens niet aan toe te komen. Om potentiële obstakels te voorkomen, dient de cliënt aangemoedigd te worden. Hierbij dient de hulpverlener rekening te houden met de volgende drie aanbevelingen: (1) Ga er niet van uit dat de cliënt zelfstandig het eerste contact zal leggen. Wanneer de cliënt toezegt om een nieuwe activiteit te proberen, organiseer dan een rollenspel waarin de cliënt het eerste telefoongesprek met de organisatie naspeelt. Hierbij kunt u observeren hoe de cliënt anderen benadert. Bovendien is de kans vele malen groter dat de cliënt het telefoongesprek ook daadwerkelijk voert. Verder kunt u de cliënt positief bekrachtigen voor zijn pogingen. (2) Maak, indien mogelijk en gewenst, een afspraak met iemand binnen de te benaderen organisatie die als contactpersoon kan optreden voor de cliënt en hem eventueel kan ontvangen. Hierdoor voelt de cliënt zich beter op zijn gemak. Het dient tevens als stimulans voor de cliënt, want de intentie van de cliënt om deel te nemen aan de activiteit is nu ook bekend bij de andere persoon. (3) Bespreek de ervaring van de cliënt in een vervolgsessie om de mate van de bekrachtiging vast te stellen. Met andere woorden: is de activiteit voor herhaling vatbaar? Gebruik probleemoplossende technieken om de cliënt te helpen eventuele obstakels te overwinnen die toekomstige deelname zouden verhinderen. Denk bijvoorbeeld aan gebrek aan vervoer of aan een kinderoppas. Wanneer een cliënt toch een activiteit mist, probeer dan de redenen te achterhalen en start dan een probleemoplossend proces.

Het volgende voorbeeld laat zien hoe een CRA-hulpverlener (H) een cliënt (C) continu aanmoedigt om deel te nemen aan een recreatieve activiteit. De drie onderdelen worden benoemd.

H:	Suzanne, het idee om deel te nemen aan een cursus line-dansen lijkt mij prima! Laten we meteen aan de slag gaan en je inschrijven.
C:	Ik denk dat ik er pas eind deze week aan toekom. Ik heb het echt heel erg druk de komende dagen.
H:	Ik bedoelde dat we je nu kunnen inschrijven. Ik heb hier een folder bij de hand. Waarom kijk je er niet even in?

Let op: De hulpverlener wil voorkomen dat de cliënt 'te druk' blijkt om te bellen.

C:	Oké. Hier staat iets over dansen. Veel cursussen worden 's avonds gegeven. Dus dan kom ik niet in de knoei met mijn werk.
H:	Welke cursus zou je willen volgen?
C:	De beginnerscursus op dinsdag- en donderdagavond om 19.00 uur lijkt me prima. Daar zal ik me voor opgeven.
H:	Prima. Zullen we meteen bellen om je in te schrijven voordat de cursus in de komende periode vol zit.
C:	U bedoelt, nu bellen… vanuit uw kantoor? Ik weet niet precies wat ik dan moet zeggen.
H:	We zouden eerst een rollenspel kunnen doen, zodat je kunt oefenen met wat je gaat zeggen. Is dat een idee?
C:	Oké. Als ik het eerst een keer oefen, dan kan ik het wel.

Let op: De hulpverlener zal het telefoongesprek met de cliënt oefenen, feedback en positieve bekrachtiging geven. Daarna zal de cliënt naar de dansschool bellen.

H:	Suzanne, ik heb de docent van deze cursus al eerder gesproken. Zal ik haar bellen voor een afspraak om te vragen of ze je wil ontmoeten? Het kan prettig zijn om te weten dat je wordt verwacht.
C:	Ik wil niet lastig zijn. Maar misschien kan ze naar me toe komen, zodat ik weet dat ik niet op de verkeerde plaats ben.

Let op: Er wordt een plan gemaakt om een contactpersoon te benaderen. De cliënt zal zich meer op haar gemak voelen wanneer zij weet dat er iemand naar haar uitkijkt. Bovendien is de kans groter dat de cliënt daadwerkelijk deelneemt aan de cursus, wanneer de docent van de dansschool op de hoogte is van de intenties van de cliënt.

H:	Prima. Volgende week zullen we dan bespreken hoe de eerste lessen zijn verlopen. Laten we nu met het rollenspel beginnen.

Let op: Er zal opnieuw worden gesproken over de verwachtingen van deelname aan de cursus. De hulpverlener zal de cliënt in de volgende sessie vragen of ze heeft deelgenomen aan de cursus en wat ze ervan vond. Indien nodig worden daarbij probleemoplossende technieken gebruikt.

8.1.5 Toegang tot bekrachtigers

Soms lukt het cliënten niet om potentieel bevredigende, alternatieve activiteiten te ontwikkelen omdat zij niet over de juiste middelen beschikken. Het kan bijvoorbeeld zijn dat ze er geen geld voor hebben, of geen vervoer. Dit komt het meeste voor bij alleenstaande, werkloze en sociaal geïsoleerde cliënten. U kunt cliënten bijvoorbeeld voorzien van een gratis buskaart zodat ze een kerk, cursus, bioscoop of zelfhulpgroep kunnen bezoeken. Er kunnen aan de cliënt en familie ook bioscoopbonnen worden uitgedeeld voor een gezellig avondje uit.

Behalve dat u een actuele lijst met (gratis) activiteiten bijhoudt, dient u zich actief op te stellen bij het ontwikkelen van werkrelaties met buurtwerk, vrijwilligersorganisaties, kerkgroepen, het CWI en lokale overheden en stichtingen die toegang kunnen bieden tot de benodigde financiële middelen en vervoer. Vaak kunnen dergelijke organisaties voorwaarden scheppen en soms verstrekken ze gratis tickets of tickets met korting.

8.1.6 Response priming

Aanvankelijk lukt het de meeste cliënten om hun alcoholgebruik te minderen, maar om verschillende redenen vinden zij het moeilijk om regelmatig contact te hebben met mensen en activiteiten die abstinentie stimuleren. *Response priming* is een techniek die ervan uitgaat dat een cliënt eerder geneigd is om nieuwe gedragingen toe te passen als deze gedragingen op een eerder moment succesvol zijn gebleken. Het voor het eerst toepassen van een nieuwe gedraging kan echter veel moeite kosten. *Response priming* zorgt dan op het juiste moment voor hulp. Hierdoor verwerft de cliënt een sterkere positie met betrekking tot sociale steun en acceptatie.

In het volgende voorbeeld geeft een cliënte aan dat zij een collega zou willen vragen mee te gaan koffiedrinken in de stad. De hulpverlener *primet* (prepareert) de gedraging door het begin van de zin uit te spreken tijdens een gedragsoefening en door de cliënt positief te bekrachtigen. Merk op dat de hulpverlener tijdens het proces bepaalt of de cliënt aarzelt als gevolg van een gebrek aan sociale vaardigheden, of omdat zij bang is voor een afwijzing.

C:	Ik dacht aan een leuke sociale activiteit die ik met iemand samen kan doen: koffiedrinken. Er is iemand op het werk die ik graag wat beter wil leren kennen. Zij heet Jeanne, maar ik durf haar niet uit te nodigen.
H:	Het is prima dat je nadenkt over alternatieve activiteiten. Maar waarom durf je je collega niet uit te nodigen om met je mee te gaan?
C:	Wat als ik een verkeerde indruk wek en dat zij nee zegt? Ik zou me echt rot voelen.
H:	Karin, we weten allebei dat je nieuwe activiteiten moet ontwikkelen. Zullen we het gewoon proberen en zien op welke problemen we stuiten? Laten we oefenen met een rollenspel.
C:	Nee, ik durf haar eigenlijk niet te vragen! Waarom zouden we dan nog oefenen?
H:	Ik zal je helpen: Jeanne, ik vroeg me af of je interesse hebt om…
C:	Oké, oké. Jeanne, we hadden het er laatst over dat je graag naar het koffiehuis gaat In de stad om een kop koffie te drinken. Nu ben ik zaterdagochtend in de stad en ik vroeg mij af of je zin hebt om daar af te spreken?
H:	Hartstikke goed! Dat is prima wat mij betreft. Volgens mij heb je helemaal geen coaching nodig! Nu snap ik eigenlijk niet meer waarom je moeite hebt om haar uit te nodigen.

Na een kleine voorzet liet de cliënte zien dat ze goed in staat bleek om op een sociaal vaardige, assertieve manier haar collega uit te nodigen. De hulpverlener zag in dat de cliënte slechts aangemoedigd diende te worden. De hulpverlener deed dit door een voorzet te geven en vervolgens de cliënte positief te bekrachtigen. Hierna zou er een huiswerkoefening kunnen volgen. Indien de cliënte blijk had gegeven van slecht ontwikkelde sociale vaardigheden, dan zou de hulpverlener een voorbeeld van een geschikte vraagstelling hebben gegeven en opnieuw met de cliënte geoefend hebben. Na elke poging dient er feedback en positieve bekrachtiging gegeven te worden.

Response priming kan in allerlei verschillende situaties toegepast worden. Maar u dient eerst altijd de probleemsituatie nauwkeurig te evalueren. Stel dat een cliënt geïnteresseerd is in deelname aan een alcoholvrije activiteit (bijv. een danscursus), hij neemt deel aan de activiteit, maar heeft er geen plezier in. Soms is dit scenario het gevolg van een gebrek aan sociale vaardigheden, maar het kan ook zijn dat de cliënt er niet toe is gekomen iemand ten dans te vragen. *Response priming* kan dan op verschillende manieren ingezet worden om de cliënt aan te moedigen ook deze laatste stap te zetten. U kunt hem voorzien van zinnen die hij kan gebruiken. Door middel van rollenspelen kiest de cliënt dan de voor hem meest geschikte zin.

Er is ook een intensievere vorm van *response priming* denkbaar. U, een behandelassistent, of een vriend van de cliënt kunnen met de cliënt deelnemen aan een activiteit waarin de cliënt een danspartner ten dans kan vragen. Eerst zorgt de 'assistent' voor aanmoediging en oefening totdat de cliënt iemand ten dans vraagt. Later bespreekt de assistent de ervaring met de cliënt en gebruikt eventueel probleemoplossende technieken om moeilijkheden te identificeren en te corrigeren. Nu is de cliënt *geprimed* voor deze gedraging. De hulp van de assistent is niet meer nodig zodra de cliënt zelfstandig deze gedraging kan uitvoeren.

8.1.7 Social club

Een andere effectieve methode om cliënten te voorzien van kansen om hun nieuwe sociale vaardigheden te oefenen in een niet-bedreigende, alcoholvrije omgeving is een *social club* oprichten die gelieerd is aan de instelling. Zo'n *social club* is vergelijkbaar met de *Club* die beschreven is door Hunt en Azrin (1973) en Mallams et al. (1982). Dit is een doorgaans wekelijkse, alcoholvrije, sociale activiteit waaraan cliënten deelnemen die in een behandel-proces zitten. Deze laagdrempelige activiteit kan plaatsvinden op een bij voorkeur vaste locatie, bijvoorbeeld een restaurant, school, kerk, ziekenhuis, zelfhulporganisatie of een elders afgehuurde ruimte. Een *social club* is uniek omdat er voor de cliënten vrijwel geen kosten aan zijn verbonden. Qua organisatie hebben *social clubs* geen winstoogmerk.

Een *social club* biedt voordelen boven de programma's die bestaande organisaties aan-bieden:

1. Veel cliënten zijn eerder geneigd om deel te nemen aan een *social club* dan aan een kerk- of AA-bijeenkomst, omdat een *social club* niet gebonden is aan een bepaald ge-loof of een specifieke behandelvisie die afwijkt van CRA. De enige voorwaarden voor deelname zijn dat men niet drinkt (of onder invloed is) tijdens de bijeenkomst en dat men geen alcohol of drugs meebrengt.
2. *Belangrijke anderen* worden eveneens aangemoedigd om deel te nemen aan de club-activiteiten.
3. Alleenstaande, sociaal geïsoleerde cliënten ontvangen de hoognodige sociale steun en kunnen alcoholvrije vriendschappen ontwikkelen.
4. Alle clubactiviteiten zijn nagenoeg kosteloos en niemand zal om financiële redenen geweigerd worden.
5. Vervoer van en naar de club is voor iedereen beschikbaar via andere clubleden.
6. Er worden door de club geregeld maaltijden geserveerd.
7. Alle clubactiviteiten zijn vanzelfsprekend positief bekrachtigend.
8. Cliënten en hulpverleners worden aangemoedigd om soms gezamenlijk deel te nemen aan clubactiviteiten. Dit geeft de cliënt de mogelijkheid om nieuwe sociale vaardigheden te oefenen en het geeft de hulpverlener de mogelijkheid om de cliënt te observeren in levensechte situaties.
9. Door naar bekrachtigers te zoeken maakt de club het cliënten en *belangrijke anderen* mogelijk om een variëteit aan sociale interacties te ervaren. Vervolgens kunnen er onderbouwde beslissingen worden genomen over welke interacties het meest bevre-digend zijn.
10. De club dient als een opstapje naar de maatschappij door de probleemdrinker een veilige omgeving te bieden waarin hij sociale vaardigheden kan oefenen zonder ge-bruik van alcohol of drugs.

8.2   Tot besluit

CRA benadrukt het belang van een alcoholvrij en zinvol sociaal leven. Als cliënten blij-vend willen veranderen, dient hun nieuwe levensstijl meer bevredigend te zijn dan hun oude levensstijl. Daarom is het noodzakelijk om te leren hoe u cliënten kunt motiveren om bekrachtigende activiteiten te ontwikkelen en om hen vaardigheden bij te brengen en te laten oefenen die nodig zijn om toegang te krijgen tot alcoholvrije sociale activiteiten en de bijbehorende vriendschappen.

CRA-relatietherapie

De relatie met de partner is vaak aangetast door het excessieve gebruik van alcohol, en als gevolg daarvan disfunctioneel. Vaak is er sprake van één van de volgende twee scenario's: (1) De partner maakt ruzie met de alcoholgebruiker over het excessieve alcoholgebruik. (2) De partner begint zich terug te trekken en communiceert steeds minder met de alcohol-gebruiker. Beide situaties verslechteren na verloop van tijd. Doordat middelenmisbruikers meestal op stress en spanning reageren door te gaan drinken, leiden de familieruzies of het terugtrekken van de partner ertoe dat de probleemdrinker nog meer gaat drinken. Zo ont-staat langzaam maar zeker een vicieuze cirkel, waarbij alcoholgebruik tot meer conflicten leidt, die vervolgens weer tot alcoholgebruik leiden.

CRA benadrukt het belang van relatietherapie als integraal onderdeel van de behande-ling van alcoholafhankelijkheid. Als u zich alleen richt op het drankgebruik van de pro-bleemdrinker, zonder de interpersoonlijke problemen die het drankgebruik heeft veroor-zaakt in acht te nemen, wordt de behandeling niet optimaal benut. Ervaren hulpverleners weten dat het onder controle krijgen van het drankgebruik van de cliënt niet automatisch resulteert in een verbetering van de relatie. Vaak vormden de relatieproblemen een reden voor de escalatie van het drankgebruik. Als de relatie niet verbetert, kunt u er vrijwel ze-ker van zijn dat verbeteringen in het drankgebruik van de cliënt van tijdelijke aard zullen zijn. Daarom hoort er bij de hulpverlening aan cliënten met een alcoholprobleem gericht aandacht te zijn voor het verbeteren van de relatie met de partner. Als vuistregel moet de relatietherapie zo vroeg mogelijk in het behandelproces worden gestart.

9.1   Overzicht van CRA-relatietherapie

De CRA-relatietherapie is een tijdelijke, actiegeoriënteerde therapie. Ze richt zich op het aanleren van vaardigheden die toegepast kunnen worden op problemen in het dagelijkse leven. Ze bespreekt relatieconflicten die voortkomen uit onrealistische verwachtingen, inadequate communicatie, beperkte probleemoplossende vaardigheden en mislukte po-gingen om het gedrag van de partner te veranderen. Het doel van CRA-relatietherapie is om het koppel algemene relatievaardigheden aan te leren die ze kunnen toepassen op een breed scala aan specifieke, interpersoonlijke situaties.

De technieken die we hierna bespreken zijn gebaseerd op de eerste theorieën van Nathan Azrin en Richart Stuart (Azrin, Naster & Jones, 1973; Stuart, 1969). De aangepaste CRA-techniek bestaat uit een geïntegreerde verzameling van gedrags-, en cognitief-ge-dragstherapeutische technieken. Via deze aanpak leren koppels te focussen op de positieve aspecten van hun relatie. Een gespecialiseerde training in het stellen van doelen en com-municatieve vaardigheden vormen de basis van deze aanpak.

De CRA-relatietherapie kan op elk koppel dat samenleeft of een relatie met elkaar heeft, worden toegepast. De procedures kunnen gebruikt worden om problemen tus-sen ouders en volwassen kinderen, tussen heteroseksuele alsmede tussen homoseksuele koppels op te lossen. Met een lichte aanpassing kunnen de procedures ook op huisge-noten worden toegepast. Deze procedures zijn met succes toegepast op koppels die aan scheiden dachten of reeds gescheiden leefden vanwege het alcoholgebruik van een van de partners.

9.2   Positieve verwachtingen scheppen

Vaak is het zo, dat het koppel dat zich aanmeldt voor therapie op een punt is gekomen waarop zij het zelfs al als onplezierig ervaren om samen een gesprek te voeren. Beide partners zijn gericht op het identificeren van negatieve opmerkingen of gedragingen van de ander, om vervolgens daarop vijandig, ongenuanceerd en scherp te reageren. Waar voorheen de klachten zich vooral richtten op het gedrag van de partner en zo zorgvuldig mogelijk werden geformuleerd om elkaars gevoelens te ontzien, zijn de klachten in de loop van de tijd veranderd in sterke kritiek op elkaar als persoon. Er wordt dan geen onderscheid meer gemaakt tussen gedrag en persoon.

Introduceer de CRA-relatietherapie door met het koppel te bespreken hoe hun ineffectieve en vijandige manier van communiceren tot steeds meer spanningen in hun relatie heeft geleid. Laat hen weten dat andere koppels in vergelijkbare relaties hun relatie aanzienlijk hebben kunnen verbeteren. Laat hen weten dat zij binnen een aantal weken kunnen leren om op een constructieve en positieve manier met elkaar te communiceren en dat hun problemen daardoor zullen afnemen. U kunt ze leren om op een prettige en plezierige manier elkaar een verzoek te doen. U kunt ze ook leren om hun problemen los te laten door ze te bespreken en tot een oplossing te komen die voor beiden aanvaardbaar is. Wanneer partners leren om effectiever met elkaar te communiceren, zullen ze ervaren dat hun problemen niet overweldigend zijn en dat de verzoeken van de partner niet altijd onredelijk zijn.

De introductie van CRA-relatietherapie en het scheppen van positieve verwachtingen verloopt volgens deze stappen:
1. Bespreek hoe de huidige communicatiestijl van het koppel tot spanningen leidt.
2. Verzeker het koppel ervan dat andere koppels in vergelijkbare situaties hun relatie hebben kunnen verbeteren.
3. Leg uit dat de communicatieve en probleemoplossende vaardigheden getraind worden.
4. Geef specifieke voorbeelden van deze vaardigheden, zoals het doen van verzoekjes en het oplossen van een probleem in plaats van erin te blijven hangen.
5. Maak voor het koppel aannemelijk dat vooruitgang ertoe leidt dat ze zich minder overstelpt zullen voelen door hun problemen.
6. Leg uit dat het leerproces een aantal weken, en geen jaren, in beslag neemt.

9.3   CRA Relatietevredenheidslijst

De volgende stap, na het bespreken van de globale CRA-relatieprocedures, zal niet voor iedere cliënt hetzelfde zijn. Welke stap er genomen wordt, hangt af van het feit of de cliënt al dan niet medicatie, zoals disulfiram, inneemt. Dit omdat abstinentie een voorwaarde kan zijn om met deze procedure aan de slag te gaan. Als dit het geval is, dient eerst de procedure ter uitreiking van de medicatie geïntroduceerd te worden (► H. 4). Vervolgens wordt aan elk individu de *Relatietevredenheidslijst* (► bijlage 9.1) gegeven.

9.3.1 Beschrijving en doel

In de meeste gevallen heeft de cliënt al een individuele CRA *Tevredenheidslijst* ingevuld (▶ bijlage 5.1), maar de partner zal nog niet bekend zijn met het formulier en de werkwijze. In dit geval kunt u de cliënt uitnodigen de procedure voor het invullen van het formulier uit te leggen aan de partner. Dit dient drie doelen. Ten eerste geeft het de cliënt zelfvertrouwen omdat hij u helpt. Ten tweede stelt het u in staat om te zien hoe goed de cliënt zich de instructies herinnert uit een eerdere sessie. Ten slotte geeft het u al enig inzicht in de communicatiepatronen van het koppel. U kunt vervolgens de verschillen tussen de twee instrumenten aangeven.

Beide partners dienen het formulier onafhankelijk van elkaar in te vullen. Ze moeten hierbij beiden individueel aangeven hoe tevreden zij momenteel zijn met hun partner op een aantal belangrijke en relevante leefgebieden. Dat doen zij door op ieder leefgebied een score toe te kennen die ligt tussen 1 (zeer ontevreden) tot 10 (zeer tevreden). De gebieden zijn bijvoorbeeld: Huishoudelijke taken, Opvoeding van de kinderen, Sociale activiteiten, Financiën, Communicatie, Liefde & seks, Werk & opleiding, Emotionele steun, Zelfstandigheid partner. De laatste categorie, Algemene tevredenheid, wordt gebruikt om de huidige algemene situatie van het koppel weer te geven. Opgemerkt dient te worden dat wijzigingen in de verschillende categorieën gemaakt kunnen worden.

Het volgende gesprek illustreert op welke wijze de hulpverlener (H) de Relatietevredenheidslijst introduceert aan een koppel cliënt (C) en partner (P). Ze begeleidt hen bij het geven van enkele cijfers om zich ervan te verzekeren dat beide partners de opdracht goed begrepen hebben. Het bespreken van potentiële oplossingen is in dit stadium nog niet aan de orde.

H:	Steven, je hebt eerder vergelijkbare formulieren ingevuld als de formulieren die ik jullie nu vraag in te vullen. Deze formulieren gaan echter over jullie relatie met elkaar en niet over individuele problemen en doelen.
C:	Ik heb al veel formulieren ingevuld. Wat is dit voor formulier?
H:	Dit is de CRA Relatietevredenheidslijst, de tevredenheidslijst voor koppels. Jullie krijgen beiden een formulier om in te vullen.

Let op: ▶ bijlage 9.1.

H:	Laten we nu de instructies bespreken. Aan de linkerkant staan categorieën, beginnend met Huishoudelijke taken en eindigend met Algemene tevredenheid. Elke categorie staat voor een belangrijk onderdeel van een relatie. Ik zou graag willen weten hoe tevreden of ontevreden jullie zijn met elkaar op deze leefgebieden. De vraag die jullie jezelf moeten stellen is: Hoe tevreden ben ik vandaag met mijn partner op dit gebied?
C:	Dus we vullen het formulier niet samen in?
H:	Nee. Het is belangrijk dat jullie het formulier onafhankelijk van elkaar invullen. Ik verwacht dat jullie op dit moment op een aantal gebieden andere scores zullen toekennen. Laten we eens kijken. Steven, jij weet al hoe het werkt. Zou jij dit willen uitleggen aan Judith?
C:	Tuurlijk, als ik het me nog goed herinner. Oké. De linkerkant van de schaal staat voor een ontevreden gevoel. Hoe verder naar links en hoe lager het cijfer, hoe ontevredener je bent. De rechterkant van de schaal staat voor tevredenheid. Als je een 10 geeft, ben je dus heel tevreden op dat leefgebied.

Let op: De hulpverlener checkt of de cliënt begrijpt hoe het instrument werkt en zorgt voor positieve bekrachtiging.

H:	Prima, Steven. Begrijp je het, Judith?
P:	Ik denk het wel. Ik weet alleen niet zeker of ik goed begrijp wat er onder alle categorieën wordt verstaan.
H:	We zullen de categorieën nu bespreken zodat er geen verwarring ontstaat. Laten we de eerste categorie samen doen: Huishoudelijke taken. Ieder van jullie moet zich afvragen: Hoe tevreden ben ik vandaag met mijn partner op het gebied van Huishoudelijke taken? Ga je gang en omcirkel een cijfer. Klaar? Wat voor cijfer heb jij gegeven, Steven?
C:	Een 9, want Judith is erg goed in het huishouden: koken, schoonmaken, de was doen en boodschappen doen.
H:	Een 9 is erg hoog, en door je beschrijving lijkt dit een passende waardering. Maar waarom heb je geen 10 gegeven?
C:	Ik denk omdat ze soms te veel schoonmaakt, en als ik dan iets laat liggen dan wordt ze boos. Maar waarschijnlijk is dat net zo goed mijn fout als de hare.
H:	Dat is goed. Je cijfer lijkt nog steeds te kloppen. Judith, welk cijfer heb jij gegeven?
P:	Ik hoop dat ik het goed heb gedaan, ik heb een 7 gegeven.
H:	Kun je vertellen hoe je aan een 7 bent gekomen?
P:	Steven helpt best goed met schoonmaken in het weekend. En ik vind het niet erg om te koken en de was te doen. Daar geef ik zelfs de voorkeur aan. Maar ik heb hem al vaak gevraagd of hij me op doordeweekse dagen kan helpen met kleine dingen zoals afwassen. Maar dat gebeurt nooit, en daar kan ik dan boos om worden.
H:	Dan lijkt een 7 inderdaad een geschikt cijfer. Voordat we overgaan tot het bespreken van jullie ideeën voor veranderingen, zullen we eerst alle overige categorieën bespreken.

Let op: De hulpverlener vermijdt in dit stadium het onderzoeken van oorzaken van problemen en het zoeken naar oplossingen. Het doel van dit onderdeel van de sessie is om er zeker van te zijn dat het koppel de Relatietevredenheidslijst begrijpt. De andere zaken komen later aan bod.

H:	Judith, je gaf aan dat je niet zeker weet wat alle categorieën inhouden.
P:	Ik bedoel eigenlijk alleen de categorie Zelfstandigheid partner.
H:	Oké, ik zal deze zo toelichten. Laten we eerst de vraag formuleren en dan verder gaan: Hoe tevreden ben ik vandaag met Steven op het gebied van zelfstandigheid? Met andere woorden: Hoe tevreden ben jij met de zelfstandigheid van Steven, of met de mate van zelfstandigheid die hij laat zien? Het kan dan gaan om zijn zelfstandigheid in denken, gedrag, en dergelijke.
P:	Oh, dus gaat het erom of ik zou willen dat hij meer of minder zelfstandig zou zijn?
H:	Ja. Je zou kunnen denken aan zaken die hij onderneemt waarvan jij vindt dat ze heel zelfstandig of heel onzelfstandig zijn. Daar baseer je dan je cijfer op. Is dit voor jou ook duidelijk, Steven?
C:	Ja, nu wel. Ik zou Judith een 6 geven. Ze is heel zelfstandig als het gaat om het huishouden, maar ik zou graag willen dat ze meer vrienden zou maken. Misschien zijn het mijn zaken niet, maar ik zou het fijn vinden als ze zich zou vermaken met andere vrienden in plaats van dat ze op mij zit te wachten.

| H: | Dat lijkt me een punt om te bespreken voor later. Judith, wat voor cijfer zou jij aan Steven geven? |
| P: | Oh, ook een 6. Hij brengt veel tijd door met zijn collega's. Misschien zou hij niet zo veel drinken als hij vaker thuis zou zijn. |

De hulpverlener heeft twee leefgebieden doorgenomen met het koppel om er zeker van te zijn dat zij de Relatietevredenheidslijst goed begrepen hebben. Vervolgens zal de hulpverlener hen de overige categorieën laten invullen en deze kort bespreken. Het is van belang om discussies over de onderwerpen te bewaren tot het moment dat aan alle categorieën een cijfer is toegekend en ook het formulier *Een ideale relatie* is besproken. (Zie ▶ bijlage 9.2 en ▶ bijlage 9.3 voor voorbeelden van een ingevulde CRA Relatietevredenheidslijst.)

9.3.2   Potentiële problemen bij het invullen van de CRA Relatietevredenheidslijst

Soms heeft een van de partners een dusdanige weerstand om te veranderen, dat deze partner verbetering van de relatie actief tegenwerkt. Deze partner kan bijvoorbeeld aangeven volledig tevreden te zijn met de huidige relatie en aan elke categorie het cijfer 10 toekennen. U kunt op verschillende, subtiele manieren omgaan met deze houding. Zo kunt u bijvoorbeeld het koppel vragen om terug te denken aan hun vroegere ideeën en fantasieën over een relatie. Onderzoek hoe hun huidige praktijk afwijkt van deze oorspronkelijke ideeën. Ook kunt u hen laten reflecteren op gelukkige relaties van gezamenlijke vrienden en hen vragen de verschillen op te schrijven tussen die relaties en hun eigen relatie.

Het type weerstand dat voortkomt uit ontkenning van enige ontevredenheid komt vaker voor bij de alcoholgebruiker. Vaak is de onderliggende reden voor de ontkenning de angst dat de partner boos wordt en de reeds instabiele relatie beëindigt. Het is van belang om deze angsten bespreekbaar te maken.

9.4   Het formulier Een ideale relatie

Zodra de formulieren zijn ingevuld en besproken, gaat u verder met het doornemen van gedragingen die moeten veranderen om de relatie te verbeteren. Het formulier *Een ideale relatie* is een ideaal instrument om dit proces te faciliteren (▶ bijlage 9.4). Eerst vraagt u beide partners om het formulier onafhankelijk van elkaar in te vullen. Voor elke categorie vult de partner een gedraging in die hij/zij bij zijn/haar partner wenst te zien. De overeenstemming over hoe zij samen willen werken om doelen te bereiken, komt later aan de orde.

Het is voor iedere partner van belang om alle gedragingen op te schrijven die hij/zij bij de ander graag wil zien, ongeacht of hij/zij denkt dat de partner al dan niet aan dit verzoek zal voldoen. Vraag het koppel om zich te herinneren hoe het was toen zij net met elkaar begonnen uit te gaan. Laat hen de partner beschrijven toen zij gelukkig met elkaar waren. Moedig hen aan om over de positieve aspecten van hun relatie te spreken en de rol van iedere partner hierin. Zeg hen dat ze deze gevoelens opnieuw kunnen beleven. Instrueer het koppel alle wensen op te schrijven, ongeacht hoe egoïstisch de verzoeken lijken. Deze 'ideale lijst' zal de basis voor latere onderhandelingen vormen.

9.4.1 Het formulier Een ideale relatie invullen

Het is aan te raden om te beginnen met een leefgebied waaraan beide partners op de CRA Relatietevredenheidslijst een hoog cijfer hebben toegekend. Met andere woorden, kies een gebied waarop al enige tevredenheid bestaat en dat dus niet zo veel verandering behoeft. Het doel is om het koppel met een positief gevoel te laten vertrekken nadat zij actief gewerkt hebben aan de oplossing van een probleem.

Hierna wordt het gebruik van het formulier Een ideale relatie gedemonstreerd. Bij de eerste categorie staat er op het formulier: 'Op het gebied van huishoudelijke taken zou ik graag willen dat mijn partner...'

De cliënt en de partner krijgen de opdracht om de zinnen af te maken door op een korte, positieve en meetbare (specifieke) manier duidelijk te maken wat zij graag van de andere partner willen. 'Positief' betekent gedragingen noemen die de partner graag zou zien, in tegenstelling tot gedragingen die de partner niet wil zien. 'Meetbaar' duidt op het veranderen van gedragingen, niet van houdingen. U kunt de cliënt eraan herinneren dat dit dezelfde regels zijn als bij het stellen van doelen en het ontwerpen van interventies op het formulier Behandeldoelen.

In het volgende gesprek ziet u hoe de hulpverlener het gedrag van het koppel zodanig stuurt, dat het in overeenstemming is met de richtlijnen voor het invullen van het formulier Een ideale relatie. De hulpverlener herinnert hen er ook aan om verzoeken te doen waarvan zij zelf gelukkig zouden worden, ongeacht of zij denken dat de partner aan dit verzoek zal voldoen.

H:	Laten we een categorie uit de CRA Relatietevredenheidslijst kiezen waaraan jullie beiden een redelijk hoog cijfer hebben toegekend. Dit zijn de categorieën die dan in aanmerking komen: Huishoudelijke taken, Zelfstandigheid partner, Financiën en Werk & opleiding. Waar zullen we mee beginnen?
C:	We hebben al gesproken over Huishoudelijke taken, misschien kunnen we daarmee beginnen... Judith?
P:	Dat klinkt prima.
H:	Goed zo. Judith, jij bent volgens het formulier minder tevreden op dit gebied dan Steven. Zou jij de gevoelens kunnen beschrijven die jij hebt over Stevens rol op het gebied van huishoudelijke taken. Vervolgens zal ik je helpen bij het formuleren van je verzoek zodat de formulering aan de regels voldoet.
P:	Ik denk dat Steven vergeet dat ik twee banen heb. Eén buiten de deur en één in huis. Ik raak geïrriteerd als Steven geen enkele taak uitvoert in het huishouden. Als ik bijvoorbeeld kook, zou ik willen dat Steven de afwas doet.
H:	Oké. Er zijn twee manieren om je verzoek aan Steven te verwoorden, maar daar gaan we pas in de volgende sessie mee aan de slag. Nu zullen we ons concentreren op het noteren van de wensen. Daar zijn wel regels aan verbonden. De verzoeken moeten kort, positief, specifiek en meetbaar zijn. Ik zal beginnen: In het huishouden zou ik graag willen dat Steven... Nu maak je de zin af met een verzoek om bij de afwas te helpen. Zeg het eerst maar in je eigen woorden.

Let op: De hulpverlener nodigt eerst de partner uit om het verzoek in haar eigen woorden te formuleren en vormt haar verzoek vervolgens om zodat het voldoet aan de richtlijnen.

P:	Ik ben wel zenuwachtig. Ik heb zoiets nooit eerder gedaan. Wat gebeurt er als hij niet wil doen wat ik van hem vraag?
H:	Maak je daar nu maar niet druk over. Daar ga ik jullie in de volgende sessie bij helpen. Vandaag gaan we alleen een paar korte, positieve, specifieke verzoeken formuleren. Ga maar door.

Let op: De hulpverlener herinnert de partner eraan dat het al dan niet ingaan op verzoeken in een latere sessie besproken wordt.

P:	Ik zou graag willen dat Steven 's avonds de afwas doet.
H:	Prima. Dus je wilt dat Steven 's avonds de afwas doet. Eens kijken of we dit nog specifieker kunnen verwoorden. Je zegt "'s avonds", maakt het dan uit of hij de afwas om 19.00 uur of om 23.00 uur doet? Als het wel uitmaakt, dan zou je een tijdstip moeten aangeven. En bedoel je elke avond?
P:	Ik zou willen dat de afwas voor 20.00 uur gedaan is. Als het dan niet gedaan is, dan weet ik dat ik er weer voor opdraai. Ik weet niet of hij het elke avond zou moeten doen. Misschien alleen doordeweeks. Dan heb ik juist minder energie.
H:	Maar vergeet niet dat het hier om een 'ideale lijst' gaat. Je mag vragen om wat jou gelukkig maakt. Ik kan je natuurlijk niet de garantie geven dat Steven ermee akkoord gaat. Het kan ook geen kwaad om wat onderhandelingsruimte te creëren. Je kunt om zijn hulp vragen voor zeven dagen per week en dan akkoord gaan met vijf dagen per week. Het onderhandelproces en het al dan niet ingaan op verzoeken komt in de volgende sessie aan de orde.

Let op: De hulpverlener vormt het verzoek van de partner om tot een verzoek dat voldoet aan de basisregels. Ze herinnert de partner eraan dat zij om alles kan vragen wat haar gelukkig maakt, maar voegt eraan toe dat er later nog over onderhandeld kan worden.

P:	Oké. Ik zou willen dat Steven elke avond voor 20.00 uur de afwas doet.
H:	Uitstekend. Laten we nu kijken welke regels je allemaal hebt gebruikt bij dit verzoek.
P:	Zover als ik het zie, was het een korte, positieve en meetbare vraag.
H:	Dat klinkt prima, ik zal het verzoek noteren op het formulier Een ideale relatie.

Let op: ▶ Bijlage 9.5, item 1.1.

9.4.2 De eerste categorie van het formulier Een ideale relatie afronden

Wie het eerst mag reageren na het invullen van het formulier tijdens de sessie, bepaalt de hulpverlener. Hij zal zijn beslissing waarschijnlijk baseren op factoren als: wie de minste weerstand biedt, wie capabeler is, wie over het algemeen een beter voorbeeld is voor de partner die volgt. Voordat het koppel vertrekt, moet elke partner hebben kunnen oefenen en feedback hebben ontvangen.

H:	Steven, nu is het jouw beurt. Wat zou je Judith willen vragen op het gebied van Huishoude-lijke taken?
C:	Dat is een moeilijke vraag. Ze is erg goed in deze taken.
H:	Dat kan ik inderdaad opmaken uit wat je eerder hebt gezegd. Maar het gaat hier om de 'ideale lijst', Steven. Wat zou Judith kunnen doen dat jou op dit punt gelukkig zou maken?

Let op: De hupverlener dringt, ondanks de aarzeling van de cliënt, erop aan dat deze toch een verzoek doet. Meestal zijn cliënten met steun en aanmoediging van de hulpverlener in staat om een aantal ideeën te genereren.

C:	Oké. Ik zou willen dat Judith mijn overhemd 's avonds strijkt in plaats van om 7.00 uur 's ochtends.
H:	Goed. Kun je het verzoek nu in overeenstemming brengen met de basisregels?
C:	Moet ik eerst zeggen waarom ik graag wil dat ze mijn overhemd 's avonds strijkt?
H:	Dat is niet nodig, maar het mag wel.
C:	Ik word er nerveus van als ze dat 's ochtends doet. Ik ben bang dat ik daardoor te laat op mijn werk kom.
H:	Oké. Dat klinkt als een redelijk verzoek. Hoe zou je het verzoek formuleren? Vul maar aan: In het huishouden zou ik graag willen dat Judith…
C:	…mijn overhemd de avond voordat ik ga werken strijkt. Het maakt me niet uit op welk tijdstip dat is, zolang het maar voor bedtijd gebeurt. Ik zou haar willen vragen om dit op alle doordeweekse dagen te doen.
H:	Ga door, en kijk of je verzoek aan de basisregels voldoet.
C:	Ik denk dat ik het goed heb gedaan. Het verzoek was kort en specifiek omdat ik zei 'alle doordeweekse dagen'. Ik denk dat het ook een positieve formulering was, alhoewel ik niet zeker weet hoe je dit negatief zou kunnen formuleren.
H:	Iets negatief formuleren betekent dat je aangeeft wat iemand *fout* heeft gedaan, of dat je zegt wat je *niet* wilt dat iemand doet. Het klinkt een beetje aanvallend. Jouw verzoek zou je bijvoorbeeld op deze manier negatief kunnen formuleren: Ik wil dat Judith niet meer tot het laatste moment wacht met het strijken van mijn overhemd. Hoor je het verschil? De kans is bovendien kleiner dat Judith aan je verzoek zal voldoen, omdat je haar in de verdediging drukt.
C:	Oké. Dus ik heb alle regels in acht genomen.
H:	Ik noteer het op het formulier Een ideale relatie.

Let op: ▶ Bijlage 9.6, item 1.1. Uit deze dialoog blijkt dat bepaalde vragen over het volgen van de basisregels pas aan bod komen als u het koppel begeleidt bij de eerste paar voorbeelden. Afhankelijk van de situatie kunt u ervoor kiezen om nog meer voorbeelden te behandelen tijdens de sessie.

H:	Jullie lijken beiden goed te begrijpen hoe dit formulier werkt. Laten we nog een verzoek bespreken binnen dezelfde categorie Huishouden. Het is jouw beurt weer, Judith.
P:	Hm. Het eerste wat in me opkomt, is de vuile was die ik op de grond in de slaapkamer en de badkamer vind. Hoe kan ik hem vragen hier iets aan te doen? Ik zou willen dat Steven zijn vuile kleren in de wasmand gooit. Ik zou hem willen vragen om altijd de wasmand te gebruiken en niet meer de vloer, maar misschien is dat te veel gevraagd.

H:	Denk eraan… dit is een 'ideale lijst'. Later kunnen we altijd nog onderhandelen.
P:	Oké. Ik zou willen dat Steven zijn vuile kleren direct in de wasmand gooit in plaats van op de vloer. Oh nee, nu zeg ik wat ik niet wil. Ik denk dat ik het kan houden bij: Ik zou willen dat Steven zijn vuile kleren in de wasmand gooit.
H:	Je hebt alle basisregels in acht genomen. Het verzoek is kort, positief en meetbaar. Ik noteer het op het formulier.

Let op: ▶ Bijlage 9.5, item 1.2.

Afhankelijk van de vaardigheden van het koppel kunt u besluiten om door te gaan met het oefenen van verzoeken binnen dezelfde categorie. Sommige CRA-hulpverleners gaan verder met een tweede categorie. Geef het koppel de opdracht om thuis verder te werken met het formulier Een ideale relatie. Geef hen een haalbare en specifieke opdracht mee. Denk eraan dat het koppel op dit moment nog steeds niet geleerd heeft om prioriteiten te stellen of te onderhandelen over verzoeken. Dit betreft andere vaardigheden, die in vervolgsessies getraind zullen worden.

9.5   Registratieformulier om dagelijks aardig te zijn

In het begin van een relatie hebben partners de neiging om elkaar te laten zien hoeveel ze om elkaar geven. Soms is het handig om de partners te vragen of zij zich de kleine dingen herinneren die zij voor elkaar deden. Leg hen uit dat ze een relatie moeten nastreven waarin meer plezierige en liefdevolle interacties voorkomen, dan vervelende en onaangename interacties.

Om hen te helpen een relatie op te bouwen waarin voldoende plezierige interacties voorkomen, kunt u het Registratieformulier om dagelijks aardig te zijn (▶ bijlage 9.7) introduceren. Dit formulier bevat zeven categorieën met plezierige gedragingen die geregeld bij gelukkige stellen en nauwelijks bij ongelukkige stellen plaatsvinden. De categorieën omvatten waardering uitdrukken voor iets wat de partner doet, complimenten geven, de partner verrassen, affectie tonen, volledige aandacht geven tijdens een gesprek, een leuk gesprek beginnen, en aanbieden om te helpen.

Vraag het koppel eerst om de categorieën te bekijken, zodat het koppel begrijpt hoe de categorieën van elkaar verschillen. Verzeker u ervan dat het koppel begrijpt dat complimenten geven niet hetzelfde is als waardering tonen. Laat hen enkele gedragingen per categorie bedenken die zij graag zouden zien bij hun partner. Vraag hen deze gedragingen in korte, positieve en specifieke termen op te schrijven. Formuleer de antwoorden van het koppel en geef het koppel steun en bekrachtiging. Vul enkele categorieën samen met hen in en gebruik waar nodig rollenspelen. Hierna volgt een voorbeeld van hoe de hulpverlener het koppel begeleidt bij de bespreking van de eerste twee categorieën.

| H: | Begrijpen jullie beiden wat er bedoeld wordt met waardering tonen? Het betekent dat je laat zien dat je elkaar waardeert. Het betekent dat je niets voor vanzelfsprekend aanneemt. Ik kan bijvoorbeeld zeggen dat ik het waardeer dat jullie vandaag allebei naar deze behandelsessie gekomen zijn. Of ik kan zeggen dat ik het waardeer dat je je drankgebruik wilt veranderen. Het is dus meer dan slechts iets aardigs tegen iemand zeggen. Steven, kun jij Judith aankijken en waardering voor haar uitspreken? |

C:	Ik ben blij dat je vandaag met me mee bent gegaan naar deze behandelsessie. (Kijkend naar de hulpverlener.) Hoe ging dat?
H:	Prima, een heel goed voorbeeld. Je uitspraak was kort, positief en specifiek. Goed gedaan. Judith, nu ben jij aan de beurt. Kijk Steven aan en spreek je waardering uit voor iets dat hij vandaag gedaan heeft.
P:	Ik waardeer het dat je deze sessie na mijn werktijd hebt gepland, zodat ik met je mee kon gaan.
H:	Heel goed. Laten we verder gaan met de volgende categorie: je partner complimenteren. Het is altijd leuk om een compliment te krijgen, zoals te horen krijgen dat je aantrekkelijk bent of er goed uitziet in deze kleding. Maar je kunt iemand ook complimenteren met het werk dat hij verzet heeft, of omdat hij slim of grappig is. Judith, begin jij maar deze keer.
P:	Je ziet er goed uit in dat nieuwe shirt, Steven.
H:	Prima. Dat is een duidelijke boodschap. Steven, nu is het jouw beurt.
C:	(Kijkend naar zijn partner.) Ik vond het ontbijt vanochtend erg lekker. Ook kun je goed koken.
H:	Weer prima gedaan. Laten we verder gaan naar de categorie de partner verrassen.

Let op: U loopt alle categorieën na en u vergewist uzelf ervan dat het koppel alle categorieen begrijpt. Zoals altijd is het van belang om het koppel positieve bekrachtiging te geven.

Zodra het koppel het doel van het Registratieformulier om dagelijks aardig te zijn begrijpt en instemt met het gebruik ervan, kunt u de partners duidelijk maken dat het van belang is dat zij ook daadwerkelijk proberen dagelijks aardig te zijn, desnoods eenzijdig als één partner dit weigert of gewoon niet doet. Ruziënde stellen gaan er meestal van uit dat eerst de ander moet veranderen. Leg hen uit dat als ze beiden op elkaar wachten om iets aardigs te doen, er niets zal gebeuren. Als gevolg hiervan zullen de partners bozer op elkaar worden en minder bereid zijn tot verandering. Benadruk dus dat beide partners ermee moeten instemmen om aardig te zijn deze week, ongeacht of de ander hierop reageert. Verzeker hen dat eventuele problemen in een volgende sessie besproken zullen worden.

Vraag het koppel om de formulieren elke sessie mee te nemen. Zo kunt u vaststellen wie van beiden sterker bereid is om constructief actie te ondernemen. De partner die het minst gemotiveerd is, behoeft wellicht meer therapeutische steun. Thuis moet het koppel de formulieren op een prominente plaats hangen, bijvoorbeeld in de keuken of naast de spiegel in de badkamer.

9.5.1 Samenvatting resultaten eerste sessie

Meestal beëindigen CRA-hulpverleners de eerste relatietherapiesessie op dit punt. Het volgende is bewerkstelligd:
1. Relatieproblemen zijn benoemd en het belang van relatietherapie is duidelijk gemaakt.
2. De CRA-aanpak voor relatietherapie is gepresenteerd.
3. Er zijn positieve verwachtingen opgeroepen.

4. De verstrekkingsprocedure van disulfiram is toegelicht en geoefend (indien van toepassing).
5. De CRA Relatietevredenheidslijst is geïntroduceerd en ingevuld.
6. Het formulier Een ideale relatie is voorgelegd en de instructies en regels voor het invullen ervan zijn besproken. Ook is ermee geoefend.
7. Het Registratieformulier om dagelijks aardig te zijn is toegelicht en uitgeprobeerd.
8. Er zijn specifieke huiswerkopdrachten voor het invullen van de formulieren gegeven.

Vaak is de eerste relatietherapiesessie een relatief plezierige ervaring voor een koppel. Dit is toe te schrijven aan een aantal factoren:

— In sommige gevallen begint de alcoholgebruiker met het gebruik van disulfiram en is hij beter in staat om abstinent te blijven, waardoor het vertrouwen toeneemt. Hierdoor ziet de partner dat de echtgenoot bereid is tot verandering en leven bij de partner het vertrouwen en de hoop weer op.
— De sfeer tijdens de relatietherapiesessies is positief. Klagen en onderlinge verwijten worden tot een minimum beperkt en verzoeken tot gedragsverandering worden positief geformuleerd.
— Problemen die aanvankelijk onoverkomelijk lijken, worden opgesplitst in kleinere, hanteerbaarder problemen. Er worden specifieke vaardigheden aangeleerd om met deze problemen om te gaan. Als gevolg hiervan verlaat het koppel de sessie met een positieve instelling.

Het is van belang om de tweede therapiesessie kort na de eerste sessie, binnen drie tot vier dagen, te plannen. In het beginstadium van de sessies is het van belang om contact te houden met het koppel. Aanvankelijk zullen gedragsveranderingen relatief onbeduidend zijn. Echter, meerdere sessies in dit stadium van de behandeling zullen het koppel helpen om moeilijker punten het hoofd te bieden en mogelijk een duurzame positieve verbetering in de relatie te bewerkstelligen.

9.5.2 Vervolgsessies

Er zijn verschillende taken die aan bod moeten komen in vervolgsessies:
1. Laat het koppel de procedure van uitreiking van disulfiram uitvoeren (indien van toepassing). Zo kunt u het koppel feedback en positieve bekrachtiging geven.
2. Vraag het koppel om de CRA Relatietevredenheidslijst in te vullen. Zo kunt u continu de vooruitgang inzichtelijk maken. Veranderingen, in welke richting dan ook, dienen besproken te worden. Zo kunnen bestaande en/of nieuwe problemen toegevoegd worden aan de agenda. Tevens kunnen verbeteringen worden genoteerd en bekrachtigd.
3. Bespreek het Registratieformulier om dagelijks aardig te zijn. Vraag hoe de partners zich voelen bij het uitvoeren van deze gedragingen.
4. Bespreek of zij hulp willen bij het aanpassen van gedragingen om de partner te plezieren of bij het genereren van ideeën voor nieuwe gedragingen. Ga opnieuw aan

de gang met het formulier Een ideale relatie. Help het koppel bij de identificatie van nieuwe gedragsveranderingen die zij bij hun partner zouden willen zien.

5. Herinner het koppel aan nieuwe vaardigheden die een week eerder zijn aangeleerd (bijv. probleemoplossende vaardigheden) en vraag hen de vaardigheden in een rollenspel te laten zien. Bekrachtig elke poging en vorm vervolgens waar nodig het gedrag om.

Als beide partners trouw hun huiswerk maken en oprechte pogingen doen om de relatie te verbeteren, zal er een constructievere en positievere sfeer ontstaan. Vervolgens bespreekt u de nieuwe agenda voor de sessie. In het begin van de behandeling kan deze bestaan uit het verfijnen en verbaal oefenen van verzoeken van het formulier Een ideale relatie. Aan de andere kant, als één van de partners, of beide partners, het huiswerk niet heeft gemaakt of geen positieve communicatie met de ander laat zien, dan moet u de aandacht vestigen op de reden van de weerstand.

9.5.3 Omgaan met ambivalentie

Het is van belang dat u het koppel aanspreekt over niet gemaakte, of onvolledig uitgevoerde, huiswerkopdrachten, maar u moet er ook weer niet te lang op doorgaan. Onderzoek de redenen hiervoor op een manier die voornamelijk gericht is op het wegnemen van de obstakels die het maken van huiswerkopdrachten in de weg staan. Tijdens deze bespreking kan duidelijk worden dat het koppel ambivalent staat tegenover veranderingen in hun relatie. Deze gevoelens moeten erkend worden en er moet uitgezocht worden of het koppel wellicht niet wil veranderen omdat het vaak gemakkelijker is om de status-quo te handhaven, ondanks de ontevredenheid die die teweegbrengt.

Soms is het verstandig om de partners vooraf te vragen of zij bereid zijn om een paar weken intensief te werken aan hun relatie, zodat die mogelijk gelukkiger wordt. Het enige wat ze hierbij zouden kunnen verliezen is een vergeefse poging. In ieder geval dient u te benadrukken dat belangrijke veranderingen alleen tot stand gebracht kunnen worden wanneer beide partners zich hiervoor inzetten. Let erop dat u geen van de partners een verwijt maakt. De wil om aan verbetering van de relatie te werken, blijkt onder meer uit het feit dat beide partners hun huiswerkopdrachten uitvoeren. Hoewel de taken soms triviaal lijken, leggen de kleine dagelijkse veranderingen vaak de basis voor positieve emoties en hernieuwd vertrouwen in de relatie.

9.5.4 Basisregels voor positieve communicatieve vaardigheden

Voordat u de onderdelen van positieve communicatie (een goed gesprek) beschrijft, bespreekt u het belang van het werken aan communicatieve vaardigheden. Leg uit hoe het drankprobleem van de cliënt mogelijk heeft bijgedragen aan de verslechterde communicatie tussen de partners. Vraag het koppel om specifieke voorbeelden te noemen van dit proces. Zoek samen met de partners uit of hun frustraties en spanningen een punt hebben bereikt waarop zij geen poging meer doen om vriendelijk tegen elkaar te zijn.

Soms blijkt dat een of beide partners moeite hebben om positief met elkaar te communiceren omdat zij boos zijn op elkaar. Zij vinden het hypocriet om aardig tegen elkaar te doen terwijl zij eigenlijk boosheid voelen. Op dit punt kunt u duidelijk maken dat veranderingen in gedrag vaak leiden tot veranderingen in houding en gevoelens ten opzichte van elkaar. Uiteindelijk zullen de meeste koppels het erover eens zijn dat zij weinig te verliezen hebben bij een poging de communicatie te verbeteren.

Als u toewerkt naar een beschrijving van de aspecten die van belang zijn bij een positieve en constructieve communicatie, kunt u het stel laten weten dat zij reeds bij het invullen van het formulier Een ideale relatie gewerkt hebben aan een aantal basisvaardigheden. Leg uit dat ze al aan de eerste drie basisregels voor positieve communicatie voldoen als zij de regels volgen voor het invullen van dat formulier. De basisregels zijn:

1. Introduceer de kwestie in het kort.
2. Spreek op een positieve manier en vermijd verwijten.
3. Definieer de kwestie op een duidelijke en specifieke wijze.
4. Verwoord uw gevoel over de kwestie (gevoelsreflectie).
5. Probeer de kwestie vanuit het perspectief van de partner te zien en toon begrip voor die zienswijze (begrip tonen).
6. Accepteer gedeeltelijke verantwoordelijkheid voor elk probleem dat zich voordoet, in plaats van alle schuld bij de partner te leggen (verantwoordelijkheid delen).
7. Bied hulp aan (hulp aanbieden).

Schrijf de zeven communicatiestappen op een bord of geef het koppel een overzicht mee. Wijs het koppel erop dat de stappen enigszins kunnen afwijken, afhankelijk van het doel van de interactie.

9.5.5 Verzoeken van het formulier Een ideale relatie oefenen

Het koppel dat eerder in dit hoofdstuk geïntroduceerd werd, komt nu terug voor de tweede sessie. Herinner hen eraan dat ze tijdens de eerste sessie gedeeltelijk het formulier Een ideale relatie hebben ingevuld. Daarna hebben zij enkele andere categorieën afgerond als huiswerkopdracht. De hulpverlener heeft hun werk nagekeken en feedback en bekrachtiging gegeven. Ze heeft tevens de basisonderdelen van goede communicatie uiteengezet en is bereid het koppel te helpen oefenen met een specifieke, praktische toepassing: doen van en onderhandelen over verbale verzoeken.

> H: We gaan nu oefenen met het verwoorden van verzoeken van het formulier Een ideale relatie. Het meeste werk is al gedaan door de drie basisregels te volgen bij het noteren van de verzoeken. Nu zal ik laten zien hoe de communicatieve vaardigheden die ik zojuist uiteen heb gezet, toegepast kunnen worden op situaties uit het dagelijkse leven. We kunnen beginnen met de categorie Huishoudelijke taken. Steven, wil jij beginnen en een positief verzoek doen aan je vrouw op het gebied van Huishoudelijke taken? Kijk maar naar het formulier Een ideale relatie en kies een verzoek uit. Lees het eerst voor. Dat is een goed begin, want het is al specifiek, positief en kort geformuleerd.

C:	Oké. Ik begin met het eerste verzoek op het formulier. Judith, ik zou willen dat je op doordeweekse dagen 's avonds mijn werkoverhemd strijkt.
H:	Wacht even met antwoord geven, Judith. We gaan eerst werken aan de manier waarop Steven zijn verzoek aan jou formuleert. Laten we de stappenlijst voor goede communicatie erbij pakken. Door deze punten mee te nemen in je verzoek, vergroot je de kans dat Judith je verzoek zal inwilligen.

Let op: Zie de zeven basisregels van effectieve communicatieve vaardigheden hiervoor.

C:	Maar die lijst heb ik niet bij me als ik haar thuis een verzoek doe. Hoe moet ik me dan al die stappen herinneren?
H:	Een goede vraag. Je hebt helemaal gelijk. Normaal gesproken heb je het formulier niet bij je. Maar als je de komende weken oefent tijdens de behandelsessies en thuis, zul je je de regels uiteindelijk voldoende eigen maken om beter met Judith te communiceren.

In dit stadium heeft de hulpverlener een categorie uitgekozen waar relatief gemakkelijk mee geoefend kan worden en heeft ze de cliënt instructies gegeven om te beginnen met het verzoek verwoorden door te citeren van het formulier Een ideale relatie. Vervolgens adviseert ze om in het beginstadium van het leerproces nauwkeurig de basisregels te volgen en de formulieren te gebruiken, zodat de nieuwe vaardigheden een automatisme worden en de formulieren op termijn overbodig worden.

9.5.6 Een verzoek doen en communicatieve vaardigheden

De hulpverlener gaat vervolgens verder met het bewerken van het verzoek zoals dat genoteerd staat op het formulier Een ideale relatie. De nieuwe communicatieve vaardigheden (de stappen 4 tot en met 7 van het lijstje met basisvaardigheden) zullen geïntroduceerd en geoefend worden. Vervolgens zal het definitieve verzoek gedaan worden.

H:	Ga je gang en lees het verzoek opnieuw voor, Steven. Dan zullen we daarna verder gaan.
C:	Oké. Judith, ik zou willen dat je op doordeweekse dagen 's avonds mijn werkoverhemd strijkt.
H:	Kijk. Je zult versteld staan van hoeveel communicatieregels je al in acht hebt genomen. Je hebt het verzoek kort geformuleerd. Je hebt positief geformuleerd zonder verwijten te maken. En je hebt het verzoek duidelijk en specifiek geformuleerd. De eerste drie regels heb je al opgenomen in dit verzoek. Nu komt er iets nieuws. Kun je aangeven waarom het voor jou belangrijk is dat Judith jouw overhemd 's avonds strijkt? Ik geloof zelfs dat je dit vorige week al genoemd hebt.
C:	Ja, dat klopt. Ik word er zenuwachtig van als zij mijn overhemd 's ochtends nog moet strijken, want ik ben bang dat ik dan te laat op mijn werk kom. 's Ochtends is het erg druk in huis voordat werk en school beginnen, en soms moet ze zich erg haasten om mijn overhemd op tijd klaar te hebben.
H:	Dat is prima, Steven. Je hebt verteld dat je er zenuwachtig van wordt en je hebt uitgelegd waarom. Nu gaan we over naar stap 5: Probeer de kwestie vanuit het perspectief van je partner te bekijken en begrip te tonen.
C:	Tja, ik begrijp heel goed dat het voor Judith sowieso al moeilijk is om het overhemd te strijken, want ze heeft zo veel andere dingen te doen.

H:	Goed. Hier toon je begrip. Kun je ook gedeeltelijk de verantwoordelijkheid op je nemen voor het probleem?
C:	Eens kijken. Ja, want als ik 's avonds de afwas zou doen, zoals ze me zo meteen waarschijnlijk zal vragen, dan heeft zij tijd om 's avonds te strijken.
H:	Dat heb je goed verwoord. Nog een puntje. Kun je ook hulp aanbieden?
C:	Ik denk dat ik moet aanbieden om mee te helpen met de afwas.

Let op: Vervolgens vraagt de hulpverlener de cliënt om alle onderdelen van het gesprek samen te vatten. Dit zorgt niet alleen voor meer oefening in het voeren van een goed gesprek, maar ook kan de partner het definitieve verzoek horen, zonder onderbrekingen. De uiteindelijke versie van het verzoek levert mogelijk ook een positievere respons op.

H:	Ga je gang. Je kunt nu het uiteindelijke verzoek uitspreken, zodat we kunnen horen hoe het klinkt. Ik zal je herinneren aan de nieuwe regels, of je kunt op de kopie kijken.
C:	Judith, ik zou willen dat je op doordeweekse dagen 's avonds mijn werkoverhemd strijkt. Oké. Nu het nieuwe gedeelte: Judith, ik word nerveus als je mijn overhemd in de ochtend strijkt, want er zijn 's ochtends zo veel dingen te doen en ik ben bang dat je tijd tekortkomt. En dat ik te laat op mijn werk kom.
H:	Het gaat prima, Steven. Je kunt nog twee zinnen toevoegen. Kun je gedeelde verantwoordelijkheid op je nemen en hulp aanbieden?
C:	O ja. Judith, ik denk dat je meer tijd zou hebben om 's avonds te strijken als ik zou meehelpen in het huishouden. Wat vind je ervan als ik zou helpen met de afwas?
H:	Dat klinkt goed, Steven. Maar het is nog belangrijker hoe het voor Judith klinkt.

9.5.7 De rol van de luisteraar

Een verzoek, hoe perfect geformuleerd ook, kan nooit communicatie genoemd worden als de luisteraar er niet op reageert. Dit betekent niet dat de partner noodzakelijkerwijs met elk verzoek moet instemmen, maar wil er sprake zijn van goede communicatie, dan zal de partner aandachtig naar het verzoek moeten luisteren en waar nodig om opheldering moeten vragen. De laatste regel voor de luisteraar is om nooit zomaar een verzoek te weigeren, maar om met een alternatief te komen.

H:	Wat vind je ervan, Judith?
P:	Dat is grappig, toen hij vroeg of ik zijn overhemd 's avonds wilde strijken, voelde ik mij aanvankelijk boos worden. Nog meer eisen, dacht ik. Maar zoals hij het nu vraagt, word ik niet echt boos. Ik weet nog niet of ik ermee kan instemmen, maar ik weet dat we het er samen over kunnen hebben.
H:	Daar gaat het om. Dat jullie samen kunnen praten, of zelfs kunnen onderhandelen. Maar voordat we hiermee beginnen, wil ik een paar dingen checken. Heb je goed geluisterd en heb je opheldering over Stevens verzoek nodig?
P:	Ik heb goed naar zijn verzoek geluisterd. Het is me alleen niet helemaal duidelijk wat hij terug wil doen, en hoe vaak.
H:	Het klinkt alsof je wel met Stevens verzoek wilt instemmen, maar je wilt nog onderhandelen over de voorwaarden. Correct?

P:	Ja. Hij heeft zelf al gezegd dat hij niet genoeg helpt in het huishouden.
H:	Goed. Dit gaat over een van de ongeschreven regels. Het is beter om een alternatief te bieden, dan om een verzoek te weigeren. Misschien wil je direct beginnen met onderhandelen. Je zult zijn overhemd 's avonds strijken als... Vul maar in.
P:	Ik zou hem willen vragen om na het eten te helpen bij de afwas. Dat is trouwens het eerste verzoek dat ik op het formulier Een ideale relatie heb ingevuld. Ik wilde het hem sowieso vragen! Als hij hiermee instemt, krijgt hij er iets voor terug.

Meestal is de respons van partner 2 op een verzoek van partner 1 afhankelijk van hoe partner 1 op het verzoek van partner 2 heeft gereageerd. Hoewel deze communicatie iets gecompliceerder is, zijn dezelfde richtlijnen van toepassing.

9.5.8 De kunst van het onderhandelen

Het is wellicht overbodig om te stellen dat de partner de kans moet krijgen om het verzoek in overweging te nemen en te antwoorden op een manier die voor hem/haar acceptabel is. Als dit niet gebeurt, kan de partner instemmen met het verzoek en toch rancune voelen. De kans dat een dergelijk verzoek wordt ingewilligd, is klein. De hulpverlener nodigt daarom de partner uit om over het verzoek van haar man te onderhandelen, door ook een verzoek te doen.

H:	Steven, het lijkt erop dat je geen definitief antwoord van Judith krijgt zolang ze niet weet in welke mate jij bereid bent iets voor haar te doen. Judith, ga je gang en leg hem jouw verzoek voor zoals het op het formulier staat genoteerd. Vervolgens zullen we wat punten toevoegen om het verzoek beter te laten klinken.
P:	Steven, ik zou willen dat je elke avond voor 20.00 uur de afwas doet. En nu voeg ik de overige stappen toe?
H:	Inderdaad, ga je gang.
P:	Steven, ik ben erg moe wanneer ik van mijn werk kom. Ik weet dat jij ook moe bent, want je werkt ook hard. Maar ik zou graag willen dat je ook betrokken bent. Wacht, ik loop vast! Accepteren van gedeelde verantwoordelijkheid. Ik weet niet precies wat hier bedoeld wordt. Het zou kunnen betekenen dat ik gedeeltelijk verantwoordelijk ben voor de vieze afwas, maar ik denk niet dat dit hier bedoeld wordt?
H:	Gedeelde verantwoordelijkheid accepteren is een manier om je man geen verwijten te maken, of om te impliceren dat het probleem volledig zijn fout is. Het is een manier om te zeggen dat jij ook een aandeel hebt in het probleem, net als hij.
P:	Misschien kan ik zeggen dat ik meer energie zou willen hebben na het eten, net als voorheen. Voorheen had ik er niet zo'n last van. Ik deed altijd de afwas alleen en ik heb er nooit een probleem van gemaakt. Ik begrijp dat hij daaraan gewend is geraakt. Is dit een voorbeeld van het accepteren van gedeelde verantwoordelijkheid?
H:	Ja. En je maakt nog een opmerking waaruit begrip blijkt. Een andere opmerking die gedeelde verantwoordelijkheid illustreert, zou bijvoorbeeld kunnen zijn dat je de tafel niet direct afruimt en de afwas op het aanrecht zet. Ik weet niet of dit bij jullie het geval is, maar het zou een goed voorbeeld zijn.
P:	Nee, dat is niet het probleem, want ik ruim de tafel in principe al direct na het eten af.

Let op: Er zijn veel verschillende manieren om gedeelde verantwoordelijkheid op je te nemen. Het kan gaan om gedeelde verantwoordelijkheid voor het bestaan van het probleem, of voor het uitblijven van een oplossing. Het hoofddoel is om te voorkomen dat partners de schuld voor een probleem volledig bij de ander leggen. In plaats daarvan zou elke partner moeten accepteren dat hij/zij ook een rol heeft gespeeld.

H:	Kun je ook hulp aanbieden?
P:	Hm… dat is een lastige, want ik heb het idee dat ik al het meeste doe thuis. Kan ik aanbieden dat ik tot 20.00 uur mijn mond houd over de afwas? Ik zou echt graag willen dat de afwas eerder gebeurt, maar als we een deadline van 20.00 uur aanhouden, kan ik proberen om er niets over te zeggen tot die tijd.
H:	Dat klinkt als een redelijk aanbod. Goed gedaan. Laten we nu kijken wat Stevens reactie daarop is. Heb je goed geluisterd, Steven?
C:	Ik heb geen woord gemist.
H:	Wil je dat Judith nog een toelichting geeft op haar verzoek?
C:	Alleen over het laatste gedeelte. Wie moet de tafel afruimen? Ik nam aan dat zij dit zoals gewoonlijk doet, maar nu ben ik daar niet meer zo zeker van.
P:	Nee, ik vind het niet erg om de tafel af te ruimen en de afwas op het aanrecht te zetten. Ik zou al blij zijn als je de afwas doet.
H:	Dan is het nu tijd om een beslissing te nemen. Ga je akkoord met haar verzoek, of bied je een alternatief aan? Het is een beetje gecompliceerd, omdat jullie beiden tegelijkertijd een verzoek doen. Kunnen jullie een manier bedenken waarop jullie beiden krijgen wat jullie zouden willen?

Let op: De hulpverlener heeft zojuist het aandeel van de luisteraar besproken. Nu kan ze kijken of het koppel zelf tot een oplossing kan komen, of dat zij hier haar hulp bij nodig hebben.

P:	Ik wil wel instemmen met Stevens verzoek om 's avonds zijn overhemd te strijken, als hij de afwas doet op die dagen. Ik zal mijn verzoek dus aanpassen van zeven naar vijf dagen per week. Zo doen we beiden iets aardigs voor elkaar op dezelfde avond. Wat vind je ervan, Steven?
C:	Dat klinkt goed. Ik weet dat ik meer in het huishouden moet helpen. En zoals je al zei, zo krijg ik er zelfs iets voor terug.
H:	Dus jullie gaan akkoord met elkaars verzoek?
C:	Ja, ik denk het wel.
H:	Dit lijkt me een prima start waar jullie beiden trots op kunnen zijn. We zullen nog een paar keer oefenen met het doen van verzoeken en dan hoop ik dat jullie thuis verder gaan met deze manier van verzoeken doen en met elkaar communiceren. Kunnen we afspreken dat jullie deze nieuwe vaardigheden thuis een week lang proberen? Dan kunnen we tijdens de volgende sessie eventuele problemen bespreken.

De hulpverlener geeft aan dat de partners de komende week met de nieuwe vaardigheden zullen moeten oefenen. Ze laat hen ook weten dat er eventuele moeilijkheden aan het licht kunnen komen, maar dat ze deze in de volgende sessie zal bespreken. Omdat de nieuwe taak te overzien is en vijf van de zeven dagen uitgeprobeerd zal worden, zal de hulpverlener niet nog een verzoek bespreken. Ze kan hen echter laten oefenen met het verwoorden van een klein verzoek uit een andere categorie. Ook zal ze de partners waarschijnlijk vragen om hun taken op te schrijven, zodat ze thuis een reminder hebben.

In de volgende sessies, als u dergelijke taken nabespreekt, kan het zijn dat u ontdekt dat sommige koppels verzoeken beter inwilligen wanneer op het niet nakomen ervan een sanctie staat. Stel bijvoorbeeld dat een man akkoord is gegaan met het schoonmaken van de badkamer in het weekend. Ook is hij ermee akkoord gegaan dat wanneer hij dit vergeet, hij in dezelfde week nog een keer het avondeten zal klaarmaken. Probeer hiermee te variëren en kijk wat het beste werkt voor elk koppel.

9.5.9 De sessie afsluiten

Voordat u de sessie beëindigt, moet u zich ervan vergewissen dat u al het werk van het koppel positief bekrachtigt. Tevens moet u het koppel ervan verzekeren dat de dingen steeds beter zullen gaan als ze maar voldoende oefenen. Herinner hen aan de huiswerkopdrachten en vergeet niet te vermelden dat ze de formulieren volgende keer mee moeten nemen. Ten slotte dient u hen aan te moedigen om contact op te nemen als er voortijdig problemen ontstaan. Over het algemeen zullen de eerste sessies twee keer per week plaatsvinden, daarna kan de frequentie worden teruggebracht naar één sessie per week.

9.6 Tot besluit

In dit hoofdstuk is een werkwijze gepresenteerd waarmee men aan een aantal aspecten van de relatie van iemand met ernstig alcoholmisbruik kan werken. Ook is uiteengezet waarom relatietherapie een vaak onlosmakelijk deel is van CRA. Mogelijkheden tot het monitoren van vooruitgang zijn besproken bij de introductie van de verschillende formulieren, zoals de CRA Relatietevredenheidslijst. Daarnaast zijn basisvaardigheden in de communicatie besproken en getraind door middel van schriftelijke instructies (zoals het formulier Een ideale relatie) en mondelinge opdrachten. De nadruk ligt hierbij op een positieve en respectvolle benadering van de partner. Dit is nog eens benadrukt door de vele richtlijnen voor goede communicatie, maar ook de procedures en het invullen van het Registratieformulier om dagelijks aardig te zijn.

9.7   Bijlage

■■   Bijlage 9.1 CRA Relatietevredenheidslijst

Hierna is een schaal weergegeven die een indruk moet geven van hoe tevreden u bent met uw relatie op dit moment. Stel uzelf de volgende vraag bij ieder hieronder opgenomen levensgebied:

Hoe tevreden ben ik op dit moment met mijn partner op dit specifieke levensgebied?

Omcirkel het bijbehorende nummer. Hoe hoger het cijfer dat u geeft, hoe tevredener u bent met uw partner. Het cijfer 1 betekent dat u absoluut ontevreden bent. Het cijfer 10 betekent dat u zeer gelukkig bent en dat het niet beter kan.

Met andere woorden, door een cijfer te omcirkelen geeft u aan hoe (on)tevreden en (on)gelukkig u bent op dat specifieke levensgebied dat verband houdt met uw relatie.

Belangrijk is om te bedenken dat u aangeeft hoe u zich *vandaag* voelt. Probeer zo veel mogelijk te voorkomen dat uw gevoel op een specifiek terrein keuzen op andere levensgebieden beïnvloedt.

Huishoudelijke taken	1	2	3	4	5	6	7	8	9	10
Opvoeding van de kinderen	1	2	3	4	5	6	7	8	9	10
Sociale activiteiten	1	2	3	4	5	6	7	8	9	10
Financiën	1	2	3	4	5	6	7	8	9	10
Communicatie	1	2	3	4	5	6	7	8	9	10
Liefde & seks	1	2	3	4	5	6	7	8	9	10
Werk & opleiding	1	2	3	4	5	6	7	8	9	10
Emotionele steun	1	2	3	4	5	6	7	8	9	10
Zelfstandigheid partner	1	2	3	4	5	6	7	8	9	10
Algemene tevredenheid	1	2	3	4	5	6	7	8	9	10

Naam: _____

Geboortedatum: ____ – ____ – _____

Datum: ____ – ____ – _____

■ ■ **Bijlage 9.2 CRA Relatietevredenheidslijst (Judith)**

Hierna is een schaal weergegeven die een indruk moet geven van hoe tevreden u bent met uw relatie op dit moment. Stel uzelf de volgende vraag bij ieder hieronder opgenomen levensgebied:

Hoe tevreden ben ik op dit moment met mijn partner op dit specifieke levensgebied?

Omcirkel het bijbehorende nummer. Hoe hoger het cijfer dat u geeft, hoe tevredener u bent met uw partner. Het cijfer 1 betekent dat u absoluut ontevreden bent. Het cijfer 10 betekent dat u zeer gelukkig bent en dat het niet beter kan.

Met andere woorden, door een cijfer te omcirkelen geeft u aan hoe (on)tevreden en (on)gelukkig u bent op dat specifieke levensgebied dat verband houdt met uw relatie.

Belangrijk is om te bedenken dat u aangeeft hoe u zich *vandaag* voelt. Probeer zo veel mogelijk te voorkomen dat uw gevoel op een specifiek terrein keuzen op andere levensgebieden beïnvloedt.

Huishoudelijke taken	1	2	3	4	5	6	⑦	8	9	10
Opvoeding van de kinderen	1	2	3	4	⑤	6	7	8	9	10
Sociale activiteiten	1	2	③	4	5	6	7	8	9	10
Financiën	1	2	3	4	5	⑥	7	8	9	10
Communicatie	1	2	3	④	5	6	7	8	9	10
Liefde & seks	1	2	③	4	5	6	7	8	9	10
Werk & opleiding	1	2	3	4	5	⑥	7	8	9	10
Emotionele steun	1	2	③	4	5	6	7	8	9	10
Zelfstandigheid partner	1	2	3	4	5	⑥	7	8	9	10
Algemene tevredenheid	1	2	3	④	5	6	7	8	9	10

Naam: *Judith*

Geboortedatum: 12   – 04   – 1967

Datum: 03   – 04   – 2008

■ ■   **Bijlage 9.3 CRA Relatietevredenheidslijst (Steven)**

Hierna is een schaal weergegeven die een indruk moet geven van hoe tevreden u bent met uw relatie op dit moment. Stel uzelf de volgende vraag bij ieder hieronder opgenomen levensgebied:

Hoe tevreden ben ik op dit moment met mijn partner op dit specifieke levensgebied?

Omcirkel het bijbehorende nummer. Hoe hoger het cijfer dat u geeft, hoe tevredener u bent met uw partner. Het cijfer 1 betekent dat u absoluut ontevreden bent. Het cijfer 10 betekent dat u zeer gelukkig bent en dat het niet beter kan.

Met andere woorden, door een cijfer te omcirkelen geeft u aan hoe (on)tevreden en (on)gelukkig u bent op dat specifieke levensgebied dat verband houdt met uw relatie.

Belangrijk is om te bedenken dat u aangeeft hoe u zich *vandaag* voelt. Probeer zo veel mogelijk te voorkomen dat uw gevoel op een specifiek terrein keuzen op andere levensgebieden beïnvloedt.

Huishoudelijke taken	1	2	3	4	5	6	7	8	⑨	10
Opvoeding van de kinderen	1	2	3	4	5	6	7	⑧	9	10
Sociale activiteiten	1	2	3	4	5	⑥	7	8	9	10
Financiën	1	2	3	4	5	6	⑦	8	9	10
Communicatie	1	2	3	4	5	6	⑦	8	9	10
Liefde & seks	1	2	3	4	5	⑥	7	8	9	10
Werk & opleiding	1	2	3	4	5	6	7	⑧	9	10
Emotionele steun	1	2	3	4	⑤	6	7	8	9	10
Zelfstandigheid partner	1	2	3	4	5	⑥	7	8	9	10
Algemene tevredenheid	1	2	3	4	5	6	⑦	8	9	10

Naam: *Steven*

Geboortedatum: 19   – 11   – 1965

Datum: 03   – 04   – 2008

■■ **Bijlage 9.4 Een ideale relatie**

Zojuist hebt u een score gegeven op bepaalde levensgebieden. Geef nu op ieder gebied aan welke gebeurtenissen zouden optreden in een voor u ideale relatie. Drie aanwijzingen bij het invullen:

— Houd het kort.

— Wees specifiek in plaats van algemeen.

— Gebruik een positieve formulering (bijvoorbeeld: 'opruimen' in plaats van 'geen rommel maken').

Op het gebied van **huishoudelijke taken** zou ik graag willen dat mijn partner:

1 _____

2 _____

3 _____

4 _____

Op het gebied van het **opvoeden van de kinderen** zou ik graag willen dat mijn partner:

1 _____

2 _____

3 _____

4 _____

Op het gebied van **sociale activiteiten** zou ik graag willen dat mijn partner:

1 _____

2 _____

3 _____

4 _____

Op het gebied van **financiën** zou ik graag willen dat mijn partner:

1 _____

2 _____

3 _____

4 _____

Wat de **communicatie** betreft zou ik graag willen dat mijn partner:

1 _____

2 _____

3 _____

4 _____

Op het gebied van **liefde & seks** zou ik graag willen dat mijn partner:

1 _____

2 _____

3 _____

4 _____

Op het gebied van **werk & opleiding** zou ik graag willen dat mijn partner:

1 _____

2 _____

3 _____

4 _____

Op het gebied van **emotionele steun** zou ik graag willen dat mijn partner:

1 _____

2 _____

3 _____

4 _____

Wat de **zelfstandigheid** van mijn partner betreft, zou ik graag willen dat mijn partner:

1 _____

2 _____

3 _____

4 _____

In het **algemeen** zou ik graag willen dat mijn partner:

1 _____

2 _____

3 _____

4 _____

Naam: _____

Geboortedatum: _____ – _____ – _____

Datum: _____ – _____ – _____

■■   **Bijlage 9.5 Een ideale relatie (Judith)**

Zojuist hebt u een score gegeven op bepaalde levensgebieden. Geef nu op ieder gebied aan welke gebeurtenissen zouden optreden in een voor u ideale relatie. Drie aanwijzingen bij het invullen:

— Houd het kort.

— Wees specifiek in plaats van algemeen.

— Gebruik een positieve formulering (bijvoorbeeld: 'opruimen' in plaats van 'geen rommel maken').

Op het gebied van **huishoudelijke taken** zou ik graag willen dat mijn partner:

1   *op doordeweekse dagen de afwas doet voor 20.00 uur.*

2   *zijn vieze wasgoed meteen in de wasmand legt.*

3   _____

4   _____

Op het gebied van het **opvoeden van de kinderen** zou ik graag willen dat mijn partner:

1   _____

2   _____

3   _____

4   _____

Op het gebied van **sociale activiteiten** zou ik graag willen dat mijn partner:

1   _____

2   _____

3   _____

4   _____

Op het gebied van **financiën** zou ik graag willen dat mijn partner:

1   _____

2   _____

3 _____

4 _____

Wat de **communicatie** betreft zou ik graag willen dat mijn partner:

1 _____

2 _____

3 _____

4 _____

■■ **Bijlage 9.6 Een ideale relatie (Steven)**

Zojuist hebt u een score gegeven op bepaalde levensgebieden. Geef nu op ieder gebied aan welke gebeurtenissen zouden optreden in een voor u ideale relatie. Drie aanwijzingen bij het invullen:

■ Houd het kort.

■ Wees specifiek in plaats van algemeen.

■ Gebruik een positieve formulering (bijvoorbeeld: 'opruimen' in plaats van 'geen rommel maken').

Op het gebied van **huishoudelijke taken** zou ik graag willen dat mijn partner:

1 *mijn overhemden op doordeweekse dagen 's avonds strijkt.*

2 *mijn kleding verstelt binnen twee weken nadat ik haar dit vraag.*

3 _____

4 _____

Op het gebied van het **opvoeden van de kinderen** zou ik graag willen dat mijn partner:

1 _____

2 _____

3 _____

4 _____

Op het gebied van **sociale activiteiten** zou ik graag willen dat mijn partner:

1 _____

2 _____

3 _____

4 _____

Op het gebied van **financiën** zou ik graag willen dat mijn partner:

1 _____

2 _____

3 _____

4 _____

Wat de communicatie betreft, zou ik graag willen dat mijn partner:

1 _____

2 _____

3 _____

4 _____

■ ■   Bijlage 9.7 Registratieformulier om dagelijks aardig te zijn

Datum:							
Heb je vandaag je waardering naar je partner uitgesproken?							
Heb je je partner vandaag een compliment gegeven?							
Heb je je partner vandaag verrast met iets leuks?							
Heb je vandaag je gevoelens getoond aan je partner?							
Heb je vandaag tijd besteed aan een leuk gesprek waarin je volledige aandacht had voor je partner?							
Ben je vandaag een leuk gesprek met je partner begonnen?							
Heb je je hulp aangeboden voordat je partner erom vroeg?							

Naam: _____

Geboortedatum: _____ – _____ – _____

Datum: _____ – _____ – _____

CRA-terugvalpreventie

Tegenwoordig bevatten vrijwel alle behandelprogramma's die gericht zijn op de behandeling van alcohol- en drugsmisbruik een onderdeel dat specifiek gericht is op het voorkomen van terugval.[1] De terugvalpreventie binnen CRA begint al bij de eerste sessie en is een continu proces. De functieanalyse is reeds geïntroduceerd als een instrument dat triggers en consequenties van drankgebruik blootlegt. Deze analyse kan ook worden aangewend om een specifieke terugval te onderzoeken, zodat een dergelijke terugval in de toekomst mogelijk kan worden voorkomen. Dit hoofdstuk zal de functieanalyse en verschillende andere methoden gebruiken om te illustreren hoe een reeks identificeerbare beslissingen van de cliënt leiden tot hernieuwd gebruik van alcohol en/of drugs. Het doel is om ongewenst drankgebruik te leren voorkomen en om te leren te interveniëren wanneer er toch drankgebruik plaatsvindt.

10.1   Functieanalyse: terugvalpreventie

CRA gebruikt een apart functieanalyseformulier om een terugval te beschrijven. Zo kunt u terugval beter analyseren en de exacte oorzaak achterhalen. De hierna volgende dialoog illustreert hoe u het formulier van de CRA-functieanalyse voor drankgebruik (terugvalversie) kunt gebruiken om terugval in de toekomst te voorkomen. De hulpverlener begint de sessie met het motiveren van de cliënt om de behandeling te continueren, zeker op zo'n moeilijk moment. De hulpverlener past daarbij een oplossingsgeoriënteerde aanpak toe (zie ► H. 7) en begeleidt de cliënt in een probleemoplossend proces. Vervolgens worden er alternatieven gezocht voor het drankgebruik tijdens de stressvolle, risicovolle periode. En ten slotte onderzoekt de hulpverlener (H) of de positieve consequenties op de korte termijn die geassocieerd worden met drankgebruik, ook haalbaar zijn via eerder geïdentificeerde alternatieve gedragingen. Dit verhoogt de kans dat de cliënt (C) een volgende keer daadwerkelijk over het alternatieve gedrag zal nadenken.

H:	Rafael, het is goed om je weer te zien. Wat jammer dat je een terugval hebt gehad, maar ik ben blij dat je gekomen bent. Wat is er gebeurd?
C:	Ik ben ontslagen en ben daarna weer begonnen met drinken. Ik werkte al bijna tien jaar bij hetzelfde bedrijf. Ik baal er verschrikkelijk van.
H:	Dat is inderdaad een ramp voor je. Is het nog mogelijk om je baan terug te krijgen?
C:	Nee, het bedrijf wordt gesloten en ik ben echt van slag. Ik heb geen idee hoe ik snel iets anders kan vinden.
H:	Ik denk dat het goed is dat we samen een afspraak maken met onze arbeidsconsulent om zo snel mogelijk op zoek te gaan naar een nieuwe baan.

---

1   Verslaving wordt in toenemende mate beschouwd als een chronische hersenziekte die gekenmerkt wordt door recidive in de vorm van terugval in alcohol- en/of drugsgebruik, waarbij voor veel cliënten abstinentie niet haalbaar blijkt. In dit perspectief wordt de abstinentiedoelstelling uitgebreid met stabilisatie en reductie van het schadelijk gebruik van alcohol en/of drugs. Vanuit dit perspectief kan als alternatief voor de term 'terugvalpreventie' de term 'terugvalmanagement' worden gebruikt. Zie in dit verband ook Elsenaar, I.C., Roozen, H.G., Hauptmann, G.H., & Van de Wetering B.J.M. (2007). Terugvalmanagement bij Verslaving. *Verslaving*, 2, 35-45.

Let op: De hulpverlener complimenteert de cliënt dat hij na een terugval op zijn afspraak is gekomen voor behandeling. Hij houdt een positieve houding aan door te zeggen dat de cliënt op hulp kan rekenen en dat ze gezamenlijk inspanningen zullen verrichten, zodat de cliënt gericht op zoek kan gaan naar een nieuwe baan.

C:	Ja, dat lijkt mij een goed plan. Ik wil graag werken en ik heb het geld hard nodig. Ik heb een auto en ik moet de boodschappen en de hypotheek betalen.
H:	Ik zal na afloop van deze sessie meteen een afspraak maken met onze consulent. Maar eerst wil ik dieper ingaan op de terugval. Weet je nog dat we, toen je voor het eerst hier kwam, formulieren hebben ingevuld die lieten zien wat voor jou triggers en consequenties zijn van drankgebruik?
C:	Ja, dat herinner ik me nog.
H:	Nu wil ik een vergelijkbaar formulier met je invullen. Dit formulier is bedoeld om de terugval te analyseren, zodat we een volgende terugval kunnen voorkomen.
C:	Ik weet wel waarom ik ben gaan drinken. Ik ben ontslagen, ik ben kwaad. Het is oneerlijk!
H:	Het is ook oneerlijk en ik begrijp volkomen dat je hier erg mee zit. Laten we je gevoelens op het formulier invullen. Laten we linksboven beginnen.

Let op: Zie het formulier CRA-functieanalyse terugvalversie (▶ bijlage 10.1).

C:	Ik was samen met mijn zwager, Max. Hij is ook ontslagen. Moet ik verder gaan met de volgende vraag?
H:	Ja, ga maar door. Het gaat prima.
C:	We hebben vooral bij hem thuis gedronken. Hij woont alleen, dus niemand kan ons daar storen. We hebben vanaf afgelopen vrijdag gedronken, de dag waarop we ontslagen werden. Ik heb dus bijna vijf dagen lang gedronken.

Let op: De cliënt heeft informatie gegeven over alle externe triggers. De hulpverlener heeft de eerste kolom ingevuld. Zie het ingevulde formulier (▶ bijlage 10.2).

H:	Ik ben blij dat je toch besloten hebt om weer te stoppen met drinken. Dat was vast geen gemakkelijke beslissing. Ik denk dat het goed is als we ons nu vooral erop richten hoe we verdere problemen kunnen voorkomen. We gaan naar de tweede kolom. Waar dacht je aan kort voordat je begon met drinken?
C:	Ik dacht aan hoe oneerlijk het is dat ik ben ontslagen. Dat maakt me nog steeds heel erg boos. Het is gewoon echt kwetsend na zo veel jaren van hard werken. Ik ben enorm teleurgesteld en had ook nooit verwacht dat me dit zou overkomen.
H:	Dus je dacht aan hoe oneerlijk het is dat je ontslagen bent.
C:	Ja, dat klopt. Ze hebben tegen ons gelogen en ons er vervolgens uitgegooid. Ik voelde me ziek en misselijk, echt misselijk.
H:	Wat bedoel je daar precies mee?
C:	Ik kreeg last van mijn maag. Ik voelde me gespannen en wilde de spanning wegnemen. Ik maakte me ontzettend kwaad, dus begon ik uit woede te drinken. Ik had wel wat drank verdiend, ik was tenslotte ontslagen.
H:	Dus de oplossing voor dit probleem was drankgebruik.
C:	Ja, dat klopt. Ik was al zes maanden lang gestopt, maar ik had het nu wel verdiend, ik heb ontslag gehad hè.

Let op: De kolom Interne triggers is nu volledig ingevuld. Het is inzichtelijk geworden welke factoren tot een terugval hebben geleid: negatieve emoties, negatieve gedachten en geen alternatief weten te bedenken om het slechte nieuws te kunnen hanteren.

H:	Ik kan me voorstellen dat je erg boos bent over je ontslag. Maar er zijn wellicht andere, misschien zelfs betere manieren waarop je hiermee om had kunnen gaan. Laten we eerst de analyse van de terugval afronden. Als je naar het formulier kijkt, zie je dat je al bijna alle vragen in kolom 3 hebt beantwoord. Je zei al dat je samen met je zwager vijf dagen lang bier hebt gedronken. Hoeveel denk je dat je in totaal gedronken hebt?
C:	We hebben ongeveer een kratje bier per dag gedronken, dus ieder een half kratje. In totaal denk ik dat ik 2,5 tot 3 kratjes heb gedronken.
H:	Wat waren de directe positieve gevolgen?
C:	We gingen maar door over het ontslag. Ik vind het fijn om tijd met Max door te brengen. Bij hem kunnen we in ieder geval zonder gezeur drinken.
H:	Goed, oké, vertel verder.
C:	Ik voelde me goed toen we begonnen met drinken, vooral omdat we samen het bedrijf afkraakten. Ik voelde me er goed door, tevreden zelfs. Alsof we wraak namen, maar daarna kon ik niet meer stoppen.
H:	Waren er positieve lichamelijke effecten?
C:	Ik weet het niet zeker, maar ik had het idee dat ik me beter kon ontspannen.
H:	Waar merkte je dat aan?
C:	Ik had geen knoop meer in mijn maag.

Let op: De hulpverlener heeft nu voldoende informatie verzameld om kolom 3 Gedrag en kolom 4 Korte termijn positieve effecten in te kunnen vullen. Vervolgens kan de hulpverlener verder gaan met het uitdiepen van de negatieve effecten en consequenties van het drankgebruik op de lange termijn, of informeren naar alternatieve gedragingen die ook gezorgd zouden hebben voor positieve effecten op de korte termijn. De keuze hangt af van waar de cliënt volgens de hulpverlener het meeste baat bij heeft. De hulpverlener in dit voorbeeld koos ervoor om dieper in te gaan op alternatieve, prosociale gedragingen.

H:	Rafael, het is duidelijk dat je verwachtte dat drankgebruik bepaalde emoties zou geven die je op dat moment echt dacht nodig te hebben, misschien zelfs verdiende. Maar ik weet vrijwel zeker dat er ook andere alternatieven zijn die niets met alcohol te maken hebben, maar die jou wel dezelfde positieve gedachten en gevoelens zouden hebben gegeven. Kun je er een paar noemen?
C:	Daar heb ik over nagedacht. Ik weet dat we dit een paar weken geleden hebben besproken. Ik denk dat ik naar huis had kunnen gaan en het nieuws met mijn vrouw had kunnen delen. Of misschien had ik kunnen gaan joggen. Samen een dvd'tje kijken bij mij thuis was misschien ook een optie geweest. Ik vraag me trouwens wel af of Max dan met me mee zou zijn gegaan.
H:	Dat lijken me allemaal redelijke alternatieven. Wat zou voor jou de beste keuze zijn geweest op dat moment? Denk eraan dat je ergens wilde zijn waar je je goed voelt en bij iemand bij wie je je op je gemak voelt. Je wilde het hebben over hoe boos je was over je ontslag. Je vertelde dat het je voldoening gaf om over je ontslag te praten en dat je je daarna meer ontspannen voelde.

Let op: De hulpverlener loopt de lijst met antwoorden langs die de cliënt heeft gegeven in de kolom Korte termijn positieve effecten. Als alternatief gedrag niet dezelfde positieve effecten teweegbrengt, is de kans erg klein dat de cliënt voor het alternatieve gedrag kiest.

C:	Ik denk dat ik Max mee had moeten nemen naar mijn huis om een dvd'tje te kijken. Daarna hadden we dan samen kunnen eten. Dat had mijn vrouw geen probleem gevonden.
H:	En denk je dat je dan ook had bereikt wat je had willen bereiken?
C:	Waarschijnlijk wel. Het lijkt zo logisch nu.
H:	Wat zouden de voordelen zijn geweest als je thuis met Max een film zou hebben gekeken om daarna samen te eten in plaats van vijf dagen lang te gaan drinken?
C:	Dan zou ik misschien wel helemaal niet zijn gaan drinken. Ik weet dat ik impulsief kan zijn. Als ik eerst een dag of twee afgekoeld zou zijn, dan zou ik misschien van de drank af hebben kunnen blijven. Maar ik was gewoon zo kwaad, dat ik mezelf niet meer onder controle had.
H:	Maar je maakt nu de juiste keuze door in therapie te gaan en om hier te zijn om het drankgebruik weer te stoppen. Nu vullen we eerst de laatste kolom van het formulier in, Lange termijn negatieve effecten.
C:	Moet ik de vragen beantwoorden, of moet ik gewoon een aantal negatieve dingen noemen?
H:	Noem maar gewoon wat in je opkomt.
C:	Mijn vrouw is heel boos, net als mijn ouders. Ik voel me een mislukkeling. Ik heb werk nodig.
H:	Hebben de vijf dagen dat je bent gaan drinken invloed gehad op je werksituatie of je financiële situatie?
C:	Ik heb geld dat ik eigenlijk niet had, uitgegeven aan bier. Mijn werk? Ik denk dat ik in die vijf dagen op zoek had kunnen gaan naar een nieuwe baan, of had kunnen nadenken over wat ik zou willen en me had kunnen inschrijven bij een arbeidsbureau.
H:	Je hebt prima werk geleverd vandaag, Rafael. Laten we nog eens goed naar je terugval kijken aan de hand van het formulier, om daarvan te leren. Daarna zullen we met probleemoplossing aan het werk gaan, om andere manieren te vinden om met zo'n crisis om te gaan.

Op ▶ bijlage 10.2 is te zien hoe de hulpverlener deze informatie in de laatste kolom heeft ingevuld. De hulpverlener gebruikt het formulier vervolgens om zijn bevindingen samen te vatten en aanwijzingen te geven. Hij bespreekt de triggers uitgebreid, om de cliënt te laten inzien waar hij de beslissingen nam om weer te gaan drinken. Vervolgens worden klinische procedures, zoals cognitieve herstructurering en probleemoplossende vaardigheden gebruikt om te leren op een andere manier om te gaan met problemen. De hulpverlener gebruikt de terugval als model om de cliënt te leren adequater beslissingen te nemen.

10.1.1 De gedragsketen die tot terugval leidt

Een van de nieuwe vaardigheden die de cliënt met CRA leert, is het herkennen van momenten waarop de verleiding toeneemt en een terugval nabij is. Een terugval vindt meestal niet plaats als gevolg van één trigger, maar na een reeks van triggers. Deze reeks triggers

◻ Tabel 10.1	Gedragsketen.
Stap 1	Rafael voelt zich boos en bedrogen. Hij wil weten hoe Max met het ontslag omgaat.
Stap 2	Hij vertrekt van zijn werk en rijdt naar het huis van Max. Hij denkt nog steeds dat hij alleen wil weten wat Max van de hele situatie vindt.
Stap 3	Hij voelt zich meer en meer boos naarmate hij dichter bij het huis van Max komt.
Stap 4	Hij komt binnen bij Max met een oncomfortabel gevoel. De atmosfeer brengt oude gevoelens naar boven die geassocieerd worden met drankgebruik.
Stap 5	Rafael en Max zitten in de keuken en hebben het over het bedrijf. Ze praten steeds luider.
Stap 6	Max is onrustig en loopt door de kamer en zegt dat hij dorst heeft.
Stap 7	Max opent de koelkast en pakt twee flesjes bier.
Stap 8	Max zet een biertje op de tafel voor Rafael.
Stap 9	Max duwt het biertje richting Rafael en vertelt hem dat hij moet afkoelen.
Stap 10	Rafael accepteert het aanbod en begint te drinken.

wordt ook wel een gedragsketen genoemd (◻ tabel 10.1). De personages en de situatie uit de voorgaande dialoog worden hierna gebruikt om te illustreren hoe u dieper in kunt gaan op beslissingen en gebeurtenissen die tot een terugval hebben geleid. U kunt de cliënt laten zien hoe de terugval zich aankondigde lang voordat hij zijn eerste slok dronk.

Deze reeks gebeurtenissen laat zien dat Rafaels besluit om te gaan kijken hoe Max met het ontslag omgaat, de eerste stap was naar een terugval. De hulpverlener laat Rafael inzien dat elke kleine beslissing hem dichter bij het drankgebruik bracht. Toen Max bijvoorbeeld door de kamer liep en aangaf dat hij dorst had, besloot Rafael om aan de tafel te blijven zitten. Het was verstandiger geweest om op dat moment op te staan en weg te gaan, of om te zeggen dat hij de avond niet bij Max zou kunnen doorbrengen als Max zou gaan drinken. U dient ook duidelijk te maken dat het gemakkelijker is om de gedragsketen in het beginstadium te onderbreken dan in een later stadium. Het zou bijvoorbeeld gemakkelijker zijn geweest voor Rafael om de drank te weerstaan als hij had besloten om een vriend die niet drinkt te vragen hoe hij met het ontslag omgaat (stap 1). De beslissing om niet te drinken zou gemakkelijker zijn geweest in een omgeving waarin Rafael normaliter ook geen alcohol zou hebben gebruikt. In deze situatie is hij al meegegaan naar de keuken van Max waar ze vroeger regelmatig bier hebben gedronken.

Een gedragsketen kan geïntroduceerd worden op verschillende momenten in een sessie die terugval behandelt. U kunt ervoor kiezen om de reeks gebeurtenissen die tot een terugval hebben geleid te illustreren op het moment dat u de triggers bespreekt, of nadat de functieanalyse van de terugval is afgerond.

10.1.2 Een vroegtijdig waarschuwingssysteem

Zowel de CRA-functieanalyse (voor terugval) als de oefening met de gedragsketen zijn instrumenten die het beste ingezet kunnen worden nadat er een terugval heeft plaatsgevonden. Voor terugvalpreventie baseren sommige hulpverleners zich op het onderdeel *triggers* uit de initiële functieanalyse om cliënten te helpen risicovolle situaties aan te zien komen. Andere hulpverleners geven de voorkeur aan een eenvoudiger instrument: het *vroegtijdige waarschuwingssysteem*.

Het vroegtijdige waarschuwingssysteem is een specifieke terugvalpreventieprocedure. Deze procedure is ontwikkeld om gedragingen van cliënten te traceren die als triggers voor drankgebruik lijken te fungeren. Het waarschuwingssysteem is het effectiefst wanneer er ook een *belangrijke ander* is getraind voor deze procedure. Naast waardevolle informatie verstrekken over triggers voor drankgebruik, kan de *belangrijke ander* vaak ook als geen ander de vroege tekenen van een op handen zijnde terugval herkennen.

De cliënt en de *belangrijke ander* helpen elkaar wanneer zich een risicovolle situatie voordoet. Dit maakt deel uit van de training voor het vroegtijdige waarschuwingssysteem. Als een van beiden risicovol gedrag herkent, bespreken de cliënt en de *belangrijke ander* op een van tevoren vastgestelde wijze de volgende stap die genomen moet worden om een terugval te voorkomen. Deze stap verschilt per cliënt en per situatie. Het is soms het eenvoudigst, maar ook het meest drastisch, om de hulpverlener in te lichten. Regelmatig een kort telefoongesprek met de hulpverlener is vaak voldoende. Maar in het beginstadium van een behandeling of in ongebruikelijke omstandigheden moet er soms direct een sessie plaatsvinden.

In de volgende situatie is de cliënt inmiddels al drie weken gestopt met het drinken van alcohol. Het koppel had afgesproken om de hulpverlener te bellen wanneer de eerste tekenen van een mogelijke terugval zich zouden voordoen. Beiden vonden het belangrijk om direct op de hulpverlener terug te kunnen vallen in het beginstadium van de behandeling. De hulpverlener (H) is gebeld door de vrouw (partner, P), Maria, die vertelt dat Philip (cliënt, C) zich al enkele dagen afstandelijk gedraagt. Zij besluit de hulpverlener te bellen als Philip al twee dagen op rij weigert om disulfiram in te nemen. Merk op dat de hulpverlener onmiddellijk actie onderneemt door dezelfde dag nog een sessie in te plannen om te onderzoeken waarom de triggers nu aangrijpen, de cliënt te herinneren aan zijn motivatie om te stoppen met drinken en een duidelijk plan aan te bieden ter oplossing van het probleem.

H:	Ik ben blij dat jullie nog langs konden komen. Philip, toen ik vanochtend met Maria sprak, was ze bezorgd omdat jij weigert om disulfiram in te nemen.
C:	Ik kan het ook wel alleen af. Ik heb het niet meer nodig.
H:	En waarom denk je het niet nodig te hebben?
C:	Ik drink niet en ik ben ook niet van plan om te gaan drinken. Dus waarom zou ik het nog innemen?
H:	Weet je nog dat we een maand geleden begonnen met de behandeling? Toen vertelde je me dat je zeven dagen niet zou drinken zonder disulfiram te gebruiken, maar je hield het maar vijf dagen vol. Er zijn dus momenten geweest waarop je je voornemen om geen alcohol te drinken niet volhield. Ik hoop dat dit nu niet het geval is. Eerder zijn we overeengekomen dat je ten minste dertig dagen disulfiram zou gebruiken. Ik ben benieuwd naar de reden waarom je nu op deze afspraak wilt terugkomen.
C:	Ik kom er niet op terug. Ik heb het gewoon niet meer nodig.

P:	Ik zal vertellen hoe ik tegen de situatie aankijk. Hij is de hele dag chagrijnig, afstandelijk, negeert de kinderen en is bot tegen mij. Er is iets aan de hand, maar hij zegt er niets over.
H:	Wat is er aan de hand, Philip? Nadat mensen stoppen met het drinken van alcohol kunnen er stemmingswisselingen optreden. Dat is heel normaal en hier hebben we eerder al over gesproken. Maar bij jou lijkt het in erg sterke mate voor te komen. Zoals jullie beiden weten, waren chagrijn, afstandelijkheid en botheid in het verleden voortekenen van gebruik. Maria, je herkende dit als mogelijke voortekenen, maar zoals afgesproken heb je gewacht met bellen totdat je man twee dagen achtereen heeft geweigerd disulfiram in te nemen.
P:	Ik ben blij dat we dit van tevoren afgesproken hebben. Ik zou anders niet hebben geweten wat te doen.
H:	Je hebt het prima aangepakt, Maria.

Let op: De hulpverlener neemt de tijd om Maria te bedanken voor het volgen van het vroegtijdige waarschuwingssysteem. De hulpverlener weet dat het van cruciaal belang is om te achterhalen waarom de cliënt gestopt is met het innemen van disulfiram.

H:	Philip, is er iets gaande waarvan wij op de hoogte zouden moeten zijn?
C:	Geen idee. Waarom vraag je dat niet aan haar? Zij schijnt toch alles het best te weten.
H:	Ik vraag het liever aan jou. Jij hebt immers besloten om niet meer te drinken en nu heb je besloten om te stoppen met disulfiram. Ik denk zeker dat het goed is om op een zeker moment met disulfiram te stoppen. Ik denk alleen niet dat dit het juiste moment is om er zonder overleg mee te stoppen.
C:	Om eerlijk te zijn heb ik er genoeg van dat ik niks goed kan doen. Ik dacht dat de dingen beter zouden gaan. Maar Maria blijft mijn gebruikersverleden oprakelen. Ze heeft geen vertrouwen in me.
P:	Ik heb meer vertrouwen in je dan voorheen.
C:	Ik dacht dat het beter zou gaan als ik zou stoppen met drinken en disulfiram zou innemen. Ik dacht dat ik, dat wij, gelukkiger zouden zijn.
H:	Hoe lang ben je al gestopt, Philip?
C:	Bijna drie weken.
H:	Oké. En hoeveel jaar heb je gedronken?
C:	Vijf jaar, misschien zes. Ik weet het niet precies.
H:	Dat is een lange tijd. Het duurt even voordat je leven zich weer stabiliseert. Probeer je niet te veel te laten ontmoedigen. Ik weet dat bij Maria en de kinderen kunnen blijven wonen een van de redenen was waarom je met drankgebruik wilde stoppen. Ik kan me voorstellen dat je leven al een stuk beter is dan toen je bij je broer woonde en op de bank moest slapen, of niet?
C:	Ja, dat is zeker zo.

Let op: De hulpverlener moedigt de cliënt aan om optimistisch te blijven en herinnert hem aan zijn motivatie om te stoppen met drinken.

H:	Wat wil je verder bereiken?
C:	Ik wil er in ieder geval geen puinhoop van maken. Misschien ben ik gewoon boos.
H:	Het is niet erg om boos te zijn. Maar laten we eens kijken of je anders met die boosheid kunt omgaan. Ik denk dat jullie klaar zijn voor een volgende sessie communicatieve vaardigheden. Deze sessie kunnen we vandaag nog houden voordat jullie vertrekken. Jullie moeten beiden een manier vinden om je gevoelens tegen elkaar te uiten, ook wanneer het moeilijke zaken betreft. En Maria, misschien moeten we nog een keer oefenen om Philip te steunen wanneer hij weer disulfiram gaat gebruiken. Het verleden ter sprake brengen is niet iets wat hem zal helpen. En Philip, als je wilt kan ik de voordelen van disulfiram opnieuw met je bespreken.

Let op: De hulpverlener herinnert Maria eraan dat het van groot belang is dat zij haar man steunt, en geeft de hoognodige training 'communicatieve vaardigheden' voordat zij vertrekken. Ten slotte biedt hij aan om nogmaals de voordelen van disulfiram te bespreken.

C:	Nee, dat hoeven we niet nog een keer te bespreken. Ik zal het de komende tijd innemen, maar ik beloof niets over de periode daarna.
H:	Dat is prima. Stapje voor stapje. We zullen het gebruik van disulfiram opnieuw bespreken aan het einde van de periode van dertig dagen. Laten we nu eens kijken hoe jullie op een gezonde manier jullie boosheid tegen elkaar kunnen uiten.

Het belangrijkste in dit gesprek is dat de partner reageert volgens het vroegtijdige waarschuwingssysteem en de hulpverlener belt als haar man voor de tweede dag op rij weigert disulfiram in te nemen. De hulpverlener plant direct een sessie en zoekt met de cliënt naar de reden waarom de cliënt zich niet aan de afspraken houdt. Het kan zijn dat deze tijdige interventie een terugval heeft voorkomen. Hoewel een directe crisis afgewend is, weet de hulpverlener dat hij het stel nieuwe communicatieve vaardigheden moet aanleren om met hun boosheid om te gaan.

Het is heel gebruikelijk dat iets dergelijks zich voordoet in het beginstadium van een behandeling. Het kan zich voordoen in verschillende vormen, waarbij niet in alle gevallen de cliënt de directe oorzaak van de interventie is. Zoals eerder gezegd hoeft de interventie ook niet altijd te maken te hebben met het al dan niet innemen van disulfiram. Hernieuwd contact met triggers voor drankgebruik kunnen ook het vroegtijdige waarschuwingssysteem in gang zetten.

10.1.3 Cognitieve herstructurering voor terugvalpreventie

In het voorgaande gesprek was met het koppel afgesproken om de hulpverlener te bellen wanneer tekenen of triggers voor terugval en alcoholgebruik zich voor zouden doen. De cliënt bevond zich in het beginstadium van de behandeling en de hulpverlener bellen was cruciaal voor het koppel. Na verloop van tijd komen cliënten in een fase van het herstelproces waarin zij niet meer elke keer de hulpverlener hoeven te bellen wanneer zij denken aan gebruik. Ze zullen bijvoorbeeld kunnen vertrouwen op een cognitieve gedragstechniek, zoals *cognitieve herstructurering*. Cognitieve herstructurering is reeds geïntroduceerd in ▶ H. 6 in het gedeelte over het weigeren van drank.

Samenvattend is cognitieve herstructurering een procedure die gebruikt wordt om aangeleerde, negatieve gedachtepatronen te identificeren en te veranderen. Voorbeelden van negatieve gedachten van personen die hunkeren (*craving*) naar drank zijn:

- Het is te moeilijk om dit te doorstaan zonder drank.
- Ik drink er maar één of twee.
- Ik kan het ook niet helpen. Ik ben een alcoholist.
- Ik heb het toch al verknald. Ik kan dus net zo goed verder drinken.
- Ik heb zo goed mijn best gedaan. Ik heb een drankje verdiend.

Bestudeer de interne triggers op het formulier Functieanalyse voor initiële assessment (▶ bijlage 2.1) om de negatieve gedachtepatronen te laten zien die in het verleden tot drankgebruik hebben geleid. Op het moment dat cliënten zich bewust zijn van het verband, kunnen ze deze gedachten aanvullen met hun eigen negatieve overtuigingen. De volgende stap is om hen andere manieren te leren om met deze triggers om te gaan. Cognitieve herstructurering is erop gericht om eerst een positieve gedachte te vinden die het op kan nemen tegen de aangeleerde, negatieve gedachte die als trigger voor drankgebruik fungeert. De positieve gedachte moet vervolgens positieve gevoelens oproepen. Als cliënten zich in de toekomst bewust zijn van negatieve gedachten die voorheen tot alcoholgebruik zouden leiden, zullen ze deze idealiter automatisch vervangen door positievere en constructievere gedachten, waardoor hun zelfvertrouwen toeneemt. Voorbeelden zijn:

- Wil ik dit nu echt verpesten? Het gaat zo goed. Ik weet dat ik trots op mezelf zal zijn als ik niet ga gebruiken.
- Ik heb die drank niet echt nodig. Dat is een achterhaalde gedachtegang. Ik heb nu voldoende dingen waar ik me goed door voel!

Zoals al genoemd in ▶ H. 6 is het soms verstandig om alternatief gedrag te laten volgen op een positieve gedachte. Dit kan een wandeling, een telefoongesprek met een vriend, sport of spel, of een andere activiteit zijn waar geen drank aan te pas komt. Terugvalpreventie lijkt het effectiefst als de activiteit van tevoren vaststaat en als deze activiteit positieve consequenties heeft op de korte termijn die vergelijkbaar zijn met die van het drankgebruik.

10.2   Tot besluit

In dit hoofdstuk zijn verschillende mogelijkheden van terugvalpreventie besproken: de CRA-functieanalyse (terugvalversie), een onderzoek naar de gedragsketens die tot terugval leiden, implementatie van het vroegtijdige waarschuwingssysteem en cognitieve herstructurering van gedachten die tot drankgebruik leiden. Welke techniek u kiest, of hoeveel u er kiest, hangt voornamelijk af van uw voorkeur en van de unieke situatie van de cliënt. De belangrijkste boodschap is dat terugvalpreventie al in een vroeg stadium van de behandeling aan bod komt, aangezien elke techniek gebaseerd is op bewustwording van triggers voor gebruik.

10.3 Bijlage

■ ■ Bijlage 10.1 CRA-functieanalyse met betrekking tot drinkgedrag (Terugvalversie)[2]

Externe triggers (1)	Interne triggers (2)	Gedrag (3)	Korte termijn positieve (+) effecten (4)	Lange termijn negatieve (–) effecten (5)
1. Met **wie** hebt u alcohol gedronken?	1. Wat **dacht** u vlak voordat u begon met drinken?	1. **Wat** hebt u gedronken?	1. Wat vond u er prettig aan om te drinken met … (**wie**)?	1. Wat zijn de negatieve uitkomsten in de volgende gebieden? a. Interpersoon-lijk:
2. **Waar** hebt u gedronken?	2. Hoe voelde u zich **lichamelijk** vlak voordat u ging drinken?	2. **Hoeveel** hebt u gedronken?	2. Wat vond u er prettig aan om te drinken … (**waar**)?	b. Lichamelijk:
3. **Wanneer** hebt u gedron-ken?	3. Hoe voelde u zich **emotioneel** vlak voordat u ging drinken?	3. Hoe vaak hebt u gedronken en hoeveel **tijd** heeft dat in beslag genomen?	3. Wat vond u er prettig aan om te drinken … (**wanneer**)?	c. Emotioneel:
			4. Noem sommige van uw plezierige **gedachten** die u hebt ervaren toen u aan het drinken was.	d. Justitie: e. Werk/oplei-ding:
			5. Noem een aantal plezie-rige **lichamelijke** sensaties die u hebt ervaren toen u aan het drinken was.	f. Financieel:
			6. Wat voor plezie-rige **emoties** hebt u ervaren toen u aan het drinken was?	g. Andere:

■■   **Bijlage 10.2 CRA-functieanalyse met betrekking tot drinkgedrag (Terugvalversie)**

Externe triggers (1)	Interne triggers (2)	Gedrag (3)	Korte termijn positieve (+) effecten (4)	Lange termijn negatieve (–) effecten (5)
1. Met **wie** hebt u alcohol gedronken? *Max*	1. Wat **dacht** u vlak voordat u begon met drinken? *Ze hebben tegen ons gelogen. Het is oneerlijk dat ik ontslag krijg. Ik heb een borrel verdiend.*	1. **Wat** hebt u gedronken? *Bier*	1. Wat vond u er prettig aan om te drinken met ... *Max* (**wie**)? *Ik vind het fijn om tijd met Max door te brengen.*	1. Wat zijn de negatieve uitkomsten in de volgende gebieden? a. Interpersoonlijk: *Mijn vrouw is heel boos, net als mijn ouders.*
2. **Waar** hebt u gedronken? *Bij Max thuis*	2. Hoe voelde u zich **lichamelijk** vlak voordat u ging drinken? *Misselijk Gespannen Maag was van streek*	2. **Hoeveel** hebt u gedronken? *Ongeveer 2–3 kratten bier*	2. Wat vond u er prettig aan om te drinken ... *bij Max thuis* (**waar**)? *Bij hem kunnen we ongestoord drinken.*	b. Lichamelijk: *Ben behoorlijk ziek geweest.*
3. **Wanneer** hebt u gedronken? *Vrijdag zodra we ontslag hadden gekregen.*	3. Hoe voelde u zich **emotioneel** vlak voordat u ging drinken? *Boos Teleurgesteld Gekwetst*	3. Hoe vaak hebt u gedronken en hoeveel **tijd** heeft dat in beslag genomen? *Ik heb vrijwel continu gedronken gedurende 5 dagen.*	3. Wat vond u er prettig aan om te drinken ... *vrijdag zodra u ontslag had gekregen* (**wanneer**)? *Het voelde prettig om samen het bedrijf af te kraken.*	c. Emotioneel: *Ik voel me een mislukkeling.*
			4. Noem sommige van uw plezierige **gedachten** die u hebt ervaren toen u aan het drinken was. *Ik voel me goed. We namen wraak.*	d. Justitie:
				e. Werk/opleiding: *Had in die vijf dagen op zoek kunnen gaan naar een nieuwe baan.*
			5. Noem een aantal plezierige **lichamelijke** sensaties die u hebt ervaren toen u aan het drinken was. *Ontspannen Geen knoop meer in mijn maag*	f. Financieel: *Heb geld uitgegeven aan bier.*
			6. Wat voor plezierige **emoties** hebt u ervaren toen u aan het drinken was? *Ik voelde me tevreden. Wraakgevoelens.*	g. Andere:

Het CRA-perspectief

CRA is veel meer dan een verzameling therapeutische interventies. Het is vooral ook een attitude en een filosofie over het bijstaan van cliënten bij het verwezenlijken van blijvende gedragsveranderingen. Veel hulpverleners worden in het begin echter nogal eens afgeleid door de talrijke mogelijkheden en geïntegreerde gedragstechnieken die CRA biedt. Als gevolg hiervan verliezen ze soms het einddoel uit het oog, namelijk een leven zonder drank of drugsgebruik aantrekkelijker maken dan een leven met drank of drugsgebruik.

11.1   Veelvoorkomende omissies bij de toepassing van CRA

Gedurende de afgelopen decennia zijn er met het trainen van CRA een aantal relatief vaak voorkomende omissies en valkuilen duidelijk geworden. Hieronder volgt een korte beschrijving van dergelijke gevallen en wordt aansluitend een oplossing aangedragen.

11.1.1 De bekrachtigers van de cliënt uit het oog verliezen

Het kan niet vaak genoeg benadrukt worden dat een hulpverlener zich continu bewust moet zijn van de bekrachtigers van een cliënt. Veranderingen in levensstijl zullen van korte duur zijn als de cliënt niet gemotiveerd is. Helaas is het relatief gemakkelijk om vooral te focussen op het verhelpen van het drankprobleem van de cliënt, zonder voldoende rekening te houden met de elementaire bekrachtigers van de cliënt. Zo was er bijvoorbeeld een hulpverlener die een cliënt, die net een scheiding achter de rug had, hielp bij een sollicitatie naar een baan in een nabijgelegen stad. De afstand die de cliënt zou moeten afleggen naar zijn werk, had echter als gevolg dat hij minder tijd met zijn twee jonge kinderen zou kunnen doorbrengen. Uit de functieanalyse bleek dat de bezoekjes aan zijn kinderen zijn grootste bekrachtigers waren. De hulpverlener was er zo op gericht de cliënt uit zijn risicovolle omgeving te halen, dat hij niet goed over alle gevolgen had nagedacht. Meestal kan dit voorkomen worden door de functieanalyse of de behandeldoelen van de cliënt regelmatig door te nemen, zodat de bekrachtigers niet uit het oog worden verloren. Een andere optie is om jezelf regelmatig de vraag te stellen: Wat zijn de unieke bekrachtigers van mijn cliënt?

Sommige hulpverleners hebben grote moeite om de bekrachtigers van de cliënt te identificeren. Een studente hield vol dat het onmogelijk was om bekrachtigers te vinden bij bepaalde cliënten. Ze werkte in een vrouwengevangenis waar de vrouwen verplicht werden om een behandelprogramma voor alcoholgebruik te volgen. De vrouwen gaven echter aan dat ze niet van plan waren om de alcohol te laten staan zodra ze vrij zouden komen. Door te focussen op de negatieve uitlatingen van de vrouwen was de hulpverlener niet in staat om zelfs maar één primaire bekrachtiger in het leven van deze vrouwen te identificeren: uit de gevangenis blijven. Op basis van hun voorgeschiedenis zou het terugvallen in drankgebruik waarschijnlijk leiden tot nieuwe gevangenisstraffen.

Als een hulpverlener het verband ziet tussen drankgebruik en het verlies van een belangrijke bekrachtiger, moet de boodschap aan de cliënt worden overgebracht. U kunt altijd terugvallen op de zogenoemde 'Columbo'-routine[1]: stel uzelf naïef op en stel paradoxale vragen. Zeg bijvoorbeeld: Ik begrijp het niet goed. Ik dacht dat je zei dat je de gevangenis vreselijk vindt en er nooit meer in terecht wilt komen. Maar door in oude drinkgewoontes te vervallen kun je mogelijk opnieuw in de gevangenis belanden, toch? Of: Ik denk dat je me echt graag mag, want je blijft maar bij me terugkomen. Als thuis zijn met de familie een sterke bekrachtiger is, kan ook een eventueel verlies van deze bekrachtiger worden aangekaart. Je zou kunnen vragen: Zei je niet dat je thuis wilde zijn om tijd met je man en kinderen door te brengen? Als je terugvalt in drankgebruik, krijg je vermoedelijk weer met dezelfde problemen te maken die je in de gevangenis hebben doen belanden. Een volgende keer loop je alleen het risico dat je nog langer van je familie verwijderd zult zijn.

De moraal van het verhaal is dat er altijd bekrachtigers aanwezig zijn om het drankgebruik aan te pakken. Het is slechts een kwestie van het filteren van de informatie die de cliënt verstrekt. De volgende stap is een manier vinden om uw bevindingen te benutten en samen met de cliënt zijn doelen te verwezenlijken.

11.1.2 Belangrijke anderen niet betrekken

Een andere omissie die hulpverleners soms maken is *belangrijke anderen* niet betrekken bij het behandelproces. Hiervoor is een aantal redenen te noemen. Sommige hulpverleners voelen zich ongemakkelijk wanneer de partner van een probleemdrinker bij de behandeling betrokken wordt, omdat zij denken niet over de juiste vaardigheden te beschikken om te werken met koppels. Dit is kort in ▶ H. 9 aan bod gekomen (CRA-relatietherapie) en wordt uitgebreid beschreven in Meyers, Dominguez en Smith (1996).

Veel hulpverleners denken dat zij door de talrijke CRA-procedures die mogelijk zijn over voldoende instrumenten beschikken om een cliënt te behandelen zonder er een derde bij te betrekken. Dit is min of meer gelijk aan het uit het oog verliezen van de bekrachtigers van een cliënt, want een *belangrijke ander* biedt vaak toegang tot deze bekrachtigers. Afhankelijk van de relatie van de *belangrijke ander* met de cliënt bestaan deze bekrachtigers uit emotionele steun, kinderen, een seksuele relatie, recreatieve mogelijkheden en vriendschap. Hierdoor, en doordat deze *belangrijke ander* vaak veel belang hecht aan het welzijn van de cliënt, kan de *belangrijke ander* een belangrijke bijdrage leveren aan het behandelproces.

Vaker wel dan niet heeft het betrekken van een *belangrijke ander* bij de behandeling een substantieel resultaat. Cliënten wier partners worden betrokken bij de behandeling laten betere behandelresultaten zien dan cliënten van wie de partner geen rol speelt in de behandeling. De resultaten zijn wellicht gedeeltelijk te danken aan de training in communicatieve vaardigheden, waarvan de *belangrijke ander* ook profiteert. Een wellicht groter aandeel heeft echter de betrokkenheid van de partner bij het veranderproces. Hierdoor is de *belangrijke ander* op de hoogte van veranderende behandelstrategieën en behandeldoelen en kan de *belangrijke ander* zijn/haar stem doen gelden in het besluitvormingsproces.

---

1 Columbo is een Amerikaanse detectiveserie (1968-2003). De serie bestaat voornamelijk uit dialogen tussen politie-inspecteur Columbo en de mogelijke misdadigers.

Een voorbeeld is de casus van een alcoholafhankelijke vrouw die besluit om aan de volgende doelen te werken: verbetering van de relatie met haar zus en vergroting van haar zelfvertrouwen. Op efficiënte wijze wist ze beide doelen te behalen door haar zus drie keer per week te vergezellen tijdens haar avondwandelingen. Aanvankelijk werd haar man niet bij het behandelprogramma betrokken en raakte hij wat geïrriteerd doordat hij deze activiteit ervoer als gebrek aan interesse in hem. Hij kon niet weten wat voor belangrijke rol deze activiteit speelde in het aanpassen van haar levensstijl, omdat hij haar behandelplan niet kende. Vanaf het moment dat de partner bij het behandelproces werd betrokken, was hij in staat om de wandelingen van zijn vrouw met haar zus te steunen. Hij bedacht zelfs additionele bezigheden die zouden kunnen helpen bij het bereiken van haar doelen.

11.1.3 Het belang van een sociaal leven vergeten te benadrukken

Soms bagatelliseren hulpverleners het belang van het opbouwen van een adequaat sociaal netwerk, omdat zij ervan uitgaan dat de cliënt zelf de vaardigheden bezit om plezier te beleven aan sociale activiteiten. Als gevolg hiervan zullen hulpverleners hier in eerste instantie niet op ingaan, maar zoals in ▶ H. 8 is besproken, kost het veel cliënten moeite om nieuwe, alcoholvrije activiteiten en vrienden te vinden. Sociale en recreatieve activiteiten zijn voor veel mensen echter cruciale bekrachtigers. Sommige cliënten die geen alcoholvrije activiteiten ondernemen, raken verveeld of depressief. Dit was het geval met John, een cliënt die een aantal maanden abstinent was, maar die tevens sociaal geïsoleerd raakte. Hij vertelde zijn hulpverlener herhaaldelijk dat hij problemen uit de weg ging. Hij weigerde om een nieuw sociaal netwerk op te bouwen en beweerde dat het werk op kantoor hem voldoende sociaal contact bood. Na een aantal maanden werd hij steeds pessimistischer. Hij ontwikkelde fysieke tekenen van een depressie, waaronder gebrek aan eetlust en moeite met inslapen. John bleef volhouden dat er niets aan de hand was, maar op een dag belde zijn vrouw met de mededeling dat hij 48 uur lang niet thuis was gekomen. Hij bleek dronken te zijn en had zijn toevlucht in een hotelkamer in de stad gezocht.

Andere cliënten proberen hun eerdere drankgerelateerde sociale activiteiten en vriendschappen weer op te pakken zonder zelf alcohol te gebruiken. Vaak duurt het niet lang voordat de sociale druk dusdanig toeneemt, dat de cliënt ondanks zijn goede voornemens weer begint te drinken. Het ontwikkelen van nieuwe alcoholvrije tijdsbesteding, zoals hobby's en vrienden, is dus een essentieel onderdeel van CRA.

11.1.4 Het belang van een zinvolle dagbesteding onderschatten

Een alcoholvrije levensstijl wordt tevens bemoeilijkt wanneer de behandeling alleen maar gericht is op het drankgebruik van de cliënt, terwijl het gegeven dat de cliënt geen werk of een andere vorm van dagbesteding heeft, genegeerd wordt. Jaren geleden vertelde een beginnend CRA-hulpverlener met de nodige trots, dat het goed ging met zijn cliënt. Deze was al drie weken gestopt met drinken en had elke behandelsessie bijgewoond. Toen de hulpverlener werd gevraagd hoe de zoektocht naar een baan verliep, fronste de jonge hulpverlener zijn voorhoofd en mompelde: 'Oh ja, een baan. Daar zijn we nog niet echt aan toegekomen.' Het zou kunnen zijn dat de desbetreffende hulpverlener het totaalbeeld enigszins uit het oog had verloren. De kans dat deze cliënt weer zou gaan drinken onder gelijkblijvende omstandigheden, was namelijk erg groot. Zonder baan en voldoende financiële middelen om toegang te creëren tot andere waardevolle bekrachtigers, zal het succes waarschijnlijk van korte duur zijn.

Deze situatie kan zich ook voordoen als een cliënt niet gelukkig is met zijn werk. Zo de cliënt zich al handhaaft in zijn baan, loopt hij het risico om depressief en geïsoleerd te raken. Ook kan hij ertoe overgaan om zichzelf te belonen met alcohol, omdat de stress van het werk te groot is. Vervolgens ligt de weg naar drankgebruik weer volledig open.

11.1.5 Op inadequate wijze triggers monitoren

U kunt gemakkelijk de sterkte en de frequentie van aan alcohol gerelateerde triggers onderschatten. Deze kunnen zich voordoen in een specifieke sociale omgeving, of in bepaalde werksituaties waarin de cliënt ooit verkeerde. Een voorbeeld van dit laatste betreft een cliënt die een eerste sollicitatiegesprek had. Het ging om een baan als loodgieter bij een plaatselijk bedrijf. De cliënt had veel ervaring en schatte de kans dat hij de baan zou krijgen hoog in. Toch werd uit zijn functieanalyse duidelijk dat een baan als loodgieter hem weer direct in contact zou brengen met triggers gekoppeld aan drankgebruik. Later gaf de cliënt bovendien toe dat hij geen plezier meer uit dit werk haalde en dat hij alleen naar de baan solliciteerde vanwege het bijbehorende salaris. Een baan als loodgieter zou in dit geval een grote kans op terugval inhouden.

Het is niet mogelijk, en ook niet gewenst, om een cliënt te allen tijde tegen alcoholgerelateerde triggers te beschermen. De beste strategie is om de cliënt regelmatig te helpen zijn omgeving te herschikken, zodat het contact met dergelijke triggers tot een minimum wordt beperkt. Maar ook is het van essentieel belang om de cliënt te helpen met toepassing van probleemoplossende strategieën wanneer het contact met deze triggers niet vermeden kan worden en om ervoor te zorgen dat hij/zij beschikt over andere, alternatieve copingvaardigheden.

11.1.6 De toepassing van vaardigheden niet checken

Een van de bekende beperkingen van een training gedragsvaardigheden is het probleem van de toepasbaarheid (en generaliseerbaarheid) door de cliënt in zijn eigen leven. Veel personen zijn redelijk goed in staat om bijvoorbeeld het weigeren van alcohol en het aanwenden van probleemoplossende vaardigheden toe te passen tijdens behandelsessies. Helaas ondervinden zij grote moeilijkheden wanneer zij deze nieuwe vaardigheden in het dagelijkse leven proberen toe te passen. U moet niet zomaar aannemen dat uw cliënt in staat is om de nieuwe vaardigheden (op de juiste wijze) toe te passen. U kunt de cliënt laten opschrijven wanneer en waar hij geprobeerd heeft om de nieuwe vaardigheden toe te passen en tegen welke onvoorziene moeilijkheden hij hierbij aanliep. Vraag hem/haar om deze gebeurtenissen na te spelen tijdens de sessie, zodat u zijn/haar vaardigheden kunt evalueren.

Soms geven cliënten zichzelf niet de kans om nieuwe vaardigheden in de praktijk te brengen, omdat zij de situaties waarin deze nodig zijn, bewust uit de weg gaan. Johan is hier een goed voorbeeld van. Hij bleef ver verwijderd van alle mensen en plaatsen die ook maar iets met alcohol te maken hadden. Hierdoor werd hij kwetsbaar in onverwachte situaties waarin hij met alcohol te maken kreeg. Hij had veel moeite om alcohol te weigeren, omdat hij daarin geen zelfvertrouwen had opgebouwd door deze vaardigheid te oefenen. Het is aan te bevelen om cliënten stap voor stap te laten wennen aan situaties die een uitdaging voor hen vormen, zodat zij hun vaardigheden en zelfvertrouwen kunnen ontwikkelen.

11.1.7 Terughoudendheid met het aanbevelen van medicatie

Hulpverleners kunnen om verschillende redenen terughoudend zijn met het voorschrijven van medicijnen, bijvoorbeeld disulfiram, als ondersteunende behandeling (► H. 4). Sommige hulpverleners zijn terughoudend omdat het de behandeling mogelijk 'ingewikkelder' maakt: er moet een arts worden ingeschakeld en er moeten mogelijk laboratoriumtests worden uitgevoerd. Anderen zijn terughoudend omdat zij tegen het gebruik van medicatie zijn bij de behandeling in het algemeen. Sommige hulpverleners voeren als reden voor hun terughoudendheid aan dat cliënten het gebruik van medicatie een zware maatregel vinden. Vaak wordt duidelijk dat deze hulpverleners in het verleden met cliënten te maken hebben gehad die er zo over dachten.

Overwegend is het gebruik van medicatie slechts een tijdelijke aanvulling op de CRA/behandeling, daar waar het geïndiceerd is. Het gebruik van medicatie zorgt ervoor dat de bekrachtigende werking van alcohol wordt verminderd, waardoor juist in de periode waarin het wordt voorgeschreven veel verschillende strategieën kunnen worden aangeleerd om de leefstijl en het drinkgedrag te veranderen. Door de cliënt te herinneren aan de bekrachtigers die een rol spelen om het drankgebruik te veranderen, kunt u vaak een beroep doen op zijn of haar toewijding en motivatie.

11.2   CRA: breed toepasbaar

CRA-hulpverleners zijn soms terughoudend met het informeren van andere hulpverleners over CRA, omdat deze niet bekend zouden zijn met cognitieve gedragstherapie. Echter, in toenemende mate gebruiken steeds meer hulpverleners onderdelen en aspecten van CRA-procedures zonder zich daar direct van bewust te zijn. Zowel CRA-hulpverleners als hulpverleners die gebruikmaken van het twaalfstappenprogramma houden zich bezig met het herschikken en het met elkaar in verband brengen van voor de cliënt belangrijke zaken. Positieve bekrachtiging, een van de speerpunten van CRA, wordt door hulpverleners die gebruikmaken van het twaalfstappenprogramma ook toegepast in de vorm van bijvoorbeeld een dertigdagenfiche.

Bovendien zijn er CRA-procedures die gemakkelijk toegevoegd kunnen worden aan de meer traditionele methodes. Ga er bijvoorbeeld eens van uit dat een hulpverlener ervan overtuigd is dat AA-bijeenkomsten een essentieel onderdeel van de behandeling vormen. De cliënt kan hier ook van overtuigd zijn, maar de mogelijke voordelen van deze bijeenkomsten komen niet tot uiting als de cliënt de bijeenkomsten niet daadwerkelijk bezoekt. De CRA-procedures die de hulpverlener kunnen helpen dit doel te bereiken zijn onder andere beschreven in ▶ H. 8. Deze empirisch geteste, succesvolle procedures berusten op een ondersteunende, niet-confronterende aanpak waarbij de cliënt wordt aangemoedigd om nieuwe activiteiten uit te proberen.

Sobriety sampling is een ander voorbeeld van een CRA-procedure die breed toepasbaar is. Sommige hulpverleners hebben moeite met deze procedure waarbij cliënten gedurende een beperkte periode abstinent zijn. Zij vinden dat gemotiveerde personen zich vanaf het begin van de behandeling zouden moeten richten op een alcoholvrij leven. Vaak zijn cliënten echter meer gemotiveerd om kortere abstinentieperiodes in te lassen en uiteindelijk leidt dit tot steeds langere abstinentieperiodes; dagen worden weken, maanden of zelfs jaren (Miller & Page, 1991). *Sobriety sampling* past dus binnen de theorie dat een cliënt stapje voor stapje abstinent moet worden.

Als hulpverleners nog steeds niet overtuigd zijn van de bijdrage die CRA kan leveren aan hun eigen aanpak, kunt u het volgende doen: doe een beroep op hun bekrachtigers! Veel hulpverleners zijn werkzaam in de verslavingszorg omdat zij 'mensen willen helpen' of een bijdrage willen leveren. Als zij inderdaad cliënten willen helpen bij het opbouwen van een alcoholvrij leven, presenteer dan de literatuur over de uitstekende behandelresultaten van CRA.

Zoals reeds aangegeven in ▶ H. 1 werd CRA in eerste instantie voornamelijk toegepast bij alcoholafhankelijke personen. Recentelijk is de methode ook succesvol gebleken bij de behandeling van andere verslavingen. De flexibiliteit van de aanpak leent zich voor een verscheidenheid aan problemen en wordt ondersteund door uitgebreid empirisch onderzoek in de laatste dertig jaar.

Literatuurlijst

Abbott, P.J., Weller, S.B., Delaney, H.D., & Moore, B.A. (1998). Community reinforcement approach in the treatment of opiate addicts. *American Journal of Drug and Alcohol Abuse*, 24(1), 17–30.

Ayllon, T., & Azrin, N. (1968). *The token economy: A motivational system for therapy and rehabilitation*. Englewood Cliffs, NJ: Prentice-Hall, Inc.

Azrin, N.H. (1976). Improvements in the community reinforcement approach to alcoholism. *Behaviour Research and Therapy*, 14, 339–48.

Azrin, N.H., & Besalel, V.A. (1980). *Job club counselor's manual*. Baltimore, MD: University Press.

Azrin, N.H., Naster, B.J., & Jones, R. (1973). Reciprocity counseling: A rapid learning-based procedure for marital counseling. *Behaviour Research and Therapy*, 11, 365–82.

Azrin, N.H., Sisson, W., Meyers, R., & Godley, M. (1982). Alcoholism treatment by disulfiram and community reinforcement therapy. *Journal of Behavior Therapy and Experimental Psychiatry*, 13, 105–12.

Brownell, K.D., Marlatt, G.A., Lichtenstein, E., & Wilson, G.T. (1986). Understanding and preventing relapse. *American Psychologist*, 41, 765–82.

Bickel, W.K., Amass, L., Higgins, S.T., Badger, G.J., & Esch, R.A. (1997). Effects of adding behavioral treatment to opioid detoxification with buprenorphine. *Journal of Consulting and Clinical Psychology*, 65(5), 803–10.

Budney, A.J., Higgings, S.T., Delaney, D.D., Kent, L., & Bickel, W.K. (1991). Contingent reinforcement of abstinence with individuals abusing cocaine and marijuana. *Journal of Applied Behavior Analysis*, 24, 657–65.

Budney, A.J., & Higgins, S.T. (1998). *National Institute on Drug Abuse Therapy manuals for Drug Addiction, Manual 2: A community reinforcement approach; treating cocaine addiction*. Rockville, Md: National Institute on Drug Abuse.

Cahalan, D., Cisin, I.H., & Crossley, H.M. (1969). *American drinking practices: A national study of drinking behavior and attitudes* (Rutgers Center on Alcohol Studies, Monograph Nr. 6).

Childress, A.R., Hole, A.V., Ehrman, R.N., Robbins, S.J., McLellan, A.T., & O'Brien, C.P. (1993). *Cue reactivity and cue reactivity interventions in drug dependence*. National Institute on Drug Abuse Research Monograph Series, 137, 73–95.

DeFuentes-Merillas, L., & Jong, C.A.J. de. (2008). *Is belonen effectief? Community Reinforcement Approach plus Vouchers: Resultaten van een gerandomiseerde, multi-centre studie. [Is reward effective? Community Reinforcement Approach plus Vouchers: Results of a randomized, multi-centre study]*. Nijmegen: NISPA.

DeFuentes-Merillas, L., & Jong, C.A.J. de. (2004). *Community Reinforcement Approach plus Vouchers: Behandeling van cocaine afhankelijkheid. Nederlandse vertaling van de therapy manuals for drug addiction a community reinforcement plus vouchers approach: Treating cocaine addiction*. Sint-Oedenrode: Novadic-Kentron.

Dennis, M., Godley, S.H., Diamond, G., Tims, F.M., Babor, T., Donaldson, J., Liddle, H., Titus, J.C., Kaminer, Y., Webb, C., Hamilton, N., & Funk, R. (2004). The Cannabis Youth Treatment (CYT) Study: Main findings from two randomized trials. *Journal of Substance Abuse Treatment*, 27(3), 197–213.

Diamond, G., Godley, S.H., Liddle, H.A., Sampl, S., Webb, Ch., Tims, F.M., & Meyers, R. (2002). Five outpatient treatment models for adolescent marijuana use: a description of the Cannabis Youth Treatment Interventions. *Addiction*, 97 (Suppl. 1), 70–83.

Dijkstra, B.A.G., & Roozen, H.G. (2012). Patients' Improvements Measured with the Pleasant Activities List and the Community Reinforcement Approach Happiness Scale: Preliminary Results. *Addictive Disorders & their Treatment*, 11(1):6–13.

Dijkstra, B.A.G., DeFuentes-Merillas, L., Blaauw, E., Roozen, H.G. (2012). De community reinforcement approach (CRA). In: Blaauw E. & Roozen H.G. (2012). *Forensische Verslavingszorg*. Utrecht: Bohn Stafleu & van Loghum p 243–56.

D'Zurilla, T., & Goldfried, M. (1971). Problem solving and behavior modification. *Journal of Abnormal Psychology*, 78, 107–26.

Federal Register (1989). *Rules and regulations, 21 CRF Part 291, Food and Drug Administration*, Vol. 54, No. 40. Rockville, MD. National Institute on Drug Abuse.

Finney J.W., & Monahan, S.C. (1996). The cost-effectiveness of treatment for alcoholism: a second approximation. *Journal of Studies on Alcohol*, 57(3), 229–43.

García-Fernández, G., Secades-Villa, R., García-Rodríguez, O., Alvarez-López, H.E., Fernández-Hermida, J.R., Fernández-Artamendi, S., & Higgins, S.T. (2011a). Adding Voucher-Based Incentives to Community Reinforcement Approach Improves Outcomes during Treatment for Cocaine Dependence. *The American Journal on Addictions*, 20(5), 456–61.

García-Fernández, G., Secades-Villa, R., García-Rodríguez, O., Sánchez-Hervás, E., Fernández-Hermida, J.R., & Higgins, S.T. (2011b). Long-Term Benefits of Adding Incentives to the Community Reinforcement Approach for Cocaine Dependence. *Addict Res* 2011;17:139–45.

Garcia-Rodriguez, O., Secades-Villa, R., Higgins, S.T., Fernandez-Hermida, J.R., Carballo, J.L, Errasti Perez, J.M., & Al-halabi Diaz, S. (2009). Effects of voucher-based intervention on abstinence and retention in an outpatient treatment for cocaine addiction: a randomized controlled trial. *Exp Clin Psychopharmacol* 17(3):131–8.

Godley, S.H., Meyers, R.J., Smith, J.E., Karvinen, T., Titus, J.C., Godley, M.D., Dent, G., Passetti, L., & Kelberg, P. (2011). *The Adolescent Community Reinforcement Approach for Adolescent Cannabis Users, Cannabis Youth Treatment (CYT) Series*, Volume 4. DHHS Pub. No. 01-3489. Rockville, MD: Center for Substance Abuse Treatment, Substance Abuse and Mental Health Services Administration. Nederlandse bewerking door P.G.J. Greeven & H.G. Roozen. Vught: Novadic-Kentron.

Hawkins, J.D., Catalano, R.F., Gillmore, M.R., & Wells, E.A. (1989). Skills training for drug abusers: Generalization, maintenance, and effects on drug use. *Journal of Consulting and Clinical Psychology*, 57, 559–63.

Higgins, S.T., Badger, G.J., & Budney, A.J. (2000). Initial abstinence and success in achieving longer term cocaine abstinence. *Experimental and Clinical Psychopharmacology*, 8(3), 377–386.

Higgins, S.T., Budney, A.J., Bickel, W.K., Hughes, J.R., Foerg, F., & Badger, G. (1993). Achieving cocaine abstinence with a behavioral approach. *American Journal of Psychiatry*, 150(5), 763–9.

Higgins, S.T., Delaney, D.D., Budney, A.J., Bickel, W.K., Hughes, J.R., & Foerg, F. (1991). A Behavioral approach to achieving initial cocaine abstinence. *American Journal of Psychiatry*, 148, 1218–24.

Higgins, S.T., Heil, S.H., Dantona, R., Donham, R., Matthews, M., & Badger, G.J. (2007b). Effects of varying the monetary value of voucher-based incentives on abstinence achieved during and following treatment among cocaine-dependent outpatients. *Addiction*, 102(2), 271–81.

Higgins, S.T., Sigmon, S.C., Wong, C.J., Heil, S.H., Badger, G.J., Donham, R., Dantona, R.L., & Anthony, S. (2003). Community reinforcement therapy for cocaine-dependent outpatients. *Archives of General Psychiatry*, 60(10), 1043–52.

Higgins, S.T., Silverman, K., & Heil, S.H. (2007a). *Contingency management in Substance Abuse Treatment*. New York: Guilford Publications.

Holder, H., Longabaugh, R., Miller, W.R., & Rubonis, A.V. (1991).The cost effectiveness of treatment for alcoholism. *Journal of studies on alcohol*, 52(6), 517–40.

Hunt, G.M., & Azrin, N.H., (1973). A community reinforcement approach to alcoholism. *Behaviour Research and Therapy*, 11, 91–104.

Jellinek, E.M. (1960). *The disease concept of alcoholism*. New Haven: College and University Press.

Jellinek, R.A. (1952). Phases of alcohol addiction. Quarterly *Journal of Studies on Alcohol*, 13, 673–84.

Jong, C.A. de, Roozen, H.G., Rossum, L.G. van, Krabbe, P.F., & Kerkhof, A.J. (2007). High abstinence rates in heroin addicts by a new comprehensive treatment approach. *The American Journal on Addictions*, 16(2), 124–30.

Mallams, J.H., Godley, M.D., Hall, G.M., & Meyers, R.J. (1982). A social-systems approach to resocializing alcoholics in the community. *Journal of Studies on Alcohol*, 43, 1115–23.

Manuel, J.K., Austin, J.L., Miller, W.R., McCrady, B.S., Tonigan, J.S., Meyers R.J., Smith, J.E., Bogenschulz, M.P. (2012). Community reinforcement and family training: a pilot comparison of group and self-directed delivery. *Journal of Substance Abuse Treatment* 43 (1): 129–136.

Marlatt, G.A. (1980). *Relapse prevention: A self-control program for the treatment of addictive behaviors*. Unpublished manuscript.

Marlatt, G.A., & Gordon, J.R. (Eds.) (1985). *Relapse prevention: Maintenance strategies in the treatment of addictive behaviors*. New York: Guilford Press.

Martin, J.C. (1972). *Chalk talk* (Film). Available from FMS Productions, Carpenteria, CA.

McLellan, A.T., Luborsky, L., Woody, G.E., & O'Brien, C.P. (1980). An improved diagnostic evaluation instrument for substance abuse patients: The Addiction Severity Index. *Journal of Nervous and Mental Disease*, 168, 26–33.

MDR Stoornissen in het gebruik van alcohol (2009). ▶ www.cbo.nl/Downloads/206/rl_alcohol_09.pdf

Meyers, R.J. & Smith, J.E. (1995). *Clinical guide to alcohol treatment: The Community Reinforcement Approach*. New York: Guilford Press.

Meyers, R.J., & Wolfe, B.L. (2004). *Get Your Loved One Sober: Alternatives to Nagging, Pleading, and Threatening*. Center City, MN: Hazelden Press.

Meyers, R.J., Dominguez, T., & Smith, J.E. (1996). Community reinforcement training with concerned others. In: V.B. Hasselt & M. Hersen (Eds.). *Source of psychological treatment manuals for adults*. New York: Plenum Press.

Meyers, R.J., Miller, W.R., Smith, J.E., & Tonigan, J.S. (2002). A randomized trial of two methods for engaging treatment-refusing drug users through concerned significant others. *Journal of Consulting and Clinical Psychology*, 70(5), 1182–5.

Meyers, R.J., Roozen, H.G., & Smith, J.E. (2011). The community reinforcement approach: An update of the evidence. *Alcohol Research and Health*, 33, 380–8.

Meyers, R.J. & Wolfe B.L. (2012). *Een verslaving in huis: Zelfhulpboek voor naastbetrokkenen*. Nederlandse bewerking door P. Greeven, & H. Roozen. Utrecht: Bohn Stafleu & van Loghum.

Miller, W.R. (1993). *The Stages of Change Readiness and Treatment Eagerness Scale, Version 6*. Unpublished research instruments. University of New Mexico.

Miller, W.R., Brown, J.M., Simpson, T.L., Handmaker, N.S., Bien, T.H., Luckie, L.F., Montgomery, H.A., Hester, R.K., & Tonigan, J.S. (1995). What Works? A Methodological analysis of the alcohol treatment outcome literature. In R.K. Hester & W.R. Miller (Eds.). *Handbook of alcoholism treatment approaches: Effective alternatives* (2nd ed. pp. 12–44). Needham, MA: Allyn & Bacon.

Miller, W.R., & Marlatt, G.A. (1984). *Manual for the Comprehensive Drinker Profile*. Odessa, FL: Psychological Assessment Resources.

Miller, W.R., & Marlatt, G.A. (1987). *Comprehensive Drinker Profile-Manual supplement*. Odessa, FL: Psychological Assessment Resources.

Miller, W.R., & Page, A.C. (1991). Warm turkey: Other routes to abstinence. *Journal of Substance Abuse Treatment*, 8, 227–32.

Miller, W.R., Meyers, R.J., Tonigan, J.S., & Grant, K.A. (2001). Community reinforcement and traditional approaches: findings of a controlled trial. In R.J Meyers. & W.R. Miller (Eds.), *A community reinforcement approach to addiction treatment* (pp. 79–103). Cambridge: Cambridge University Press.

Miller, W.R., Wilbourne, P.L., & Hettema, J.E. (2003). What works? A summary of alcohol treatment outcome research. In R.K. Hester & W.R. Miller (Eds.), *Handbook of alcoholism treatment approaches*: Effective alternatives (3rd ed., pp. 13–63). Boston, MA: Allyn & Bacon.

Miller, W.R., Meyers, R.J., Tonigan, J.S., & Hester, R.K. (1992). *Effectiveness of the community reinforcement approach: Final progress report to the National Institute on Alcohol Abuse and Alcoholism*. University of New Mexico, Center on Alcoholism, Substance Abuse, and Addictions.

Miller, W.R., Brown, R.K., Simpson, T.L., Handmaker, N.S., Bien, T.H., Luckie, L.F., Montgomery, H.A., Hester, R.K., & Tonigan, J.S. (1995). What works? A methodological analysis of the alcohol treatment outcome literature. In R.K. Hester & W.R. Miller (Eds.), *Handbook of alcoholism treatment approaches: Effective alternatives* (2nd ed., pp.12–44). Boston: Allyn Bacon.

Miller, W.R., Tonigan, J.S., & Longabaugh, R. (1994). *DrInC: An instrument for assessing adverse consequences of alcohol abuse*. Unpublished manuscript. University of New Mexico.

Miller, W.R., Westerberg, V.S., & Waldron, H.B. (1995). Evaluating alcohol problems in adults and adolescents. In R.K. Hester & W.R. Miller (Eds.), *Handbook of alcoholism treatment approaches: Effective alternatives* (2nd. Ed.). Needham, MA: Allyn & Bacon.

Monti, P., Abrams, D., Kadden, R., & Cooney, N. (1989). *Treating alcohol dependence: A coping skills training guide*. New York: Guilford Press.

Prochaska, J.O., & DiClemente, C.C. (1986). Toward a comprehensive model of change. In W.R. Miller & N. Heather (Eds.). *Treating addictive behaviors: Processes of change* (pp. 3–27). New York: Plenum Press.

Roozen, H.G., Beers, S.E.C. van, Weevers, H.J.A., Breteler, M.H.M., Willemsen, M.C., Postmus, P.E., & Kerkhof, A.J.F.M. (2006). Effects on smoking cessation: naltrexone combined with a cognitive behavioral treatment based on the Community Reinforcement Approach. *Substance Use & Misuse*, 41, 1–16.

Roozen, H.G., Boulogne, J.J., Tulder, M.W. van, Brink, W. van den, Jong, C.A. de, & Kerkhof, A.J. (2004). A systematic review of the effectiveness of the community reinforcement approach in alcohol, cocaine and opioid addiction. *Drug and Alcohol Dependence*, 74(1), 1–13.

Roozen, H.G., Deden, A.L., Kerkhof, A.J.F.M., Vorsteveld, J.P., & Brink, W. van den (1997). Ontgifting bij opiaatverslaving en het voorkomen van terugval: toepassing van naltrexon en cognitieve gedragstherapie. *Nederlands Tijdschrift voor Geneeskunde*, 141, 2377–80.

Roozen, H.G., Jong, C.A.J. de, Kerkhof, A.J.F.M., Geerlings, P.J., & Schippers, G.M. (2000b). *EDOCRA: handleiding CRA*. St-Oedenrode: Novadic-Kentron.

Roozen, H.G. & Kerkhof, A.J.F.M. (2000). *Stoppen met roken: een 5 gesprekken model op basis van de Community Reinforcement Approach*. VU: Amsterdam: Interne publicatie.

Roozen, H.G., Kerkhof, A.J.F.M., & Brink, W. van den (2000a). Ervaringen met een terugvalpreventieprogramma (CRA) gecombineerd met naltrexon bij opiaatafhankelijken: effect op verslavingsgedrag en predictieve waarden van psychiatrische comorbiditeit. *Tijdschrift voor Psychiatrie*, 42(5), 307–18.

Roozen, H.G., Kerkhof, A.J.F.M., & Brink, W. van den (2003). Experiences with an outpatient relapse program (Community Reinforcement Approach) combined with naltrexone in the treatment of opioid-dependence: effect on addictive behaviors and the predictive value of psychiatric comorbidity. *European Addiction Research*, 9(2), 53–8.

Roozen, H.G., Waart, R. de, Kroft, P. van der (2010). Community reinforcement and family training: an effective option to engage treatment-resistant substance-abusing individuals in treatment. *Addiction*, 105 (10), 1729–38.

Roozen, H.G., Meyers, R.J., & Smith, J.E. (2012). Community reinforcement approach: klinische procedures voor de behandeling van alcohol- en drugverslaving. Utrecht: Bohn Stafleu van Loghum.

Roozen, H.G., Greeven, P.G.J., Dijkstra, B.A.G., & Bischof, G. (2013). Verbesserung bei Patienten durch den Community Reinforcement Approach: Effekte auf Zufriedenheid und psychiatrische Symptome. *Suchttherapie*, 14, 72–7.

Schottenfeld, R.S., Pantalon, M.V., Chawarski, M.C., & Pakes, J. (2000). Community reinforcement approach for combined opioid and cocaine dependence: Patterns of engagement in alternate activities. *Journal of Substance Abuse Treatment*, 18(3), 255–61.

Secades-Villa, R., García-Rodríguez, O., Higgins, S.T., Fernández-Hermida, J.R., & Carballo, J.L. (2008). Community reinforcement approach plus vouchers for cocaine dependence in a community setting in Spain: six-month outcomes. *Journal of Substance Abuse Treatment*, 34(2), 202–7.

Secades-Villa, R., García-Rodríguez, O., García-Fernández, G., Sánchez-Hervás, E., Fernandez-Hermida, J.R., & Higgins, S.T. (2011). Community reinforcement approach plus vouchers among cocaine-dependent outpatients: Twelve-month outcomes. *Psychology of Addictive Behaviors*, 25(1), 174–9.

Sisson, R.W., & Azrin, N.H. (1986). Family-member involvement to initiate and promote treatment of problem drinkers. *Behavior Therapy and Experimental Psychiatry*, 17, 15–21.

Sisson, R.W., & Mallams, J.H. (1981). The use of systematic encouragement and community access procedures to increase attendance at Alcoholics Anonymous and Al-Anon meetings. *American Journal of Drug and Alcohol Abuse*, 8(3), 371–6.

Slesnick, N., Prestopnik, J.L., Meyers, R.J., & Glassman, M. (2007). Treatment outcome for street-living, homeless youth. *Addictive Behaviors*, 32, 1237–51.

Smith, J.E., & Meyers, R.J. (2004). *Motivating substance abusers to enter treatment: Working with family members.* New York, NY: Guilford Press.

Smith, J.E., Meyers, R.J., & Delaney, H.D. (1998). The community reinforcement approach with homeless alcohol-dependent individuals. *Journal of Consulting and Clinical Psychology*, 66(3), 541–8.

Stuart, R.B. (1969). Operant-interpersonal treatment for marital discord. *Journal of Consulting and Clinical Psychology*, 33, 675–82.

Vanderplasschen, W., Goossens, K., Vandevelde, D., Thienpont, J., Hauglustaine, V., e.a. (2011). De CRA+vouchers methodiek: is het belonen van abstinentie bij cocainegebruikers effectief? *Orthopedagogische Reeks Gent*, 1–69.

CRA-begrippenlijst

Deze begrippenlijst is gebaseerd op Roozen, H.G. (2006). De 'community reinforcement approach' (CRA): Operante leerprincipes, sociale-systeembenadering en gedragsfarmacologie. *Verslaving* 4, 1-9.

1	Functionele / functieanalyse	Het inventariseren van aanleidingen, gedachten, gevoelens en omstandigheden die het gebruik stimuleren (*triggers*) en de daaropvolgende gebeurtenissen/gevolgen (consequenten). Het gedrag wordt daarmee beschouwd in een keten van gebeurtenissen. CRA richt zich tevens op een functieanalyse van plezierige, niet-middelengerelateerde gedragingen.
2	Zelfmanagement (zelfcontrole)	Deze procedure richt zich op de aanpak van stimuli die kunnen leiden tot middelengebruik. De procedure heeft tot doel om nieuwe, alternatieve gedragingen te introduceren voor drugs- en alcoholgebruik. Bij zelfmanagement leert de patiënt het gedrag in de hand te houden op basis van selectieve bekrachtiging. Hierbij is doorgaans de externe steun en actieve participatie van partner, vrienden en familie belangrijk.
3	*Contingency management*	Een formele bekrachtigingprocedure, waarbij op grond van objectiveerbare gegevens (bijv. uitslagen van urinemonsters) beloningen worden toegekend. Deze beloningen (vaak uitgekeerd in de vorm van vouchers) vertegenwoordigen een waarde (bijv. bioscoopkaartje, horloge, cd-speler, dvd-speler). De procedure heeft tot doel om nieuw gewenst gedrag te gaan belonen.
4	Betrekken van een *belangrijke ander*	De betrokkenheid van een *belangrijke ander* (bijv. partner, ouder, vriend, werkgever) wordt benadrukt binnen CRA. Deze persoon kan de cliënt ondersteunen bij medicatie-inname en kan de deelname aan alternatieve gedragingen bevorderen. Daarnaast kan deze persoon de patiënt helpen bij het zorgen voor therapietrouw ten aanzien van behandeling, vervoer en huiswerk.
5	Medicatie-inname	Om de therapietrouw te vergroten, kan een belangrijke persoon uit het sociale netwerk of een hulpverlener de cliënt begeleiden, zodat deze zijn medicijn inneemt. Cruciaal is een tijdstip waarop de cliënt en de coach altijd samen zijn (bijv. eenmaal daags bij het eten). Hierdoor kan een vast ritueel ontstaan.
6	Huisbezoeken / outreachende contacten	Huisbezoeken of outreachende contacten kunnen worden gedaan om zicht te krijgen op (deelname aan) bekrachtigende activiteiten. Ook kunnen de sociale interacties worden geobserveerd tussen de cliënt en partner, kinderen en andere familieleden.
7	Arbeidsre-integratie	Dit onderdeel kan worden aangewend om een oriëntatie op werk of een zinvolle dagbesteding te realiseren. Het kan worden vormgegeven in samenwerking met de arbeidsconsulent.
8	*Social club*	Het doel van een *social club* is de verbetering van vaardigheden bij interpersoonlijke situaties. De *social club* biedt de praktische kans om nieuwe sociale vaardigheden te ontwikkelen en te oefenen in een drugs- of alcoholvrije omgeving.
9	Sociale en vrije-tijdsbesteding	Er wordt aandacht besteed aan het vergroten van het arsenaal van (plezierige) activiteiten in het leven. Dit om een goede daginvulling te creëren die een alternatief kan zijn voor middelengebruik.
10	Ontspannings-technieken	In een speciale vorm van ontspanningsoefeningen worden interne stimuli (bijv. drang om te gebruiken, negatieve gedachten gekoppeld aan verslaving) vervangen door concurrerende gedachten en ontspanning.
11	Middelen weigeren	Omvat een oefening in het weigeren van middelen. Het kan de cliënt helpen om sneller en effectiever te reageren in een situatie waarin alcohol of drugs worden aangeboden. Het doel is snel en overtuigend 'nee' te leren zeggen.

12	Problemen oplossen	Om problemen effectief op te lossen dient men de probleemsituatie als zodanig te herkennen en deze te onderzoeken, om vervolgens een besluit te nemen over een relevante actie.
13	Beperkte blootstelling aan hoge-risicosituatie	Dit onderdeel is ontworpen om de tijd te beperken die wordt doorgebracht met alcoholgerelateerde activiteiten, en in alcoholgerelateerde omgevingen, die mogelijk fungeren als een externe stimulus om te gaan drinken.
14	*Sobriety sampling*	*Sobriety sampling* ofwel een introductie van een periode van abstinentie (of verminderd drinken/gebruiken). Om abstinentie te bevorderen kan voor een overeengekomen relatief korte tijdspanne abstinentie worden afgesproken. Het onderhandelingsproces richt zich op een periode die voor de cliënt een uitdaging inhoudt, maar wel haalbaar is.
15	Communicatie-training	Deze specifieke interventie kan worden toegepast om de positieve communicatie tussen familieleden te verhogen en familieverhoudingen te verbeteren. Communicatieve vaardigheden vergroten de mogelijkheden om conflicten op te lossen en helpen voorkomen dat negatieve gevoelens zich opstapelen. Een rollenspel is een belangrijk instrument hierbij.
16	Partner-, familie- en gezinstherapie	Een variant van communicatietraining, maar dan gericht op de partnerrelatie. De procedure omvat technieken om echtelijke conflicten op te lossen (bijv. voortkomend uit onrealistische verwachtingen of afkomstig van overmatige controlebehoefte van de partner). Deze techniek richt zich op het verbeteren van de verhoudingen tussen beide partners en draagt eraan bij om middelengebruik onverenigbaar te laten zijn met de relatie.
17	Cognitieve her-structurering	Cognitief-gedragstherapeutische interventies zijn erop gericht om irrationele negatieve opvattingen te ontdekken en veranderen.
18	Terugvalpreventie	Het doel is om ongewenst drankgebruik te leren voorkomen en om te leren interveniëren wanneer er toch drankgebruik plaatsvindt. CRA gebruikt een speciaal functieanalyseformulier voor het beschrijven van een terugval. Zo kan de terugval beter worden geanalyseerd en kan de exacte oorzaak worden achterhaald.
19	*Prompt rule*	Een ontoegankelijke of besluiteloze cliënt wordt aangemoedigd om een aantal specifieke behandeldoelen te formuleren. Het begrip is afgeleid van *to prompt* (aansporen) en *rule* (gedragsregel), en betekent in dit verband: aansporen tot gewenst gedrag.
20	Training in sociale vaardigheden	Het doel is om de cliënt te leren hoe hij beter om kan gaan met interpersoonlijke situaties, zodat hij meer positieve en minder negatieve, aversieve effecten ervaart in sociale situaties. Het hangt van de behoefte van de cliënt af welke specifieke vaardigheid behandeld wordt (bijv. woedemanagement, angst in sociale situaties, initiatief nemen tot plezierige conversaties).
21	Tijdmanagement	Substantiële leefstijlveranderingen vereisen dat de cliënt productief met zijn tijd omgaat. Dat betekent dat activiteiten op een zorgvuldige manier worden ingepland, zodat de cliënt weinig tijd heeft om zich te vervelen, zeker als verveling een hoge-risicosituatie inhoudt. Activiteiten plannen vergroot wel degelijk de kans dat de patiënt zijn behandeldoelstellingen en activiteiten vorm geeft. Vandaar dat aan de meeste cliënten tijdmanagement aangeboden wordt.

22	Monitoringsysteem	Ieder persoon die bereid is om energie en tijd te steken in de begeleiding van de cliënt, kan fungeren als monitor of raadgever. Dit is geen autoritaire, maar juist een steunende rol. De monitor/raadgever kan bijvoorbeeld helpen bij huiswerkopdrachten en medicatie-inname. Daarnaast kan een monitor/raadgever ook zicht houden op triggers om bijvoorbeeld een terugval te voorkomen.
23	Monitoring van doelen met grafieken	Een effectieve manier om voortgang te meten om de uitkomsten vervolgens aan de cliënt te laten zien, is het gebruikmaken van grafieken (bijvoorbeeld uitslagen van urineanalyse, BAC). De aanwezigheid bij de therapie kan ook grafisch weergegeven worden. Andere behandeldoelen kunnen ook grafisch worden weergegeven zodat zowel de cliënt als de therapeut de voortgang gemakkelijk kan zien.
24	Verminderen van infectieziekten	Om de toename van tbc, hiv en hepatitis B en C onder drugsgebruikers tegen te gaan, kan deze interventie worden ingezet om risicogedrag te verminderen (bijv. gebruik van niet-steriele injectienaalden en riskant seksueel gedrag).
25	*Response priming*	*Response priming* is een techniek die ervan uitgaat dat een cliënt eerder geneigd is om nieuwe gedragingen toe te passen, als deze gedragingen op een eerder moment succesvol zijn gebleken. Het voor het eerst toepassen van een nieuwe gedraging kan echter veel moeite kosten. *Response priming* zorgt dan op het juiste moment voor hulp. Hierdoor verwerft de cliënt een sterkere positie met betrekking tot sociale steun en acceptatie.
26	Omkering van motivatie	Omkering van motivatie is een zogenoemde paradoxale interventie en wordt gebruikt om met cliënten om te gaan die weinig therapietrouw zijn en die ontelbare excuses hebben voor hun gebrek aan vooruitgang. Deze procedure kenmerkt zich door de verantwoordelijkheid voor verandering volledig bij de cliënt te leggen of de *belangrijke ander*.
27	Vroegtijdig waarschuwingssysteem	Deze procedure is ontwikkeld om gedragingen te identificeren die als triggers voor drankgebruik lijken op te treden. Het systeem is optimaal effectief wanneer er tevens een *belangrijke ander* wordt getraind die helpt bij de inventarisatie van risicosituaties. Behalve dat de *belangrijke ander* waardevolle informatie over triggers voor drankgebruik kan geven, kan hij/zij ook vaak de vroege tekenen van een aankomende terugval herkennen.
28	Systematisch aanmoedigen	Vaak zullen welwillende cliënten toezeggen om deel te nemen aan een nieuwe sociale activiteit, maar blijken zij er vervolgens niet aan toe te komen. Om potentiële obstakels te voorkomen dient de cliënt aangemoedigd te worden, op basis van drie aanbevelingen: (1) Ga er niet van uit dat de cliënt zelfstandig het eerste contact zal leggen. (2) Maak een afspraak met iemand die als contactpersoon kan dienen. (3) Bespreek de ervaring van de cliënt in een vervolgsessie om de mate van de bekrachtiging vast te stellen.
29	Terugval gedragsketen	Een terugval vindt meestal niet plaats als gevolg van één trigger, maar na een reeks van triggers. Deze reeks triggers wordt ook wel een gedragsketen genoemd.

Printed in the United States
By Bookmasters